Susan Perry
Katherine O'Hanlan
Menopause

Susan Perry
Katherine O'Hanlan

Menopause

Der natürliche Weg
Ein Handbuch

Aus dem Amerikanischen
von Waltraud Götting

Medizinische Beratung
durch Dr. Susanne Lieber

Wolfgang Krüger Verlag

Die amerikanische Originalausgabe erschien 1992
unter dem Titel »Natural Menopause«
im Verlag Addison-Wesley Publishing Company, New York

Deutsche Ausgabe:
S. Fischer Verlag, Frankfurt am Main
Umschlaggestaltung: Buchholz / Hinsch / Hensinger
Gesamtherstellung: Wagner GmbH, Nördlingen
Printed in Germany 1993
ISBN 3-8105-1511-6

Inhalt

Für meine Schwestern Deborah und Jean, mit denen ich die Reise durch die dritte Jahreszeit des Lebens antrete,
und für meine Tochter Erin, die uns eines Tages folgen wird.
– S.P. –

Meinen großartigen Freundinnen, die meine Patientinnen am Albert Einstein College of Medical Hospital und im Stanford University Hospital sind.
Euer Lächeln, Eure Umarmungen, alles was Ihr mich lehrt, indem Ihr mit Eurem Krebs lebt und kämpft, sind meine unversiegbaren Quellen der Kraft.

Und für Léonie: Ich danke Dir für Deine Unterstützung und Liebe zu Hause.
– K.A.O'H. –

Für meine [illegible] Deborah [illegible]

[illegible] Stanford University (Kalifornien). [illegible]

[illegible]

Vorwort

Das Klimakterium ist die unsichtbare Erfahrung. Die Leute wollen nichts davon hören. Aber es ist die Zeit, in der sich alles als gut für dich erweist – dein Humor, deine Lebensart, deine schlechte Laune.
Germaine Greer

Das Klimakterium ist, obwohl ein natürlicher und unausweichlicher Abschnitt im Leben einer jeden Frau, mit Mysterien und Mythen überfrachtet. Viele Frauen fürchten es so sehr, daß sie beim bloßen Gedanken daran in Schweiß und fliegende Hitze ausbrechen. Sie kennen die Geschichten über die körperlichen Beeinträchtigungen – Hitzewallungen, nächtliche Schweißausbrüche, Schmerzen beim Geschlechtsverkehr und so weiter. Man hat ihnen auch erzählt, wie sehr das Gefühlsleben in Mitleidenschaft gezogen wird – wie die Hormone verrückt spielen und (so heißt es) eine Frau dazu bringen, sich im einen Moment aufzuführen wie eine Furie und im nächsten wie ein weinerliches Aschenbrödel.

Tatsächlich beschreibt der bekannteste aller Psychoanalytiker, Sigmund Freud, die Frau im Klimakterium als streitsüchtig, gereizt und rechthaberisch, kleinlich und mißgünstig, sadistisch und analerotisch. Helene Deutsch, Freuds Schülerin, bezeichnete das Klimakterium als »partiellen Tod« und schrieb, daß die Überwindung der damit zusammenhängenden psychologischen Probleme eine der »schwierigsten Aufgaben im Leben einer Frau« seien.

In jüngerer Vergangenheit haben die Medien zu diesem düsteren Bild des Klimakteriums beigetragen. In seinem Bestseller *Was Sie schon immer über Sex wissen wollten, aber nie zu fragen wagten* schreibt David Reuben, die Frau sei nach dem Klimakterium »nicht eigentlich ein Mann, aber auch keine funktionsfähige Frau mehr« und lebe »in einer Welt der Zwischengeschlechtlichkeit«. In dem Buch *Feminine Forever*, ebenfalls einem amerikanischen Bestseller, warnt der Gynäkologe Robert Wilson davor, daß keine Frau »sicher sein kann, den Schrecken dieses lebenden Verfalls zu entgehen«.

Noch im Jahr 1989 wies ein anderer Gynäkologe darauf hin, daß das Klimakterium zu »aggressivem« und »unsozialem« Verhalten führen könne. Kein Wunder also, daß so viele Frauen die Zeit des Klimakteriums fürchten!

Zum Glück entspricht das Klimakterium für die große Mehrheit der Frauen dieser Schwarzmalerei nicht. Tatsächlich hat sich in Studien gezeigt, daß sich vor allem jüngere Frauen – die noch nicht damit in Berührung gekommen sind – vor dem Klimakterium fürchten. Die meisten Frauen in mittleren Jahren dagegen, die das Klimakterium selbst erleben, berichten, daß es keine größeren Krisen oder Erschütterungen in ihrem Leben ausgelöst hat.

Das soll nicht heißen, das Klimakterium sei ein nebensächliches Ereignis. Es ist im Gegenteil für die meisten Frauen von tiefer Bedeutung; es markiert einen wichtigen Punkt des Übergangs und wird damit oft zu einer Phase des Nachdenkens, der Hinwendung zu neuen Interessen, der Verwirklichung neuer Träume. Auch darf man die physischen Begleiterscheinungen des Klimakteriums nicht außer acht lassen oder verharmlosen. Hitzewallungen beruhen zum Beispiel nicht, wie man früher annahm, auf der psychosomatischen Einbildung neurotischer Frauen in den mittleren Jahren. Sie sind sehr real.

Dennoch stürzt das Klimakterium – trotz fliegender Hitzen und allen anderen Unannehmlichkeiten – die meisten

Frauen nicht in eine emotionale oder physische Krise. Frauen verlieren in den Wechseljahren weder ihre Persönlichkeit noch den Verstand oder das Interesse am Sex. Und auch ihre Weiblichkeit vergeht nicht und welkt dahin, so daß sie, wie es ein bekannter Frauenarzt einmal ausgedrückt hat, nur »noch die Karikatur ihres jüngeren Ich in ihrer schlimmsten emotionalen Verfassung« sind.

In einer Studie, die vermutlich bis heute die umfassendste ihrer Art ist, beobachteten Sonja und John B. McKinlay über einen Zeitraum von fünf Jahren hinweg mehr als 2300 Frauen, als sie sich dem Klimakterium näherten und während sie es durchlebten. Sie hatten sich das Ziel gesetzt, herauszufinden, was das Klimakterium für gesunde Frauen bedeutet und wie es sich auf ihre physische und psychische Verfassung auswirkt. Alle befragten Frauen waren zu Beginn der Studie im Alter zwischen fünfundvierzig und fünfzig Jahren. Die McKinlays stellten fest, daß sich nur drei Prozent aller Frauen im oder nach dem Klimakterium über die damit verbundenen körperlichen Veränderungen wie Hitzewallungen und Unregelmäßigkeiten der Menstruation beklagten. Einige wenige bedauerten das endgültige Ausbleiben der Menstruation, die Mehrheit äußerte jedoch Erleichterung darüber, daß sie sich nun keine Gedanken mehr um Empfängnisverhütung, Menstruation und Schwangerschaft zu machen brauchten.

Die Studie brachte auch zutage, daß die Depressionen, unter denen manche Frauen während der Wechseljahre litten, nicht, wie lange angenommen, durch physiologische Veränderungen ausgelöst worden waren, sondern durch andere Ereignisse dieses Lebensabschnittes, wie zum Beispiel Probleme mit den Kindern, Eltern oder Ehepartnern.

Welche Erwartungen man mit dem Klimakterium verbindet, hängt sehr stark vom Identitäts- und Selbstwertgefühl jeder einzelnen ab. Untersuchungen haben gezeigt, daß es einer Frau um so leichter fällt, mit den Veränderungen des

Klimakteriums fertigzuwerden, je positiver ihre Einstellung zu sich selbst und zu ihrem Leben ist.
Das soll natürlich nicht heißen, daß alle Frauen, die das Klimakterium als quälende Erfahrung erleben, über ein niedriges Selbstwertgefühl verfügen. Aus triftigen biologischen Gründen haben manche Frauen größere Probleme mit Hitzewallungen und anderen Beschwerden – ebenso wie es Frauen gibt, die stärker unter Menstruationsbeschwerden oder dem prämenstruellen Syndrom leiden als andere. Wichtig ist vor allem, daß jede Frau das Gefühl hat, daß ihre Erfahrungen mit dem Klimakterium, gleich, welcher Art sie auch sein mögen, ernst genommen werden. Keine Frau sollte meinen, sie sei irgendwie physisch oder emotional minderwertig, weil sie mit den Erfahrungen der Wechseljahre zu kämpfen hat.
Überdies müssen wir uns klar darüber sein, daß Frauen, die plötzlich und in Folge eines operativen Eingriffs, einer Strahlen- oder Chemotherapie in das Klimakterium eintreten, dieses Ereignis ganz anders erleben als diejenigen, die es zum angemessenen und natürlichen Zeitpunkt durchmachen. Im allgemeinen kann man sagen, daß Frauen, deren Klimakterium unvermittelt nach einer operativen Entfernung der Eierstöcke oder einer sonstigen medizinischen Behandlung eintritt, mehr Schwierigkeiten damit haben. Sie neigen leichter zu Hitzewallungen und berichten häufiger von depressiven Stimmungen und angegriffener Gesundheit. Für diese Frauen kann das Klimakterium sehr intensiv und aufwühlend sein.
Gleichgültig aber, ob das Klimakterium natürlich oder als Folge eines operativen Eingriffs eintritt, es ist in jedem Fall eine individuelle Erfahrung. Die einzige allgemeine Feststellung, die man darüber treffen kann, ist die, daß die Menstruation ausbleibt. Alle anderen Begleiterscheinungen sind, einschließlich der Stärke und Häufigkeit von Hitzewallungen, von Frau zu Frau verschieden.

Aber jede Frau kann an sich selbst erleben, daß das Klimakterium, im Gegensatz zu den düsteren Prognosen von Freud und anderen, nicht das Ende ihrer Geisteskraft, ihrer Sexualität oder ihrer seelischen Gesundheit einläutet. Tatsächlich kann man es auch, anstatt es überhaupt als ein Ende zu interpretieren, als Beginn eines neuen und befreienden Kapitels im Leben betrachten – wie es eine 42jährige Frau ausdrückt: »Ich freue mich auf die Ruhe, darauf, daß mein Körper aufhört, mir Streiche zu spielen.«

In ihrer Kurzgeschichte »Die Langstreckenläuferin« führt uns Grace Paley durch so etwas wie eine klimakterische Erfahrung. Ihre Protagonistin beginnt in mittleren Jahren mit dem Langstreckenlaufen. Dabei erforscht sie allmählich ihre Vergangenheit und gewinnt neue Einsichten und Energie für die Zukunft. Paley benutzt das Laufen als Metapher für ein persönliches Wachsen, wie es viele Frauen in den Jahren des Klimakteriums an sich erfahren:

»Ich ... fing erst an zu laufen, wenn die Straße sich irgendwo am Ocean Parkway öffnete. Ich war ein bißchen steif, weil mein Leben mir nur kleine Bewegungen abverlangt hatte, ein gelegentliches Strecken, um ein Messer oder eine Teekanne vor dem Zugriff der Kinder in Sicherheit zu bringen. Ich lief ungefähr zehn, fünfzehn Blocks. Dann bekam ich den zweiten Wind, eine klassische und wohlbekannte Erfahrung unter Läufern – in diesem Augenblick beginnt man zu fliegen ...«

Wir hoffen, daß unser Buch den Leserinnen hilft, diesen zweiten Wind oder, wie die Anthropologin Margaret Mead es ausdrückt, den »postklimakterischen Schwung« zu erleben.

Das Buch soll ein praktischer Leitfaden sein. Es beschreibt die physischen und emotionalen Veränderungen, die eine Frau in den Wechseljahren durchmacht, und erklärt, welche davon direkte Folgen des Klimakteriums und welche natürliche Begleiterscheinungen des Älterwerdens sind. Es führt vor Augen, wie wichtig es ist, sich in diesen Jahren körperlich in Form zu halten und vernünftig zu ernähren, und es zeigt die Notwendigkeit auf, sich angemessene Ruhephasen zu gönnen und Streß abzubauen. Es führt durch die bewegte Hormondebatte und informiert über das Für und Wider von Hormonbehandlungen, so daß die Leserin für sich selbst entscheiden kann, ob dies der Weg ist, den sie einschlagen möchte. Und es macht Schluß mit dem Mythos, das Klimakterium signalisiere für die Frauen das Ende ihrer Sexualität.

In dem Buch sind darüber hinaus die Gedanken Dutzender von Frauen wiedergegeben, die über ihre Erfahrungen mit dem Klimakterium und andere Veränderungen in diesem Lebensabschnitt berichten. Ihre Bemerkungen zeigen uns, daß es, auch wenn unser Körper manchmal außer Kontrolle gerät, in unserer Verantwortung liegt, wie wir mit den Veränderungen in unserem Leben umgehen.

»Haben Sie gewußt, daß das heutzutage oft passiert?« fragt Paleys Langstreckenläuferin. »Eine Frau in der geballten Energie ihrer mittleren Jahre läuft und läuft. Sie findet die Häuser und Straßen, in denen sich ihre Kindheit abspielte. Sie lebt darin. Sie erfährt, als wäre sie immer noch ein Kind, was die Welt als nächstes bereithält.«

Viele von uns fragen sich, wenn sie sich den Wechseljahren nähern, was die Welt als nächstes bereithält. Und stellen, während sie sie durchlaufen, fest, daß das, was sie bereithält, tatsächlich ziemlich bemerkenswert ist.

1
Was ist das Klimakterium und wann kann ich mit seinem Beginn rechnen?

Die meisten Leute würden die alte Bezeichnung ›Wechseljahre‹ für eine euphemistische Umschreibung des medizinischen Terminus ›Menopause‹ halten, aber ich, die ich die Veränderung gerade durchlebe, beginne mich zu fragen, ob es sich nicht umgekehrt verhält. ›Wechseljahre‹ ist ein allzu nüchterner, zu sachlicher Begriff. ›Menopause‹ dagegen mit seiner klingenden Assoziation einer bloßen Unterbrechung, nach der alles so weitergeht wie zuvor, ist eine beruhigende Verharmlosung.
Ursula K. Le Guin

Als eine Reihe von Frauen in einer Untersuchung gefragt wurden, was für sie das Schlimmste am Klimakterium sei, antworteten die meisten: »Nicht zu wissen, was dich erwartet.« Und eine Frau fügte hinzu: »Man wünscht sich, jemand würde es einem sagen – aber man schämt sich, danach zu fragen.«
Man denkt, man müßte es einfach *wissen.*
In früheren Generationen vermieden es viele Frauen aus Scham sogar, mit Freundinnen über das Klimakterium zu reden. Heute spricht man, vor allem dank der Errungenschaften der Frauenbewegung, sehr viel offener darüber. Frauen, die die Notwendigkeit erkannt haben, ihre klimakterischen und anderen Erfahrungen in diesem Lebensabschnitt mitzuteilen, haben sich in den Vereinigten Staaten und in anderen Ländern der Welt zu Selbsthilfe- und Diskussionsgruppen zusammengeschlossen. Dennoch bleibt das Wesen des Klimakteriums für viele Frauen im dunkeln.

In einer Umfrage kam beispielsweise zutage, daß die meisten Frauen der Meinung sind, das Durchschnittsalter für den Eintritt ins Klimakterium liege bei 45 Jahren, obwohl es in Wirklichkeit zwischen 50 und 51 Jahren liegt. Auch die durchschnittliche Dauer der Zeit, in der Frauen unter Hitzewallungen leiden, wird im allgemeinen erheblich überschätzt. Sie wird eher bei fünf als bei zwei Jahren angenommen.
Das vorliegende Kapitel befaßt sich mit den biologischen Grundlagen des Klimakteriums – also mit den Ursachen, die es bewirken. Es beleuchtet darüber hinaus den Zeitpunkt, zu dem eine Frau mit seinem Eintritt rechnen kann, und die Faktoren, die ihn beschleunigen oder hinauszögern könnten.

»Was bedeutet Menopause? Ich weiß nicht, ob ich drin bin. Ich nehme es an, aber ich weiß es nicht.«

Begrifflichkeiten

Ganz einfach ausgedrückt bezeichnet man mit Menopause das endgültige Ausbleiben der Menstruation. Man weiß, daß es passiert ist, wenn man ein Jahr lang keine Periode mehr hatte. Aber die Menopause ist natürlich kein alltägliches Ereignis. Die biologischen Veränderungen, die sie auslösen, sind außerordentlich komplex. Und sie kommt auch nicht über Nacht. Sie ist Teil einer Übergangsphase im Leben, die etwa zehn bis fünfzehn Jahre dauert und in der sich der weibliche Körper allmählich verändert.
Die meisten benutzen das Wort Menopause, um diesen gesamten Prozeß zu beschreiben, in dessen Verlauf die Frau die Veränderung vom regelmäßigen Menstruationszyklus bis hin zum völligen Ausbleiben des Zyklus durchlebt.

Streng biologisch betrachtet bezieht sich der Ausdruck Menopause jedoch lediglich auf den Zeitpunkt der letzten Menstruation. Mediziner benutzen den Begriff *Klimakterium,* um die Phase von zehn bis fünfzehn Jahren zu benennen, in der die Eierstöcke allmählich aufhören, Eier und große Mengen an Hormonen zu produzieren.
Menopause und Klimakterium sind demnach keine Synonyme – zumindest nicht in der medizinischen Literatur. Im Volksmund bezeichnet man das Klimakterium als Wechseljahre. Es ist ein sehr brauchbarer Begriff, umschreibt er doch sowohl die emotionalen und intellektuellen als auch die physischen Veränderungen, die die Frau in dieser wichtigen Periode ihres Lebens durchmacht.

Der Zeitpunkt der letzten Periode

Experten würden sagen, daß die Frau ihre letzte Periode im Durchschnitt um ihren fünfzigsten Geburtstag herum hat. Das heißt natürlich nicht, daß für die meisten Frauen das Klimakterium mit fünfzig beginnt, sondern lediglich, daß die Hälfte aller Frauen das Ausbleiben der Menstruation vor ihrem fünfzigsten Geburtstag erleben, die andere Hälfte danach.

Menopause und Medizin

Der Begriff *Menopause,* der sich aus den griechischen Worten für *Monat* und *Beendigung* zusammensetzt, tauchte 1872 zum ersten Mal auf. Zu diesem Zeitpunkt wurde die Menopause als kritischer Zustand betrachtet, der, von der Diarrhö bis zur Diabetes, eine Vielzahl von Krankheiten auslösen konnte. Als besonders bedroht galten Frauen, die auf eine unmoralische Vergangenheit zurückblickten, wobei die Charakterisierung der Unmoral eine zu weitreichende Bildung, ein zu aktives Liebesleben, den Versuch, Geburtenkontrolle zu praktizieren, und sogar den Mangel an Ergebenheit für Mann und Kinder umfaßte. Als Rezept für das Klimakterium empfahlen die Ärzte ein beschauliches, ganz der Familie gewidmetes Leben.

Gelegentlich wurden auch drastische Behandlungsmaßnahmen ergriffen. Um die Frauen von klimakterischen Beschwerden zu heilen, wurden ihnen an den Ohrläppchen oder im Nacken Blutegel angesetzt. Eine andere beliebte Therapie war die Ovarektomie, also die Entfernung der Eierstöcke. Diese Operation galt als besonders erfolgreich bei der Behandlung von klimakterischen Depressionen und »Verhaltensauffälligkeiten«.

Allerdings wurde dieses negative Bild des Klimakteriums nicht von allen Ärzten des neunzehnten Jahrhunderts geteilt. Ein widerspruchsfreudiger Mediziner wagte es, das Klimakterium als »eine Phase der gesteigerten Lebenskraft, des Optimismus und sogar der physischen Schönheit« zu bezeichnen. Ein anderer äußerte öffentliche Kritik an denjenigen seiner Kollegen, die allzu eilfertig Ovarektomien bei Frauen vornahmen. Er schrieb in einer medizinischen Fachzeitschrift, »die Frau, deren Gesundheit durch die Entfernung der Eierstöcke gebessert werde«, müsse ihm erst noch begegnen.

Um die Mitte des zwanzigsten Jahrhunderts herum betrachtete man das Klimakterium in der Medizin nicht mehr als Ursache verschiedener Erkrankungen, sondern als Krankheit an sich – als Mangelkrankheit wie Diabetes. Damit stand den Ärzten das ausschließliche Recht zu, das Klimakterium zu diagnosti-

zieren und seine Symptome mit Östrogen, dem Hormon, an dem es den Frauen angeblich fehlte, zu behandeln.
Heute beginnen viele Frauen die Vereinnahmung des Klimakteriums durch die Medizin in Frage zu stellen. So, wie die Frauen seit einigen Jahren auf einem natürlicheren Umgang mit der Geburt bestehen, dringen sie darauf, daß die Menopause als natürlicher Vorgang und nicht als kritischer Zustand oder Mangelkrankheit betrachtet wird. Sie fordern die Erfahrung als positiven Bestandteil ihres Lebens ein und feiern sie als Beginn ihrer Reife.

Die Statistiken der USA kommen zu folgenden Ergebnissen: bei 10 Prozent der Frauen hat der natürliche (nicht durch einen operativen Eingriff oder andere medizinische Behandlungen ausgelöste) Eintritt in das Klimakterium mit 38, bei 30 Prozent mit 44, bei 50 Prozent mit 49, bei 90 Prozent mit 54 und bei 100 Prozent mit 58 begonnen.
Es ist also kein Grund zur Beunruhigung, wenn die Menstruation schon vor dem fünfundvierzigsten Geburtstag ausbleibt. Die Menopause tritt bei einem Drittel aller Frauen zu einem so frühen Zeitpunkt ein.
Ebensowenig erstaunlich ist es, wenn Sie noch mit Anfang fünfzig einen regelmäßigen Menstruationszyklus haben, auch das trifft auf zahlreiche Frauen zu.

»Ich glaube, ein Teil von mir dachte: ›Menopause? Das ist etwas, was deine Mutter durchmacht!‹ Es war mir peinlich, es meinen Freunden zu erzählen. Es war mir peinlich, es irgend jemandem zu erzählen, weil ich noch so jung war.«

Faktoren, die eine Rolle spielen

Es ist unmöglich, genau vorherzusagen, zu welchem Zeitpunkt die Menopause eintritt. Obwohl Forschungen darüber angestellt wurden, konnten die Wissenschaftler keine eindeutige Verbindung zwischen dem Alter, in dem eine Frau ihre erste, und dem Alter, in dem sie ihre letzte Menstruation hat, feststellen. Das Alter, in dem ihre Mutter die Menopause erlebte, *könnte* eine Rolle spielen, aber auch da sind sich die Fachleute nicht sicher. Und der Zeitpunkt des Beginns der Menopause scheint auch nicht dadurch beeinflußt zu werden, wo die Frau lebt, ob sie die Pille genommen hat oder nicht und wie alt sie war, als sie ihr erstes oder ihr letztes Kind geboren hat.

Höchstwahrscheinlich ist das Alter, in dem wir die Menopause erleben – ebenso wie der Zeitpunkt unserer ersten Menstruation –, in unseren Genen festgelegt. Jede von uns verfügt also, mit anderen Worten, über eine innere Zeituhr, die vor unserer Geburt darauf eingestellt wird, die hormonellen Vorgänge zu steuern, die den Beginn und das Ende unseres Menstruationszyklus auslösen.

Dennoch sind die Wissenschaftler auf einige Faktoren gestoßen, die diese Zeituhr offenbar ein wenig beschleunigen oder verlangsamen können:

- *Rauchen:* Im allgemeinen tritt die Menopause bei Raucherinnen früher ein als bei Nichtraucherinnen. Die Wissenschaftler können nicht genau sagen, warum das so ist, vermuten aber, daß es mit der Tatsache zusammenhängt, daß das Rauchen den Östrogengehalt im Blut verringert und Östrogen und andere Hormone, wie wir im Folgenden sehen werden, eine wichtige Rolle für den Fortpflanzungsapparat spielen. Einige Studien legen den Schluß nahe, daß Frauen um so eher ins Klimakterium eintreten, je höher ihr Zigarettenkonsum ist.
- *Einkommen und Bildungsstand*: Je geringer das Einkom-

men einer Frau und je niedriger ihr Bildungsstand, um so früher erlebt sie offenbar die Menopause, was allerdings auch mit dem Rauchen zusammenhängen könnte, da Statistiken belegen, daß Raucherinnen eher ein geringeres Einkommen und einen niedrigeren Bildungsstand haben als Nichtraucherinnen.

- *Gewicht:* Einer Studie zufolge tritt die Menopause bei Frauen, die mehr als 125 Pfund wiegen, zu einem späteren Zeitpunkt ein als bei Frauen, die weniger auf die Waage bringen. Das könnte daran liegen, daß die Bildung von Östrogen unter der Einwirkung von Körperfett gefördert wird. Daher ist es möglich, daß Frauen, die über ein Fettpolster verfügen, einen Überschuß an Östrogen produzieren, der den Beginn des Klimakteriums verzögert.
- *Zwillingsgeburten:* Frauen, die Zwillinge geboren haben, erleben den Eintritt in das Klimakterium offenbar ungefähr ein Jahr früher als andere. Warum es sich so verhält, ist noch nicht erwiesen.

Der fehlende Lebensabschnitt

Einen der frühesten Hinweise auf das Klimakterium können wir im Talmud, den heiligen Schriften der Juden, finden. Dem Talmud zufolge ist eine Frau, wenn ihre Periode dreimal hintereinander ausgeblieben ist, alt, aber wenn ihre Menstruation wieder einsetzt, wird sie wieder jung.

Die Gleichsetzung von Klimakterium und Alter ergibt nur dann einen Sinn, wenn man bedenkt, daß die durchschnittliche Lebenserwartung der Frauen in der Zeit, als der Talmud geschrieben wurde (5. bis 3. Jahrhundert v. Chr.) bei 23 Jahren lag. Krankheiten, mangelhafte Ernährung, harte körperliche Arbeit und Geburten brachte die Frauen meistens lange vor Eintritt des Klimakteriums unter die Erde. Selbst

1900 noch hatten europäische und nordamerikanische Frauen eine durchschnittliche Lebenserwartung von 45 Jahren, starben also oftmals vor dem Einsetzen der Menopause.
Heute können Frauen in den industrialisierten Ländern damit rechnen, weit über siebzig zu werden. Das heißt, daß sie noch ein Drittel ihres Lebens vor sich haben, wenn die Phase möglicher Schwangerschaften beendet ist. Die Erfahrung der Menopause erreicht uns also nicht, wenn wir »alt« sind, sondern in der Mitte des Lebens, wenn noch viele aktive und produktive Jahre vor uns liegen.
Aber die westliche Gesellschaft bringt Klimakterium nach wie vor mit Alter in Verbindung. Wie die Psychotherapeutin Rita Ransohoff in ihrem Buch *Venus über vierzig* bemerkt, unterscheidet die westliche Kultur kaum zwischen Frauen in mittleren und in älteren Jahren. Als Beispiel führt Ransohoff das englische Wort *hag* an. In einem normalen Wörterbuch lautet die Erklärung dafür: »Ein böses und häßliches altes Weib mit übernatürlichen Kräften«. Ein umgangssprachliches Wörterbuch gibt es aber auch als Synonym für eine Frau in mittleren Jahren an!
Die Mythen unserer Kultur teilen das Leben einer Frau nur in drei Abschnitte ein: Kindheit (Frühling), gebärfähiges Erwachsenenalter (Sommer) und Alter (Winter). »[Das] läßt keinen Platz für die Reife und Fülle, die den Frauen innewohnt, wenn sie ihre fruchtbaren Jahren überschritten haben«, erklärt Ransohoff. »Ich glaube, daß in der menschlichen Vorstellungskraft Raum ist für ein neues Bild – einen vierten Lebensabschnitt –, das stimmige Bild einer Frau in den mittleren Jahren.«

Vorzeitige Menopause

Tritt die Menopause vor Erreichen des 35. Lebensjahres ein, betrachtet man sie als verfrüht. Eine frühe Menopause kann mehrere Gründe haben:

- *Entfernen der Eierstöcke.* Dieser operative Eingriff ist bei weitem die häufigste Ursache für eine vorzeitige Menopause. Die Eierstöcke werden im allgemeinen entfernt, wenn sie durch einen Ovarialtumor, eine Bauchfellentzündung oder Krebs zerstört sind. Das vorzeitige Ausbleiben der Menstruation setzt allerdings voraus, daß beide Eierstöcke entfernt sind; ein verbleibender Eierstock oder auch nur ein Teil eines Eierstocks ist in der Lage, ebensolange Eier und Hormone zu produzieren wie zwei vollständige.
- *Strahlentherapie.* Die Menopause kann eintreten, wenn die Eierstöcke hohen Strahlendosen, wie sie bei der Behandlung bestimmter Krebsarten vorkommen, ausgesetzt sind.
- *Tubenunterbindung.* In sehr seltenen Fällen kann es nach einer Sterilisation durch Eileiterunterbrechung zum Ausbleiben der Menstruation kommen, wenn die Ovarien aufhöhren zu arbeiten, weil die Blutversorgung durch den Uterus unterbrochen ist.
- Mumps. Einige Studien legen die Vermutung nahe, daß bei manchen Frauen eine Mumpserkrankung zur vorzeitigen Menopause führen kann. Es wird angenommen, daß sich die Infektion auf die Ovarien ausweitet und dort irreparable Schäden verursacht.
- *Reaktionen des Autoimmunsystems.* Manchmal beginnt der Körper einer Frau, aus bisher nicht bekannten Gründen, Antikörper zu bilden, die die Ovarien angreifen und schließlich ihren Vorrat an Eibläschen zerstören. Häufig leiden die betroffenen Frauen unter einer spezifischen Autoimmunkrankheit wie Lupus oder rheumatoider

Arthritis, aber in manchen Fällen gibt es keine einleuchtende Erklärung dafür, warum ihre Ovarien aufhören zu arbeiten.

Verspätete Menopause

Tritt die Menopause nach dem 55. Lebensjahr ein, so bezeichnet man sie als verspätet oder verzögert. Es kann, besonders für Frauen, die übergewichtig sind und einen Überfluß an Östrogenen produzieren, vollkommen normal sein, bis weit in die Fünfzig regelmäßige Menstruationen zu haben, dennoch sollten sie ihren Arzt darüber informieren. Die Blutungen könnten andere Gründe haben als eine spätere Menopause, beispielsweise abnorme Wucherungen im Uterus, die unter Umständen zu Krebs führen könnten. Darum sollten Sie Wert auf eine gewissenhafte Diagnose legen – und sich regelmäßigen gynäkologischen Untersuchungen unterziehen, auch wenn Sie meinen, Ihre »fruchtbaren« Jahre längst hinter sich zu haben.
Eine späte Menopause kann das Risiko, an Gebärmutter- oder Brustkrebs zu erkranken, erhöhen. Wissenschaftler sehen den Grund hierfür in der Tatsache, daß eine verlängerte Östrogenausschüttung stattfindet, ohne daß ein Ei freigesetzt und der Menstruationszyklus vollendet wird. Die Wahrscheinlichkeit, an Gebärmutterkrebs zu erkranken, liegt für Frauen, deren Menopause nach ihrem fünfzigsten Lebensjahr einsetzt, doppelt so hoch wie bei anderen. Die Brustkrebsrate liegt bei Frauen, die zu Beginn der Menopause älter als 55 Jahre sind, ebenfalls doppelt so hoch wie bei anderen. Wenn Ihre Menstruationen noch weit in die Fünfzig anhalten, nehmen Sie selbst monatliche Tastuntersuchungen der Brust vor. Sie sollten darüber hinaus die jährlichen Vorsorgeuntersuchungen streng einhalten.

Die Phasen des Klimakteriums

Die medizinische Fachwelt unterteilt das Klimakterium oder die »Wechseljahre« in die nachfolgenden Phasen, auf die sich Ihr Arzt vielleicht bezieht, wenn er Ihren Gesundheitszustand beschreibt:

- *Prämenopause.* In manchen Fällen ist mit dieser Phase die Gesamtheit der Lebensjahre mit regelmäßigen Menstruationszyklen gemeint – also alle fruchtbaren Jahre, die den Wechseljahren vorausgehen. Manchmal bezeichnet man damit aber auch nur die ersten Jahre des Klimakteriums – gewöhnlich nach dem 40. Geburtstag –, wenn die Perioden unregelmäßig zu werden beginnen. Da die Definitionen auseinandergehen, sollten Sie Ihren Arzt oder Ihre Ärztin um Konkretisierung bitten, wenn er oder sie Ihnen verkündet, daß Sie sich in der Prämenopause befinden.
- *Perimenopause.* Eine Zeitspanne, die etwa zwei Jahre vor der letzten Menstruation beginnt und zwei Jahre danach endet. In dieser Phase erleben die Frauen die einschneidendsten physischen Veränderungen wie unregelmäßige Menstruationszyklen und Hitzewallungen.
- *Menopause.* Der endgültig letzte Menstruationszyklus. Dieser Zeitpunkt kann erst festgelegt werden, wenn die letzte Blutung ein volles Jahr zurückliegt.
- *Postmenopause.* Die Monate und Jahre, die auf den letzten Menstruationszyklus folgen. Diese Phase überschneidet sich mit der Zeit der Perimenopause.

Der Auslöser der Menopause

Um zu verstehen, warum es zur Menopause kommt – und wie und warum sie bestimmte Wirkungen auslöst –, müssen Sie ein paar grundlegende Dinge über Ihr endokrines System wissen, das das Zusammenspiel der Hormone, jener unentbehrlichen Chemikalien in Ihrem Körper, reguliert. Ein solches Wissen kann überaus beruhigend sein, wenn eines der Anzeichen für die herannahende Menopause, seien es Hitzewallungen oder eine unregelmäßige Menstruationsblutung, über Sie hereinbricht. Dann wird Ihnen bewußt, daß Sie sich die Symptome nicht bloß einbilden, sondern daß sie einen physiologischen Grund haben. Außerdem versetzt es Sie in die Lage, sich auf der Basis fundierterer Kenntnisse mit Ihrem Arzt oder Ihrer Ärztin über vorgeschlagene Behandlungsmethoden zu unterhalten, wenn Sie sich mit den physischen Zusammenhängen der Menopause vertraut machen.

»Eigentlich löste die Menopause überhaupt keine Gefühle in mir aus. Ich bin in einer Familie aufgewachsen, in der man einfach nicht über solche Dinge sprach. Meiner Mutter wurde die Gebärmutter entfernt; ich weiß nicht einmal, in welchem Alter das war. Ich nehme an, sie war ungefähr Mitte vierzig. Aber wir sprachen nie darüber, und so löste die Menopause weder in der einen noch in der anderen Weise Gefühle in mir aus.«

Die Geschichte von den drei Drüsen

Das endokrine System setzt sich aus einer Anzahl kleiner Drüsen zusammen, die an verschiedenen Stellen des Körpers angesiedelt sind. Diese Drüsen sondern Hormone genannte Chemikalien ab, die vom Blut in die anderen Körperorgane transportiert werden. Die Hormone fungieren als Boten, indem sie bestimmte Zellen anweisen, sich in bestimmter Weise zu verhalten. Ohne diese Anweisungen wären Ihre inneren Organe – einschließlich derjenigen, die für die Fortpflanzung zuständig sind – nicht in der Lage, ihre Aufgaben zu erfüllen. Der Fortpflanzungsapparat bezieht seine Hauptinformationen aus drei endokrinen Drüsen – Hypothalamus (Teil des Zwischenhirns), Hypophyse (Hirnanhangdrüse) und Ovarien (Eierstöcke). Der Hypothalamus, der die Größe einer Walnuß hat, und die etwa erbsengroße Hypophyse haben ihren Sitz im Gehirn. Die Ovarien befinden sich zu beiden Seiten der Gebärmutter, unterhalb der trichterförmigen Öffnungen der Eileiter.

Der *Hypothalamus* ist die Hauptdrüse, die als regulierendes Verbindungsglied zwischen dem Gehirn und dem endokrinen System dient. Er steuert in komplexer Weise die Vorgänge im Körper, von der Körpertemperatur bis zur Wassereinlagerung, und reguliert Grundbedürfnisse wie Hunger, Durst und Sexualtrieb. Indem er den monatlichen Menstruationszyklus reguliert, spielt er auch eine führende Rolle in der Fortpflanzung. Der Hypothalamus reagiert im übrigen auf Streß und seelische Erschütterungen, weshalb viele Frauen in Zeiten physischer oder seelischer Belastung erleben, daß ihre Perioden unregelmäßig sind oder sogar zeitweise ganz ausbleiben.

Die Hypophyse agiert als Mittler für den Hypothalamus, indem sie den einzelnen endokrinen Drüsen im Körper seine Botschaften übersetzt. Wenn der Hypothalamus der Hypophyse beispielsweise ein Zeichen gibt, den Menstruationszyklus in Gang zu setzen, reagiert die Hypophyse, indem sie umgehend zwei ihrer eigenen Hormone an die Ovarien abgibt.

Die *Ovarien* sind der Hauptproduzent der weiblichen Geschlechtshormone, deren beiden wichtigsten Östrogen und Progesteron sind. Diese beiden Hormone spielen eine entscheidende Rolle im physischen und emotionalen Leben einer Frau.

Ein typischer Monat im Leben Ihrer Hormone

Zu Beginn eines Zyklus sendet der Hypothalamus ein chemisches Signal an die Hypophyse, zwei Substanzen abzusondern, die als follikelstimulierendes Hormon (FSH) und Luteinisierungshormon (LH) bekannt sind. Zuerst dominiert das FSH. Es stimuliert das Wachstum einiger Eizellen oder *Follikel* in den Ovarien. Während sich die Eier entwikkeln, produzieren sie das Hormon *Östrogen*, das den Aufbau der Gebärmutterschleimhaut fördert, damit sich ein möglicher Embryo einnisten und zum Fötus heranreifen kann.

Nach und nach dominiert ein Ei und wächst weiter, während die anderen verkümmern. Wenn das Östrogen, das von dem das Ei umgebenden Gewebe abgesondert wird, einen bestimmten Höchststand erreicht hat – was ungefähr vierzehn Tage nach Beginn des Zyklus eintritt –, gibt der Hypothalamus der Hypophyse die Anweisung, die FSH-Produktion zu drosseln und eine größere Menge LH auszuschütten. Dieser LH-Stoß bewirkt, daß das entwickelte Ei den Eierstock verläßt – ein Vorgang, der als *Ovulation* bezeichnet wird – und in den Eileiter wandert, wo es entweder befruchtet wird oder nicht.

In dem Augenblick, in dem das Ei den Eierstock verläßt, geschieht etwas Erstaunliches. Das Narbengewebe des restlichen Follikels bildet vorübergehend eine neue Drüse, die *Corpus luteum* (Gelbkörper) genannt wird. Diese Drüse produziert weiterhin in geringen Mengen Östrogen, sowie ein zweites Hormon, das *Progesteron*, das ebenfalls die Vorbereitung des Uterus auf ein befruchtetes Ei unterstützt. Das Progesteron – der Name heißt soviel wie »für die Schwangerschaft« – regt die Zellen in der Gebärmutterschleimhaut an, Nährstoffe für das Wachstum eines eventuell befruchteten Eies zu produzieren. Wenn kein Ei befruchtet wird und sich kein Embryo entwickelt, bildet sich der Corpus luteum zurück und hört allmählich auf,

Progesteron und Östrogen zu produzieren. Sobald die Zellen der Gebärmutterschleimhaut nicht mehr die Information erhalten, Nährstoffe zu produzieren, verkümmern sie und sterben ab. Wenn sich die Zellen auflösen, werden einige der Blutgefäße, aus denen sie versorgt werden, durchlässig. Den entstehenden Blutfluß bezeichnen wir als *Menstruation.*

Unmittelbar vor Beginn des Menstruationsflusses signalisiert der niedrige Östrogen- und Progesterongehalt im Blut dem Hypothalamus jedoch, den Zyklus erneut in Gang zu bringen. Wieder sendet die dominante Drüse, also der Hypothalamus, ihre Information an die Hypophyse, und die entsprechenden Hormone beginnen ihre monatliche Routine. Das wiederholt sich Monat für Monat, mehr als dreißig Jahre lang, im Leben einer Frau. Außer in Zeiten der Schwangerschaft wird dieser Zyklus bis zur Menopause nur selten unterbrochen.

»Es hat mich an die Zeit erinnert, als meine Mutter die Menopause durchmachte. Meine Eltern haben mir beide nicht besonders viel darüber erzählt. Ich erinnere mich bloß, daß sich meine Mutter manchmal aufregte, und mein Vater sagte: ›Ach, deine Mutter ist eben in den Wechseljahren.‹ Ich wünschte, wir hätten darüber geredet, weil ich immer noch so viele Fragen habe, auf die ich nie eine Antwort bekam. Jetzt denke ich darüber nach, wie viele Mütter nicht mit ihren Töchtern darüber reden.«

Warum sich der Zyklus mit der Menopause verändert

Was geschieht also in der Menopause? Daß der Menstruationszyklus endgültig, wenn auch vielleicht ein wenig holpernd, zum Stillstand kommt? Wissenschaftler sind sich nicht über alle komplexen Zusammenhänge, die dabei eine Rolle spielen, im klaren, aber der wichtigste Faktor ist ganz einfach: Den Ovarien gehen schlichtweg die Eizellen aus:

Das kann bereits mit 30 passieren, und es kann auch bis zum Alter von 60 Jahren dauern, aber im Durchschnitt setzt die Menstruation mit 51 Jahren aus.
Das Versiegen der Eizellen ist kein Phänomen, das sich über Nacht ereignet, sondern es beginnt bereits vor der Geburt. Die Eierstöcke enthalten die größte Zahl von Follikeln – nämlich einige hunderttausend –, wenn der weibliche Emryo sieben Monate alt ist. Bei der Geburt sind davon weniger als die Hälfte übrig, die anderen haben sich einfach aufgelöst. Bei der ersten Menstruation, etwa ein Dutzend Jahre später, sind es nur noch ungefähr 75 000 – wesentlich weniger als bei der Geburt, aber immer noch ein großzügiger Vorrat, wenn man bedenkt, daß für die Ovulation in den nächsten Jahrzehnten nur einige hundert gebraucht werden. Danach nimmt die Zahl der Follikel langsamer, aber stetig ab. Im Alter von 40 Jahren enthalten die Ovarien einer Frau nur noch einige tausend Eizellen; wenn sie die Fünfzig erreicht hat, sind die meisten davon verschwunden, und die wenigen verbliebenen sind nicht mehr empfänglich für die chemischen Signale, die die Hypophyse an sie aussendet. In dem Maße, in dem die Zahl der Eizellen abnimmt, werden die ständige Produktion von Östrogen und die zyklische Ausschüttung von Progesteron unberechenbar. Das bringt wiederum den Hypothalamus auf den Plan, der in seiner Verwirrung die Hypophyse anweist, ständig größere Mengen FSH und LH an die Eierstöcke abzugeben, in dem verzweifelten Bemühen, die Follikel zur Produktion von Östrogen und zur Ovulation zu animieren. Besonders der FSH-Gehalt steigert sich dramatisch – er liegt bis zu 15 Prozent über den früheren Werten – und bleibt noch zwei bis drei Jahre nach der Menopause auf diesem hohen Stand. Schließlich reicht selbst ein enorm hoher FSH-Gehalt nicht mehr aus, die wenigen noch vorhandenen Eizellen zur Produktion einer ausreichenden Menge Östrogen zu bewegen, ohne die sich die Gebärmutter-

schleimhaut – in Vorbereitung auf einen Embryo – nicht verdickt. Es findet kein Eisprung statt, und die Menstruation bleibt aus. Das ist die Menopause.

Ein neues hormonelles Gleichgewicht

Entgegen der landläufigen Meinung produziert eine Frau auch nach der Menopause noch Östrogen. Ihr Körper hat Östrogen produziert, als sie ein kleines Kind war, lange vor der ersten Menstruation, und er fährt fort, es zu produzieren, wenn die Blutungen längst ausgesetzt haben – allerdings gleichmäßiger und in geringeren Mengen.
Nach der Menopause stellt der Körper in der Hauptsache Östrogen her, indem er ein Hormon namens Androstendion in Östrogen umwandelt. Das Androstendion stammt aus zwei Quellen: den Ovarien und den *Nebennieren*, zwei halbmondförmigen Drüsen, die an den oberen Polen der beiden Nieren aufliegen. Die Nebennieren sind vor allem dafür bekannt, daß sie, unter Belastung oder in Augenblikken der Gefahr, das Hormon Adrenalin ausstoßen.

»Ich habe den Eindruck, daß man den Frauen beibringt, bestimmte Dinge für sich zu behalten, Ereignisse, die wir zu verheimlichen lernen, anstatt sie zu feiern. In meiner Familie traf es eher zu, daß wir uns ausschwiegen, als daß wir über die Dinge geredet hätten. Wahrscheinlich fand meine Mutter ihre Hitzewallungen darum so peinlich – weil sie etwas für die Öffentlichkeit sichtbar machten, über das meine Mutter meinte, nicht reden zu können. Sie konnte sie nicht verstekken – sie war völlig überflutet davon –, aber sie hatte das Gefühl, sie verstecken zu müssen, weil es ihr peinlich war, in den Wechseljahren zu sein.«

Die Eierstöcke und Nebennieren geben das von ihnen produzierte Androstendion in die Blutbahn ab. Von dort aus gelangen die Hormone in die Fettzellen im ganzen Körper, wo sie in Östrogen umgewandelt werden. Offenbar sind auch Leber und Nieren an diesem Umwandlungsprozeß beteiligt.

Wie Sie Ihre Nebennieren bei der Produktion von Östrogen unterstützen können

Eine konstante und verläßliche Versorgung mit Östrogen aus den Nebennieren kann den physischen Umstellungsprozeß im Klimakterium erleichtern. Die Östrogenmenge, die in der Phase der Postmenopause produziert wird, ist von Frau zu Frau sehr verschieden. Sie liegt bei manchen Frauen gravierend höher als bei anderen. Jede Frau kann theoretisch die Nebennieren dabei unterstützen, nach der Menopause eine vernünftige Menge Östrogen zu produzieren, indem sie sich körperlich fit hält und sich ein bißchen Körperfett (nicht zu viel!) erhält.

Sportliche Betätigung beschleunigt offensichtlich die Umwandlung von Androstendion in Östrogen, und ein kleines Fettpolster liefert zusätzliche Zellen, in denen der Umwandlungsprozeß stattfinden kann. Hier ist allerdings zu beachten, daß es bei einem *kleinen* Fettpolster bleibt: Der Fettanteil am Körpergewicht sollte nicht unter 15 Prozent sinken, aber auch nicht mehr als 25 Prozent betragen. Zu viel Gewicht kann ebenso abträglich für die Gesundheit sein wie zu wenig.

Eine ausgewogene Ernährung spielt auch eine wichtige Rolle für die Gesundheit der Nebennieren. Dabei sollten Sie auf eine ausreichende Versorgung vor allem mit den Vitaminen B und C achten und Genußmittel wie Kaffee,

Alkohol und Zucker meiden, die die Nebennieren besonders stark belasten können. Weitere Informationen zur Bedeutung sportlicher Betätigung und ausgewogener Ernährung in der Zeit des Klimakteriums finden Sie im siebten und achten Kapitel.

Wie Sie feststellen können, ob Sie sich der Menopause nähern

Messungen des Östrogengehalts im Blut, um festzustellen, in welchem klimakterischen Stadium sich eine Frau befindet, werden nicht für sinnvoll gehalten, weil die Werte großen Schwankungen unterworfen sind. Eine zuverlässigere Testmethode besteht darin, den Gehalt an FSH im Blut zu messen, dem Hormon, das von der Hypophyse abgegeben wird und das Wachstum der Follikel (Eizellen) bewirkt. Wie an früherer Stelle bereits erwähnt, steigt infolge der Verringerung der produzierten Östrogenmenge der FSH-Gehalt im Blut um den Zeitpunkt der Menopause herum drastisch an.

Eine weitere Methode, um zu bestimmen, ob eine Frau kurz vor der Menopause steht oder sie bereits hinter sich hat, ist, die Zellen aus der Vaginalschleimhaut unter dem Mikroskop zu untersuchen. Die vom Östrogen vermittelte Information veranlaßt sie, dick, schwammig und kräftig zu werden. Wenn der Östrogengehalt, wie es um die Menopause herum der Fall ist, sinkt, werden die Zellen der Vaginalwand merklich dünner – und sehen unter dem Mikroskop völlig anders aus.

Die Zellen für die mikroskopische Untersuchung erhält man durch einen Vaginalabstrich. Die Prozedur gleicht dem Zervikalabstrich, nur wird die Gewebeprobe statt am Muttermund an der Scheidenwand entnommen. Dieser Test

weist die Wirkung aller im Körper gebildeten Östrogene auf die Scheidenschleimhaut nach.
Bluttests und Vaginalabstriche werden im allgemeinen nur vorgenommen, wenn bei einer Frau Anzeichen für einen vorzeitigen Eintritt der Menopause bestehen und sie sich diese Vermutung durch ihren Arzt oder ihre Ärztin bestätigen lassen möchte.

»Ich will nichts weiter, als die Menopause überstehen, ohne jemanden umzubringen!«

Die Bewältigung des Übergangs

In den Jahren des Klimakteriums macht der Körper einige wirklich bemerkenswerte Veränderungen durch. Diese Veränderungen zu begreifen, hilft Ihnen vielleicht, der Menopause bejahend und sogar mit einem Gefühl des Staunens entgegenzusehen, anstatt sie mit Bangen zu erwarten.
Denken Sie vor allem anderen daran, daß das Klimakterium kein klinisches Ereignis ist, sondern eine natürliche Übergangsphase – und zwar eine unter mehreren im Leben von Frauen. »Vielleicht können wir uns, bei angemessener Bildung und zurechtgerückter Perspektive, auf den Tag freuen, an dem die Menschen aufhören, die Menopause als einen kritischen Zustand oder gar als ›die Veränderung‹ zu betrachten und in ihr statt dessen zutreffender ›eine von vielen Veränderungen‹ sehen«, schreibt Dr. Kathryn McGoldrick, die frühere Chefredakteurin des *Journal of the American Medical Women's Association.* »Das Leben ist ständige Veränderung. Darin besteht sein Wesen und seine Verheißung.«

2
Was tun gegen Hitzewallungen und andere Begleiterscheinungen der Menopause

Meine Mutter ist nicht nur die stärkste Frau im Osten, sondern auch die am wenigsten zu Depressionen neigende Person, die ich kenne. Sie hat sich nie über ein Unwohlsein oder einen Schmerz beklagt. Sie trägt bei der Führung ihrer Geschäfte endlose Kämpfe aus. Sie hat nie jemanden um Hilfe gebeten. Kürzlich fragte ich sie, ob sie sich an die Zeit ihrer Menopause erinnert. Sie tat es. War es schmerzhaft? War sie deprimiert? »Ich weiß es nicht«, antwortete sie. »Ich habe meinen Körper nie bemerkt. Ich hatte keine Zeit, an solche Dinge zu denken.«
Dr. Avodah K. Offit, Ärztin

Wenn Sie um all die hormonellen Turbulenzen wissen, die sich während des Klimakteriums in Ihrem Körper abspielen, können Sie die Zeichen besser verstehen, die eindeutig auf das Herannahen der Menopause hindeuten, insbesondere unregelmäßige Perioden, fliegende Hitze und Trokkenheit der Scheide.
Mediziner nennen diese Anzeichen gewöhnlich *Symptome.* Diese Bezeichnung setzt allerdings voraus, daß man die Menopause als eine Art Mangel oder Krankheit betrachtet und nicht als natürlichen Lebensabschnitt. Darum ziehen viele Frauen den Begriff *Anzeichen* vor.
In der Geschichte der Medizin ist der Menopause eine Unmenge solcher Anzeichen zugeschrieben worden – alles von Kopfschmerzen über Herzrasen bis zur Übererregbarkeit. Viele dieser Anzeichen haben jedoch mehr mit dem natürlichen Alterungsprozeß und der häufig sexistischen Hal-

tung der Ärzte den »Klagen der Frauen« gegenüber zu tun, als mit den hormonellen Veränderungen des Klimakteriums.
Der heutige Stand der Wissenschaft geht von drei nachweislichen Anzeichen für das Klimakterium aus: Der Menstruationszyklus wird unregelmäßig, es kommt zu Hitzewallungen, das Gewebe der Scheiden- und Harnleiterwand wird dünner und trockener. Aber selbst diese drei Anzeichen sind nicht bei allen Frauen übereinstimmend zu beobachten. Bei vielen Frauen zum Beispiel, die erhebliches Übergewicht haben, kommt es weder zu Hitzewallungen noch zu einem Austrocknen der Vaginalschleimhaut, weil in den Fettzellen nach wie vor ausreichende Mengen Östrogen gebildet werden.

»Im letzten Sommer fing ich an, unter Hitzewallungen zu leiden. Ich wußte, daß irgend etwas nicht stimmte. Ich hatte damals schon seit geraumer Zeit unregelmäßige Perioden. Manchmal hatte ich vier oder fünf Monate lang überhaupt keine Blutung, dann plötzlich eine sehr heftige, und dann blieb sie wieder aus. Dieses unberechenbare Hin und Her dauerte ungefähr zwei Jahre. Aber ich dachte: ›Ich bin doch erst 37. Ich kann unmöglich schon in den Wechseljahren sein.‹ Aber da irrte ich mich. Es waren die Wechseljahre.«

In diesem Kapitel gehen wir darauf ein, wie und warum die Menopause solche Veränderungen in unserem Körper bewirkt. Und wir werfen einen Blick auf die Schritte, die Frauen unternehmen können, um die Beschwerden, die diese Veränderungen mit sich bringen, zu mindern.

Veränderungen im Menstruationszyklus

Eine Veränderung des Menstruationszyklus ist gewöhnlich das erste Zeichen der bevorstehenden Menopause. Diese Veränderung kann sich in vielfältiger Weise manifestieren. Sie können feststellen, daß Ihre Perioden in kürzeren oder längeren Abständen eintreten. Manchmal bleibt die Blutung vielleicht auch mehrere Monate hintereinander ganz aus. Auch die Dauer der einzelnen Perioden – die Zahl der Tage also, an denen Sie menstruieren – kann sich verlängern oder verkürzen. Zudem stellen Sie vielleicht fest, daß die Blutungen geringer oder stärker ausfallen.

Etwa 80 Prozent aller Frauen registrieren vor Eintreten der Menopause eine Veränderung ihres Menstruationszyklus. Alle diese Veränderungen spiegeln die hormonellen Schwankungen wider, denen Sie ausgesetzt sind, wenn Sie auf die Menopause zugehen. Ein verkürzter Zyklus ist beispielsweise auf die große Menge an FSH zurückzuführen, die in der Zeit vor der Menopause produziert wird. Der Überschuß an FSH regt die Eizellen in den Eierstöcken an, schneller zu reifen, wodurch sich der Zyklus um mehrere Tage verkürzen kann.

Veränderungen im Menstruationszyklus sind im allgemeinen ungefähr sieben Jahre vor dem endgültigen Ausbleiben der Menstruation feststellbar. Eine Frau jedoch, die mit ihren Zyklen sehr vertraut ist, kann schon lange vorher subtilere Veränderungen registrieren. Beispielsweise verkürzen sich die Zyklen der meisten Frauen mit zunehmendem Alter von einer durchschnittlichen Dauer von 27,8 Tagen mit zwanzig auf 26,2 Tage im Alter von vierzig – was einen Unterschied von ungefähr eineinhalb Tagen ausmacht.

Kurz vor Eintreten der Menopause werden die Zyklen dagegen gewöhnlich länger und die Blutungen schwächer, weil die Östrogenproduktion unregelmäßiger wird und es seltener zur Ovulation kommt.

Perioden mit starken Blutungen

Starke Menstruationsblutungen können gleichermaßen lästig wie beunruhigend sein, besonders für Frauen, die in ihren zwanziger und dreißiger Jahren nur schwache Blutungen erlebt haben. Wenn Sie während der Periode stärker bluten als in vorangegangenen Jahren, denken Sie daran, daß starke Blutungen in den Jahren, die der Menopause vorausgehen, bis zu einem gewissen Grad normal sind. Sie resultieren aus der verlängerten Phase der Östrogenabsonderung ohne Ovulation; während des Klimakteriums sind die Eierstöcke unempfindlicher gegen die FSH-Stimulation. Die Folge davon ist, daß die Gebärmutterschleimhaut besonders dick und gut durchblutet wird, so daß große Mengen Blut austreten, wenn sie abgestoßen wird. Je näher Sie der eigentlichen Menopause kommen, und je mehr Ihr Östrogenspiegel sinkt, um so seltener wird es zu unangenehm starken Menstruationsblutungen kommen. Bis es soweit ist, werden Sie die Ratschläge auf Seite 41 vielleicht hilfreich finden. Für manche Frauen können starke Blutungen allerdings zu einer regelrechten Behinderung werden, die sie an zwei bis drei Tagen des Monats drastisch in ihren Aktivitäten beschneidet. »Jeden Monat hatte ich ein bis zwei Tage lang extrem starke Blutungen«, erinnert sich Claire, die diese Erfahrung mit Ende dreißig machte. »Schließlich mußte ich mit einem Buch aufs Klo gehen und dort manchmal eine Stunde und länger sitzenbleiben, weil ich zwei Tampons und eine Binde nehmen konnte und trotzdem noch alles durchblutete. Es war wie ein Sturzbach.«

Anhaltende starke Blutungen können Begleiterscheinungen wie Schwindel, Schüttelfrost und ein allgemeines Schwächegefühl mit sich bringen. Eisenmangelanämie, das heißt eine Verminderung des Hämoglobins, das den Sauerstoff im Blut transportiert, kann ebenfalls die Folge sein. Sie müssen also, wenn Sie sehr starke Menstruationsblutungen haben, auf eine eisenreiche Ernährung achten (siehe Kapitel 7). Vielleicht entschließen Sie sich auch, ein eisenhaltiges Vitaminpräparat zu nehmen. Wenn Sie den Verdacht haben, unter einer Anämie zu leiden – was Sie besonders deutlich daran merken, daß Sie sich ständig müde fühlen –, sollten Sie sich von Ihrem Arzt darauf untersuchen lassen. Dazu wird ein Bluttest vorgenommen, und wenn er Hinweise auf eine Anämie ergibt, wird die Ursache dafür mit Hilfe weiterer Untersuchungen festgestellt. Andere Ursachen könnten Magengeschwüre, falsche Ernährung oder bestimmte Krebserkrankungen im Darmtrakt sein.

Setzen Sie vor allem nie als sicher voraus, daß ungewöhnlich starke Menstruationsblutungen mit der bevorstehenden Menopause zusammenhängen. Sie könnten ein Symptom für eine Erkrankung sein, die ärztliche Behandlung erfordert, wie zum Beispiel Vaginitis (Scheidenentzündung), Zervizitis (Entzündung des Muttermunds) oder Polypen (nicht krebsartige Wucherungen, die sich aus den Drüsen der Gebärmutterschleimhaut entwickeln und entlang des Gebärmutterhalskanals bis in die Muttermundöffnung vordringen können). Auch ein Gebärmuttermyom (gutartige Muskelgeschwulst des Uterus) kann Auslöser für starke Menstruationsblutungen sein.

»In einem Monat hatte ich keine Periode. Dann, ungefähr zwei Monate später, kam es zu einer eigenartigen Schmierblutung. Also ging ich zum Arzt, und er machte einen Abstrich der Gebärmutterschleimhaut. Anschließend erklärte er mir, daß alles in Ordnung sei, und das war's. Es vergingen wieder vier Monate, in denen sich nichts tat, überhaupt keine Blutung. Dann fuhr ich zur Abschlußfeier meines Sohnes in den Osten. Ich saß in meinem Hotelzimmer auf dem Bett, und plötzlich blutete ich in Strömen. Es war ziemlich dramatisch. Ich bin nur froh, daß ich es nicht war,

die die Laken waschen mußte. Sie waren voll von warmem, klebrigem Blut. Es hörte ebenso plötzlich auf, wie es begonnen hatte. Danach ging es mir gut; ich sah gut aus. Etwa vier Monate später hatte ich eine ganz leichte Schmierblutung, dann nichts mehr. Ich war ungefähr 54.«

Ungewöhnlich starke Blutungen können aber auch wesentlich ernstere Ursachen haben, wie zum Beispiel eine Hyperplasie des Endometriums (eine übermäßige Verdickung der Gebärmutterschleimhaut) oder Krebserkrankungen des Muttermunds, der Gebärmutter oder der Eierstöcke. Sie sollten also Ihren Arzt oder Ihre Ärztin über jede ungewöhnlich starke oder lang anhaltende Blutung informieren, damit die Ursache dafür festgestellt wird. Früherkennung ist besonders wichtig für die erfolgreiche Behandlung von Krebs. Auch wenn solche starken Blutungen in den meisten Fällen gutartige Gründe haben, sind sie doch manchmal das einzige frühe Alarmzeichen für eine beginnende Krebserkrankung. Um die Ursache der Blutungen festzustellen, kann der Arzt eine ganze Reihe von Tests durchführen. Dazu gehören unter anderem eine Gebärmutterbiopsie, also eine Gewebeentnahme, und ein Bluttest. Wenn die Blutungen auf hormonelle Gründe zurückzuführen sind, schlägt der Arzt vielleicht eine Progesteronbehandlung vor. In welcher Dosierung und wie lange Sie das Progesteron einnehmen, hängt von der Stärke der Blutungen und vom Ergebnis der Gebärmutterbiopsie ab. Das anzustrebende Ziel sollte allerdings in jedem Fall sein, die geringstmögliche noch erfolgversprechende Dosis für einen möglichst kurzen Zeitraum anzusetzen.
Seien Sie mißtrauisch, wenn Ihr Arzt Sie zu einer Operation drängt. Bevor sie einer Gebärmutterentfernung zustimmen, sollten Sie noch andere kompetente Meinungen einholen. Es ist durchaus möglich, daß in Ihrem Fall andere, weniger dramatische Maßnahmen angemessener sind.

Möglichkeiten der Selbsthilfe bei ungewöhnlich starken Blutungen

Manche Frauen haben festgestellt, daß ein paar Veränderungen gewohnter Verhaltensweisen bei allzu starken Menstruationsblutungen eine positive Wirkung haben können. Hier sind einige der Möglichkeiten aufgezählt:

- *Treiben Sie Sport.* Eine regelmäßige körperliche Verausgabung senkt die Produktion der Hypophysenhormone FSH und LH, wodurch in der Folge auch die Östrogenproduktion der Eierstöcke abnimmt. Darüber hinaus sind Frauen, die regelmäßig Sport treiben, im allgemeinen schlanker und muskulöser und haben damit weniger Fettzellen, die eine Rolle als Sekundärquelle bei der Bildung von Östrogen spielen.
- *Verzichten Sie auf Alkohol.* Übermäßiger Alkoholgenuß kann dazu führen, daß sich weniger Blutplättchen bilden. Bei einer geringeren Menge an Blutblättchen gerinnt das Blut langsamer und fließt daher während der Menstruation stärker.
- *Verzichten Sie auf dem Höhepunkt der Menstruation auf heiße Duschen und Bäder.* Durch Wärme erweitern sich die Blutgefäße, und die Blutung wird angeregt.
- *Nehmen Sie kein Aspirin.* Es fördert ebenfalls die Blutungsbereitschaft, indem es die Gerinnungsfähigkeit der Blutplättchen herabsetzt.
- *Lassen Sie Ihr Blut regelmäßig auf Anzeichen von Anämie untersuchen.* Wenn Sie einen niedrigen Wert an Hämoglobin – dem sauerstofftransportierenden Bestandteil des Blutes – haben, sollten Sie auf eisenreiche Ernährung achten und zusätzlich ein Eisenpräparat nehmen (siehe Kapitel 7).

Unregelmäßige Perioden
Es ist nichts Ungewöhnliches, daß die Perioden häufiger und unregelmäßiger auftreten, wenn die Menopause bevorsteht. Da diese Blutungen – so leicht sie auch sein mögen – aber auch ein Symptom für ernste Erkrankungen wie Muttermund- oder Gebärmutterkrebs sein können, sollten Sie einen Menstruationskalender führen (siehe Kasten auf Seite 43/44) und ihren Arzt oder Ihre Ärztin über jede unregelmäßige Blutung oder Schmierblutung umgehend informieren.

Ausbleiben der Periode
Wenn Sie auf die Menopause zugehen, werden Sie höchstwahrscheinlich erleben, daß Ihre Periode gelegentlich ausbleibt. Das liegt daran, daß es Monate gibt, in denen die Eierstöcke kein Ei freigeben. Wenn kein Eisprung stattfindet, wird weder Progesteron produziert noch die Gebärmutterschleimhaut wie gewohnt abgestoßen.
Das Ausbleiben einer Periode in den Wechseljahren ist für viele Frauen beunruhigend, weil sie es irrtümlich für das Anzeichen einer Schwangerschaft halten. Wie erkennt man den Unterschied? Indem man nach anderen körperlichen Veränderungen forscht. Ist das Ausbleiben einer Periode von einem Schweregefühl in den Brüsten und Übelkeit begleitet, ist es ein starkes Indiz für das Vorliegen einer Schwangerschaft. Treten aber gleichzeitig mit Ausbleiben der Periode Hitzewallungen und ein Gefühl der Trockenheit in der Scheide auf, deutet es eher auf die nahende Menopause hin. Im Zweifelsfalle sollten Sie sich natürlich an ihren Arzt wenden.

»Manchmal höre ich eine Frau, die das Klimakterium noch nicht erlebt hat, darüber Witze machen und Dinge sagen wie: ›Herrje, mir ist so heiß, ich glaube ich habe eine fliegende Hitze‹. Irgendwie macht mich das dann richtig wütend, und

ich würde am liebsten sagen: ›Du weißt überhaupt nicht, was das ist. Du hast keine Ahnung, wie schrecklich das ist. Du weißt nicht, wie es ist, mit einem Sechshundertmark-Kostüm in einer Versammlung von Männern zu sitzen und zu spüren, wie die Hitze in dir aufwallt. Du kannst es mit aller Willenskraft der Welt nicht verhindern. Du kannst absolut nichts dagegen tun.‹«

Durch die schwankende Produktion der Hypophysehormone zeigen die in den Apotheken käuflichen Schwangerschaftstests bei Frauen, die sich der Menopause nähern, häufiger ein falsches positives Ergebnis an als bei jüngeren Frauen. Stellen Sie also keine Mutmaßungen über eine mögliche Schwangerschaft an, bevor Sie sich nicht einer weiterreichenden ärztlichen Untersuchung unterzogen haben.

Führen Sie Buch über Ihre Perioden

Viele Frauen finden es hilfreich, über ihre Menstruationszeiten Buch zu führen, wenn sie auf die Menopause zugehen. So fallen ihnen Unregelmäßigkeiten schneller auf, und sie können alle Hinweise auf mögliche Erkrankungen registrieren.

Kaufen oder machen Sie sich zu diesem Zweck einen Monatskalender, in dem sie den ersten und letzten Tag einer jeden Periode mit einem Sternchen markieren. Notieren Sie an jedem Tag der Periode, ob die Blutung leicht, mittel oder stark war (L, M oder S). Wenn sie ungewohnten Ausfluß und Zwischenblutungen an anderen Tagen des Monats feststellen, halten Sie auch das in Ihrem Kalender fest. Und notieren Sie merkliche Stimmungsschwankungen. Viele Frauen erkennen an solchen wechselhaften Stimmungen das Herannahen ihrer Periode. Wenn Sie eines der folgenden Symptome an sich bemerken, sollten Sie Ihren Gynäkologen darauf aufmerksam machen. Es sind zwar normalerweise vorübergehende klimakterische Begleiterscheinungen, können aber auch Anzeichen einer möglichen Erkrankung sein.

- Starke oder schwallartige Blutungen
- Eine ungewöhlich langanhaltende Periode
- Perioden, die im Abstand von weniger als 21 Tagen auftreten. (Wobei Sie darauf achten müssen, daß Sie den Abstand zwischen dem ersten Tag der einen und dem ersten Tag der nächsten Menstruation messen und *nicht* den zwischen dem letzten Tag der einen und dem ersten Tag der nächsten Periode!)
- Blutungen in der Zeit zwischen zwei Perioden
- Krämpfe während der Periode, besonders, wenn Sie normalerweise nicht zu Menstruationskrämpfen neigen.
- Blutungen, die auftreten, nachdem Sie bereits zwölf Monate ohne Menstruation waren. Ist die Menstruation seit mehr als einem Jahr ausgeblieben, könnten erneute Blutungen ein erstes Anzeichen für eine Krebserkrankung sein.

Was bei übermäßig starken oder unregelmäßigen Perioden zu tun ist

Sie können nicht verhindern, daß Ihr Zyklus unregelmäßig wird, je näher die Menopause rückt, aber Sie können vermeiden, deswegen in Panik zu geraten. Denken Sie daran, daß unregelmäßige Perioden in diesem Lebensabschnitt etwas völlig Normales sind. Leider lassen sich etliche Frauen durch die Veränderung ihres Menstruationszyklus derartig aus der Ruhe bringen, daß sie sich allzu bereitwillig zu einer Gebärmutterentfernung überreden lassen, »um das Menstruationsproblem zu lösen«. Tatsächlich werden 40 Pro-

zent aller in den USA durchgeführten Hysterektomien als Therapie gegen abnormal starke oder verlängerte Blutungen vorgenommen.
Sofern klimakterische Hormonschwankungen die Ursache für die Blutungen sind, macht eine ärztlich verschriebene Hormonbehandlung eine Hysterektomie gewöhnlich überflüssig. Die Einnahme von Eisenpräparaten und Verabreichung von Hormonen in niedrigen Dosen sind wesentlich ungefährlicher als die operative Entfernung der Gebärmutter. Und vergessen Sie im übrigen nicht, daß die Blutungen nach der Menopause aufhören. Sind gutartige Geschwulste (Fibromyome) die Ursache für die Blutungen, sollte eine Gebärmutterentfernung nur durchgeführt werden, wenn unangenehme Symptome wie Druck auf Blase oder Rektum davon ausgehen, *und* wenn andere Behandlungsmethoden wie Kürettagen und Hormongaben keinen Erfolg gezeigt haben. (Die Kürettage ist ein unbedeutender operativer Eingriff, bei dem zu therapeutischen oder diagnostischen Zwecken die Gebärmutterschleimhaut ausgeschabt wird. Früher wurden Kürettagen nur im Krankenhaus und unter Vollnarkose durchgeführt, heute aber finden sie zunehmend auch in ärztlichen Praxen statt und sind so mit weniger Unannehmlichkeiten für die Frauen verbunden.)
Schnell wachsende Myome in der Uteruswand (solche, die ihre Größe im Verlauf von sechs Monaten verdoppeln) können eine Gebärmutterentfernung erforderlich machen, denn sie könnten, auch wenn dies selten der Fall ist, zu einem Krebsgeschwür entarten. Das Wachstum einer solchen Wucherung kann mit Hilfe von Ultraschalluntersuchungen überwacht werden, bei denen mit Schallwellen Bilder von den inneren Organen erzeugt werden. In diesem Fall wird der Arzt darüber hinaus eine Gebärmutterbiopsie vornehmen, um die Möglichkeit einer Entwicklung von Krebszellen auszuschließen und die notwendige Folgebehandlung festzulegen.

Wenn Sie über Ihre Perioden Buch führen, so hilft Ihnen das vielleicht, Ihre Besorgnis über das unregelmäßige Auftreten der Menstruation zu verringern (siehe Kasten Seite 43/44). Leiden Sie unter ungewöhnlich starken Blutungen, so können Sie sie vielleicht mindern, indem Sie einige der von uns empfohlenen Maßnahmen der Selbsthilfe befolgen (siehe Kasten Seite 41). Aber vergessen Sie nicht: Hinter starken und unregelmäßigen Blutungen kann auch eine ernstere Erkrankung stecken. Sie sollten Ihren Arzt also so schnell wie möglich darüber informieren.

Hitzewallungen

Die meisten Frauen – einigen Untersuchungen zufolge bis zu 85 Prozent – erleben in den Jahren des Klimakteriums Hitzewallungen. Sie scheinen fast so unausweichlich wie die Menopause selbst. Manchmal treten sie bereits auf, wenn der Menstruationszyklus noch vollkommen regelmäßig ist, manchmal erst, nachdem er bereits unregelmäßig geworden ist. Gewöhnlich verschwinden sie ungefähr zwei Jahre nach der letzten Menstruation wieder. Dennoch kommt es bei etlichen Frauen über einen wesentlich längeren Zeitraum hinweg zu Hitzewallungen – in manchen Fällen noch bis zu zehn Jahre nach der Menopause.

Was ist eine Hitzewallung?

Eine Hitzewallung kann sich als bloßes Wärmegefühl im Gesicht oder in den oberen Körperpartien manifestieren, sie kann aber auch Schweißausbrüche und anschließenden Schüttelfrost bewirken. Oft geht ihm eine »Aura« voraus – das unerklärliche, aber sichere Gefühl, daß eine Hitzewallung bevorsteht. Manche Frauen spüren kurz zuvor Unruhe und Spannung in sich oder Benommenheit, Übelkeit und ein Kribbeln in den Fingerspitzen. Andere berichten von Herzrasen, bevor und während sie die »fliegende Hitze« erleben.

»Ich hatte nie Hitzewallungen. Ich erinnere mich lediglich daran, daß ich mich einmal ein bißchen zittrig fühlte. Ich war damals sehr dünn, aber ich führe es eher auf die Umstellung meines Hormonhaushalts zurück. Ich bin allerdings dafür, der Natur ihren Lauf zu lassen – es sei denn, man hat etwas wirklich Ernstes. Es kam und ging also, kam und ging und kam dann nie wieder.«

Obwohl Hitzewallungen vollkommen harmlos sind, können Sie beunruhigend wirken, wenn man nicht weiß, was vor sich geht. Manche Frauen halten das Herzrasen und die Atemnot, die bei schweren Hitzewallungen gelegentlich auftreten, begreiflicherweise für die Symptome eines drohenden Herzinfarkts. In bestimmten Fällen sind Hitzewallungen *tatsächlich* ein Alarmzeichen für Kreislaufschwäche oder andere Erkrankungen. Es ist also durchaus ratsam, dem Arzt davon zu berichten, wenn sie erstmals auftreten. Sofern Sie zu diesem Zeitpunkt seit mehreren Monaten nur noch unregelmäßige oder keine Perioden mehr hatten und über vierzig Jahre alt sind, handelt es sich bei dem plötzlichen Erröten und dem Herzrasen vermutlich um nicht mehr – und nicht weniger – als eine »fliegende Hitze«.

Was verursacht die Hitzewallungen?

Man ist bis jetzt noch nicht allen Faktoren, die die physischen Gefühle während einer Hitzewallung bewirken, auf die Spur gekommen. In der medizinischen Fachwelt wird jedoch vermutet, daß die Hitzewallungen ausgelöst werden durch Veränderungen im Hypothalamus, der »Leitdrüse« im Gehirn, die eine Reihe von Körperfunktionen, einschließlich der Körpertemperatur und der monatlichen Zu-

und Abnahme der Geschlechtshormone, steuert. Im ersten Kapitel haben wir deutlich gemacht, wie der Hypothalamus die Produktion der Geschlechtshormone steuert. Folgendermaßen nun funktioniert die Regelung der Körpertemperatur: Wenn der Körper zu warm wird, gibt der Hypothalamus die chemische Anweisung an das Herz, mehr Blut zu pumpen, und die winzigen Blutgefäße, die sich unmittelbar unter der Haut befinden, erhalten von ihm die Anweisung, sich auszudehnen, damit die Hitze entweichen und der Körper abkühlen kann. Gleichzeitig veranlaßt er die Haut, zu schwitzen, wodurch die Temperatur noch mehr gesenkt wird.

Während des Klimakteriums beginnt der Hypothalamus jedoch, den Kühlmechanismus zu unpassender Zeit in Gang zu setzen. Es ist so, als wäre der Körperthermostat auf eine niedrigere Temperatur eingestellt worden. Raumtemperaturen, die man bisher angenehm fand, empfindet man plötzlich als unerträglich hoch; bei 21 Grad hat man das Gefühl, es seien 32. Um das unerwünschte Hitzegefühl loszuwerden, unternimmt der Körper die notwendigen Schritte, um sich abzukühlen – die hautnahen Blutgefäße erweitern sich, Schweiß tritt aus. Er leitet, mit anderen Worten, eine Hitzewallung ein.

Während einer Hitzewallung steigt die Hauttemperatur häufig um 2 bis 4 Grad Celsius an, während die Körperinnentemperatur überraschenderweise fällt.

Eine Hitzewallung ist jedoch nicht dasselbe wie eine Überhitzung des Körpers. Ein Team von Wissenschaftlern hat den Versuch unternommen, bei Frauen in der Prämenopause Hitzewallungen auszulösen, indem sie sie mit Wärmflaschen und Decken wärmten. Obwohl die Frauen erhitzt und schweißgebadet waren, erlebten sie nicht die Veränderungen der Herzfrequenz und des Blutdrucks, die für eine echte Hitzewallung typisch sind.

Wissenschaftler sind sich nicht im klaren darüber, was genau dafür verantwortlich ist, daß die temperaturregulierenden Funktionen des Hypothalamus während des Klimakteriums derartigen Schwankungen unterworfen sind. Sie nehmen aber an, daß dies mit dem sinkenden Östrogenspiegel zusammenhängt. Tatsächlich haben Untersuchungen ergeben, daß eine Frau um so heftigere Hitzewallungen erlebt, je abrupter ihr Östrogenspiegel abfällt. Beispielsweise sind Frauen, die nach der operativen Entfernung der Eierstöcke die Menopause erleben, anfälliger für schwere Hitzewallungen als solche, bei denen das Klimakterium seinen naturgegebenen Verlauf nimmt. Auch sehr schlanke Frauen haben häufiger Probleme mit Hitzewallungen als korpulentere, deren Östrogenspiegel allmählicher absinkt, weil ihre Fettzellen das Hormon auch nach der Menopause noch produzieren.

Das überzeugendste Indiz für einen Zusammenhang zwischen Östrogenen und Hitzewallungen ist jedoch die Tatsache, daß die Hitzewallungen bei Frauen, die Östrogen in Tablettenform zu sich nehmen, in nahezu allen Fällen aufhören.

Allerdings ist Östrogen nicht das einzige Hormon, das an der Auslösung einer Hitzewallung beteiligt ist. Wissenschaftler haben herausgefunden, daß während einer Hitzewallung die Werte des Hypophysehormons LH im Blut steigen. Sie vermuten nun, daß der chemische Stoff, den der Hypothalamus zu Beginn des monatlichen Menstruationszyklus an die Hypophyse leitet, eine Schlüsselrolle im Hitzewellendrama spielen könnte. Auch verschiedene andere Hormone, die bei der Regulierung der Körpertemperatur eine Rolle spielen, werden eingehenden Untersuchungen unterzogen.

Wann muß man mit Hitzewallungen rechnen?

Die Intensität der Hitzewallungen variiert von Frau zu Frau – und bei jeder einzelnen von Tag zu Tag. Ihre Dauer beträgt im allgemeinen einige Sekunden bis Minuten. Sie können einmal in der Woche oder mehrmals stündlich auftreten.

»Ich hatte nie diese Art von Hitzewallungen, von denen manche Frauen berichten. Ich erinnere mich, daß ich manchmal schwitzte, aber ich habe gehört, daß es Frauen gibt, deren Bettlaken schweißgetränkt sind. Ich weiß noch, daß ich mich manchmal ein bißchen erhitzt fühlte, aber dann fächelte ich mir einfach Luft zu und kühlte mich ab. Ich habe es nicht als lästiges oder peinliches Erlebnis in Erinnerung.«

Manche Frauen erleben Hitzewallungen vor allem tagsüber, bei anderen treten sie vorwiegend in der Nacht auf, so daß sie davon heißglühend und schweißgebadet aufwachen. Man bezeichnet dieses Phänomen als Nachtschweiß. Wie die Hitzewallungen am Tage können nächtliche Schweißausbrüche verhältnismäßig leicht verlaufen, so daß es ausreicht, die Decke beiseitezuschieben, um sich Erleichterung zu verschaffen. Es gibt aber auch Frauen, die von einem nächtlichen Schweißausbruch erwachen und so schweißgebadet sind, daß sie sich umziehen oder das Bett frisch beziehen müssen – oder auch beides.

Faktoren, die die Intensität der Hitzewallungen beeinflussen

Warum manche Frauen intensivere Hitzewallungen haben als andere, ist nicht vollkommen geklärt. Aber Untersuchungen haben gezeigt, daß diejenigen, auf die einer der folgenden Punkte zutrifft, stärker dazu neigen:

- *Ihre Menopause wurde durch einen operativen Eingriff oder eine Bestrahlungstherapie ausgelöst.* Durch eine plötzliche und dramatische Senkung des Östrogenspiegels, wie sie entsteht, wenn die Eierstöcke operativ entfernt oder durch starke Strahlendosen zerstört wurden, kann es zu heftigeren Hitzewallungen kommen.

- *Sie sind sehr schlank.* Nach der Menopause produziert der Körper weiterhin Östrogen im subkutanen Gewebe, der Fettschicht, die unmittelbar unter der Haut liegt. Darum kommt es bei sehr schlanken Frauen nach der Menopause zu einem plötzlicheren Östrogenabfall als bei korpulenten – und sie haben infolgedessen stärker unter Hitzewallungen zu leiden.
- *Sie schwitzen nicht leicht.* Die Fähigkeit, zu schwitzen, macht extreme Temperaturen erträglicher. Frauen, die nur schwer ins Schwitzen kommen, haben daher größere Probleme mit Hitzewallungen als andere.

Was Sie gegen Hitzewallungen unternehmen können

Auch wenn die meisten Frauen Hitzewallungen nicht verhindern können, müssen sie sich nicht durch sie beeinträchtigen lassen. Die nachfolgenden Vorschläge zeigen Ihnen, was Sie tun können, um die Häufigkeit und Intensität von Hitzewallungen zu mindern.

Führen Sie Buch über Ihre Hitzewallungen. Indem Sie darüber Buch führen, fallen Ihnen vielleicht bestimmte Muster auf, die typisch sind. Unter Umständen stellen Sie fest, daß Hitzewallungen immer zur selben Tageszeit oder in bestimmten Situationen auftreten. Dieses Wissen hilft Ihnen, eine mögliche Hitzewallung vorauszusehen und souveraner damit umzugehen. Tragen Sie Ihre Hitzewallungen in einen Kalender ein (benutzen Sie dazu die Abkürzung HW). Am besten nehmen Sie denselben Kalender, in dem Sie Buch über Ihre Perioden führen (siehe Kasten Seite 43/44). Schreiben Sie auf, wann es zu einer Hitzewallung kommt, wie lange sie dauert und wie heftig sie ist (verwenden Sie dazu eine Skala von 1 bis 5) und was ihr möglicherweise vorausgegangen ist. Vielleicht springt Ihnen schon nach wenigen Tagen ein bestimmtes Muster ins Auge.

Wählen Sie Ihre Kleidung sorgfältig. Vermeiden Sie synthetische Stoffe, zum Beispiel Kleider und Blusen aus Polyester oder Nylon; sie sind schweißundurchlässig. Baumwolle und andere Naturfasern sind besser, weil sie stärker »atmen«. Wenn Sie zu nächtlichen Schweißausbrüchen neigen, achten Sie auch beim Kauf von Bettwäsche darauf, daß sie aus Baumwolle ist. Vielleicht verzichten Sie auch lieber auf Kleidungsstücke mit hochgeschlossenem Kragen und langen Ärmeln, weil diese das Gefühl der Beklemmung, das manchmal mit einer Hitzewallung einhergeht, verstärken können. Tragen Sie statt dessen kurzärmelige Kleidungsstücke, die einen V-Ausschnitt oder einen aufknöpfbaren Kragen haben.
Tragen Sie am besten mehrere Kleidungsstücke übereinander. Wenn Sie eine Hitzewallung kommen fühlen, ziehen Sie die oberen Kleidungsstücke aus und halten sich so kühl.

Finden Sie heraus, wie Sie sich Kühlung verschaffen können. Viele Frauen machen die Erfahrung, daß ein kaltes Getränk wie Eiswasser oder gekühlter Fruchtsaft die Hitzegefühle mildert. Sie könnten in diesem Fall dafür sorgen, daß immer eine Thermoskanne mit Eiswasser bereitsteht, sei es auf Ihrem Schreibtisch im Büro oder in Ihrem Kühlschrank zu Hause. Wenn Sie unter nächtlichen Schweißausbrüchen leiden, stellen Sie ein Glas und einen Krug mit Eiswasser am Bett bereit.

»Ich glaube, ich wußte gleich bei der ersten Hitzewallung, was es war. Man weiß es einfach. Wenn man es mit irgend etwas vergleichen müßte, würde ich sagen, es ist wie mit dem ersten Orgasmus – niemand kann es dir beschreiben. Es ist etwas, das irgendwo aus deiner Mitte zu kommen scheint und durch den Körper nach außen dringt. Es ist, als würde es mit deinem Blut strömen und einfach diesen Weg nehmen. Leider klingt es, wenn ich es so beschreibe, wie eine angenehme Erfahrung, aber das ist es nicht.«

Auch eine kalte Dusche oder etwas kaltes Wasser ins Gesicht kann Ihnen bei einer Hitzewallung Erleichterung verschaffen. Sorgen Sie zu Hause für eine angenehme Raumtemperatur von ungefähr 18 Grad. Sofern Sie keine Klimaanlage oder einen elektrischen Ventilator besitzen, ist jetzt vielleicht der richtige Zeitpunkt für eine solche Investition, besonders, wenn Sie schlecht schlafen. Sie können auch einen kleinen batteriebetriebenen Ventilator kaufen, den Sie in der Handtasche transportieren und hervorholen können, wann immer Sie von einer Hitzewallung überrascht werden.

Geben Sie das Rauchen auf. Ein weiterer guter Grund, alte Rauchgewohnheiten über Bord zu werfen: Durch das Rauchen verengen sich die Blutgefäße, was zu einer Intensivierung und Verlängerung von Hitzewallungen führen kann.

Achten Sie auf Ihre Ernährung. Von einigen Nahrungsmitteln wird angenommen, daß sie bei der Auslösung von Hitzewallungen eine Rolle spielen. Dazu gehören koffeinhaltige Getränke wie Kaffee, Tee, Coca-Cola und Kakao, ebenso Alkohol, der die Blutgefäße erweitert und so ein subjektives Wärmegefühl bewirkt. Auch stark gewürzte und vor allem übermäßig gesalzene Speisen zählen zu den möglichen Auslösern. Der reichliche Genuß von Süßspeisen, durch den starke Schwankungen im Blutzuckerspiegel entstehen können, scheint ebenfalls bei manchen Frauen als Katalysator für Hitzewallungen zu wirken. Andere Frauen haben festgestellt, daß heiße Suppen, heiße Getränke oder eine sehr üppige Mahlzeit ihre Anfälligkeit erhöhen. Indem Sie, wie zuvor beschrieben, Buch darüber führen, wann Ihre Hitzewallungen auftreten, werden Sie feststellen, ob Sie mit irgendwelchen der erwähnten Stoffe vorsichtig umgehen müssen.

Versuchen Sie es mit Vitamin E. Obwohl es keinen wissenschaftlichen Beweis dafür gibt, daß Vitamin E die Neigung zu Hitzewallungen herabsetzen kann, deuten die Beobachtungen zahlreicher Frauen und Mediziner darauf hin, daß Vitamin E – zumindest bei einigen Frauen – sich möglicherweise auf ihre Intensität auswirkt. Vitamin E spielt eine entscheidende Rolle für bestimmte Stoffwechselfunktionen und in der Produktion der Geschlechtshormone, wodurch sich vielleicht sein Einfluß auf klimakterisch bedingte Hitzewallungen erklären läßt. Unter den Nahrungsmitteln sind Vollkorngetreide und -brot, grünes Blattgemüse, getrocknete Bohnen sowie kaltgepreßte Pflanzenöle wie Mais-, Färberdistel- und Soyaöl besonders reich an Vitamin E. Wenn Sie sich entschließen, Ihre Vitamin-E-Zufuhr durch ein Präparat zu erhöhen, sollten Sie es mit 1000 IE (Internationale Einheiten) versuchen. Diesen Wert sollten Sie nicht ohne Rücksprache mit einem qualifizierten Ernährungswissenschaftler übersteigen. Setzen Sie das Präparat umgehend ab, wenn es bei Ihnen während der Einnahme zu Sehschwächen kommt.
Manche Fachleute empfehlen, um die Wirkung von Vitamin E im Körper zu optimieren, die zusätzliche Einnahme eines Präparats des Vitamin-B-Komplexes und von Vitamin C (500 mg); andere raten zusätzlich zur Einnahme von Selen (25 µg). Da der Körper zur Verwertung von Vitamin E

Fett braucht, empfehlen Ernährungswissenschaftler, es nach einer Mahlzeit einzunehmen, die Fett, insbesondere mehfach ungesättigte Pflanzenöle, enthält.
ACHTUNG: Frauen mit erhöhtem Blutdruck, Diabetes oder rheumatischen Herzfehlern, und Frauen, die Digitalis nehmen, sollten vor Einnahme eines Vitamin E-Präparates Rücksprache mit ihrem Arzt halten.
Weitere Informationen über Vitamin E und andere für das Klimakterium wichtige Vitamine und Nährstoffe finden Sie im siebten Kapitel.

Halten Sie sich fit. Wenn Sie sich regelmäßig sportlich verausgaben, kann Ihnen das helfen, mit Hitzewallungen besser fertigzuwerden. Erstens stärkt sportliche Betätigung den Kreislauf, was dazu führt, daß der Körper besser in der Lage ist, extreme Temperaturen zu verkraften und schneller abzukühlen. Zweitens stärkt Sport das endokrine System – besonders Ovarien und Nebenniere – und scheint den Anteil an Östrogen und anderen Hormonen im Blut zu erhöhen. Je höher Ihr Östrogenspiegel ist, um so geringer ist die Wahrscheinlichkeit einer Hitzewallung.
Weitere Informationen zur Bedeutung körperlicher Betätigung in den Jahren des Klimakteriums – sowie darüber, wie Sie Ihr eigenes Fitneß-Programm planen und durchführen können – finden Sie im achten Kapitel.

»Fliegende Hitze ist schwer zu erklären. Wissen Sie, wie es ist, wenn Sie eine fiebrige Erkältung haben? Es ist so ein Hitzegefühl, das von innen kommt und dann nach außen dringt. Man hat keine Kontrolle darüber. Man hat das Gefühl, langsam von einer Wärmewelle überrollt zu werden, ein fiebriges Gefühl, das irgendwo innen drin beginnt. Und als nächstes merkt man, daß das Gesicht ein bißchen zu glühen beginnt.«

Pflanzen gegen Hitzewallungen
Jahrhundertelang haben Frauen der verschiedensten Kulturen Kräuter und Pflanzen eingesetzt, um die lästigen Hitzewallungen und andere klimakterische Beschwerden zu lindern. Vielleicht möchten Sie diesem alten Brauch folgen und einige der Pflanzenpräparate probieren. Sie werden gewöhnlich nicht von den niedergelassenen Ärzten empfohlen, weil sie nicht in klinischen Standardversuchen getestet werden. Die meisten Ärzte bestehen auf dem strikten statistischen Nachweis – kontrollierte Doppelblindversuche genannt –, daß ein Medikament wirkt und seine Nebenwirkungen sich in vertretbaren Grenzen halten. Pflanzenpräparate gegen Hitzewallungen sind zwar nicht auf diese Weise getestet, aber sie werden seit Jahrhunderten angewandt, und das Wissen darüber wurde von Heilkundigen von Generation zu Generation weitergegeben, so daß sich genügend überlieferte Informationen angesammelt haben, auch wenn man nicht auf »kontrollierte klinische Tests« zurückgreifen kann.
Allerdings sollten Sie im Umgang mit Pflanzenheilstoffen vorsichtig sein, da sie starke Chemikalien enthalten können, die unter Umständen eine Vielzahl gefährlicher Reaktionen hervorrufen können, unter anderem schwere Diarrhö, allergische Symptome und manchmal sogar Halluzinationen. Dosieren Sie Pflanzenwirkstoffe immer sparsam.
Am bequemsten und angenehmsten nimmt man Pflanzenwirkstoffe in der Form von Kräuter- und Pflanzentees auf. Wenn Sie eine neue Teesorte ausprobieren, beginnen Sie mit einer halben Tasse. Wenn Sie keine Abwehrreaktionen gegen den Tee feststellen, können Sie die Menge auf zwei bis drei Tassen täglich steigern. Warten Sie eine Woche oder

vierzehn Tage, um zu sehen, ob er eine Wirkung auf Ihre Hitzewallungen zeigt, bevor Sie eine neue Sorte ausprobieren.

Die folgenden Pflanzen werden von Kräuterkundigen gegen Hitzewallungen und andere klimakterische Beschwerden am häufigsten empfohlen. Man erhält sie in Reformhäusern, in Tee- und Gewürzläden, auf Märkten und in Apotheken.

Ginseng/Dong quai/Schwarze Schlangenwurzel/Himbeere/Grüne Minze/Sarsaparillwurzel/Eisenkraut/Fo-ti-tieng/Kanadische Gelbwurzel/Rebhuhnbeere

ACHTUNG: Ginseng und Dong quai (die weibliche Ginsengwurzel) enthalten östrogenähnliche Substanzen. Frauen, bei denen Gründe vorliegen, die die Verabreichung von Östrogen verbieten (siehe Kapitel 3), sollten diese beiden pflanzlichen Mittel meiden. Für alle anderen Frauen empfiehlt sich ebenfalls, vorsichtig mit diesen Heilpflanzen umzugehen und sie nicht über einen allzu langen Zeitraum hinweg einzunehmen.

Lernen Sie, sich zu entspannen. Zugegeben, es ist nicht immer einfach, aber wenn Sie es schaffen, sich während einer Hitzewallung zu entspannen, kann das ihre Intensität vermindern. Suchen Sie sich, wenn möglich, einen – vorzugsweise kühlen – Ort, wo Sie sich ruhig hinsetzen oder -legen können. Atmen Sie tief und ruhig durch; lassen Sie bewußt alle Spannung und innere Unruhe von sich abfallen. Manchen Frauen hilft es, sich bestimmte Dinge vorzustellen: Denken Sie an einen schönen Ort, zum Beispiel den schneebedeckten Berg, auf dem Ihre Familie gern skifährt, oder das schattige Flußufer, an dem Sie als Kind immer zum Schwimmen waren. Stellen Sie sich vor, Sie wären da. »Ich habe mir immer vorgestellt, ich laufe in einer Vollmondnacht nackt durch ein großes Feld, wenn ich meine Hitzewallungen loswerden wollte«, beschreibt eine Frau ihre Erinnerung.

Denken Sie im übrigen daran, daß Hitzewallungen in den Jahren des Übergangs eine normale Erscheinung sind, etwas, das Ihnen nicht peinlich sein oder Ihnen Angst machen muß. Manche Frauen machen die Erfahrung, daß es ihnen die Angst nimmt – und so die Intensität der Hitzewallung mildert –, wenn sie mit Freundinnen oder Kolleginnen darüber reden. Es kann auch hilfreich sein, festzustellen, daß die heiße Röte, die Sie im ganzen Oberkörper aufsteigen fühlen, für die Menschen um Sie herum überhaupt nicht sichtbar ist. Sehen Sie das nächste Mal, wenn Sie eine fliegende Hitze erleben, in den Spiegel. Vielleicht entdecken Sie zu Ihrer Verwunderung, daß Ihnen äußerlich wenig von dem Aufruhr anzusehen ist, der in Ihrem Innern tobt.

Medikamentöse Behandlung

Bei der großen Mehrheit der Frauen verlaufen Hitzewallungen leicht bis gemäßigt. Doch 10 bis 20 Prozent leiden erheblich darunter. Bei ihnen tritt dieser Zustand häufiger, manchmal mehrmals innerhalb einer Stunde auf, oder er hält jedesmal etliche Minuten lang an. Wird der Schlaf immer wieder durch Hitzewallungen gestört, kann ein dauerndes Gefühl der Erschöpfung die Folge sein.

Sofern Sie zu diesen Frauen gehören und die zuvor genannten Ratschläge zur Selbsthilfe Ihnen keine Erleichterung verschaffen, überlegen Sie vielleicht, ob Sie sich zur Linderung der Symptome einer der folgenden medikamentösen Behandlungen unterziehen wollen.

Hormonsubstitutions-Therapie. Die Einnahme von Östrogen als »Ersatz« für die nachlassende eigene Produktion im Laufe des Klimakteriums ist ein nahezu hundertprozentig sicheres Mittel gegen Hitzewallungen. Gestagen, synthetisch hergestellte Variante des natürlichen Hormons Progesteron, kann, allein verabreicht, ebenfalls wirksam gegen Hitzewallungen eingesetzt werden. Eine solche Behandlung ist jedoch nicht ohne Risiken. Besprechen Sie in jedem Fall alle möglichen positiven und negativen Folgen einer Hormonbehandlung sowie die verschiedenen Dosierungsmöglichkeiten mit Ihrem Arzt. Auf die gesamte Diskussion der Hormonsubstitutions-Therapie gehen wir im dritten Kapitel ausführlich ein.

»Ich erinnere mich an die Hitzewallungen. Es war mitten im Winter, und ich erholte mich gerade von meiner Hysterektomie. Plötzlich war mir so heiß, als säße ich in einem hoffnungslos überheizten Zimmer. Man hat das Gefühl, zu schwitzen, und das ganze Gesicht pulsiert fast vor Hitze. Dann ist es auf einmal wieder vorbei, und man weiß nicht, wie einem geschieht. Man weiß nicht, was los ist, bis es vorbei ist, und dann sagt man sich: ›Oh, das war also eine Hitzewallung‹.«

Trockenheit und andere Veränderungen in der Vagina

Obwohl die meisten Frauen nach der Menopause feststellen, daß es länger dauert, bis ihre Scheide bei sexueller Erregung feucht wird und vielleicht mit Reizungen auf Stimulationen reagiert, die sie vorher als angenehm empfanden, spricht kaum eine von ihnen mit ihren Freundinnen oder sogar mit ihrem Liebespartner darüber. Und doch ist es eine ganz normale Erfahrung für Frauen im Klimakterium, daß die Scheidenschleimhaut dünner und trockener wird – eine Tatsache, über die viel offener geredet werden müßte.

Die Scheide ist eine etwa 10 Zentimeter lange Röhre aus elastischem Muskelgewebe, innen mit feuchter Haut ausgekleidet. Sie kann sich ohne weiteres beim Geschlechtsverkehr um mehrere Zentimeter ausdehnen, bei der Geburt eines Kindes sogar noch weiter. Die hautartigen Scheidenwände sind weich, glatt und sehr elastisch. Die Vagina produziert ein klares (manchmal milchig-weißes) chemisch saures Sekret, das sie vor Infektionen schützt. Im Zustand sexueller Erregung wird die Scheide noch feuchter. Die Scheidenwände »schwitzen« Flüssigkeit aus, die die Vagina befeuchten und für den Geschlechtsverkehr vorbereiten.

In dem Maße, in dem die Östrogenproduktion in den Jahren des Klimakteriums sinkt, werden die Scheidenwände dünner und verlieren an Elastizität. Die Scheide selbst wird, in der Länge wie in der Ausdehnung, etwas kleiner. Gleichzeitig nimmt die Produktion des Scheidensekrets ab, das Scheidenmilieu ist weniger sauer und damit anfälliger für Infektionen.

Viele Frauen stellen auch fest, daß die Fähigkeit der Vagina, Feuchtigkeit für den Geschlechtsverkehr zu produzieren, in den Wechseljahren abnimmt. Die daraus resultierende Trockenheit kann dazu führen, daß das Eindringen des Penis als unangenehm oder sogar schmerzhaft empfunden wird.

Die Ärzte fassen alle diese Veränderungen in der Scheide unter dem Begriff *Vagina-Atrophie* zusammen – ein Wort, das die Assoziation weckt, die Vagina könne vertrocknen und dahinwelken, und mit ihr jegliches sexuelles Vergnügen! Aber machen Sie sich keine Sorgen. Auch wenn die Scheide im Verlauf des Klimakteriums unweigerlich trockener wird, muß das nicht das Ende der sexuellen Betätigung bedeuten. Man kann sehr viel dafür tun, die Trockenheit in der Scheide auf ein Minimum zu reduzieren oder sogar ganz zu beheben (siehe Seite 128 f.).

Eingehendere Informationen über dieses Thema sowie andere mit dem Klimakterium im Zusammenhang stehende sexuelle Probleme finden Sie im fünften Kapitel.

Die Zeichen beachten

Wie zu allen anderen Zeiten des Lebens, ist es in den Jahren des Klimakteriums wichtig, auf die Veränderungen zu achten, die sich im Körper vollziehen. Führen Sie Buch über diese Veränderungen – wie zum Beispiel über Verschiebungen im gewohnten Menstruationszyklus oder über Situationen, in denen Sie besonders anfällig für Hitzewallungen sind –, damit Sie Ihren Arzt oder Ihre Ärztin darüber auf dem laufenden halten können. Er oder sie kann dann anhand der von Ihnen gelieferten Informationen diagnostizieren, was in Ihrem Körper vorgeht und Sie bei der Entscheidung, ob eine medikamentöse Behandlung erforderlich ist, beraten. Denken Sie immer daran: Es ist völlig normal, daß Sie während der Wechseljahre körperliche Veränderungen an sich feststellen. Das Klimakterium ist kein Krankheitszustand, sondern ein normaler und natürlicher Teil des Alterungsprozesses. In den meisten Fällen ist keine ärztliche Behandlung notwendig.

»Ich fand die Hitzewallungen eigentlich nicht störend. Im Gegenteil, es war irgendwie aufregend, als würde ich unter Strom stehen.«

3
Die große Hormondebatte

Heute ist es nicht der außer Rand und Band geratene Hormonhaushalt, der die Frauen in der Postmenopause verrückt macht. Es ist die außer Rand und Band geratene Medizinerdebatte. Etwa 30 bis 40 Millionen Amerikanerinnen warten auf eine definitive Antwort auf die Östrogenfrage und bekommen statt dessen immer nur die zufällige Tagesweisheit zu hören.
Ellen Goodman

Hormone nehmen oder keine Hormone nehmen? Das ist die Frage, mit der die meisten Frauen in den Wechseljahren konfrontiert werden.
Die Hormone, um die es hier geht, sind Östrogen und Progesteron. Man kann die im Klimakterium nachlassende Produktion dieser Hormone ausgleichen, indem man dem Körper künstlich hergestellte Varianten zuführt. Man nennt das *Hormonsubstitutions-Therapie*. (Früher war die Hormonersatz-Behandlung unter der Bezeichnung *Östrogensubstitutions-Therapie* bekannt, da ausschließlich Östrogenpräparate verschrieben wurden. Heute zieht man eine kombinierte Behandlung mit Östrogen und Gestagen vor, daher die Namensänderung.)
Wenige Bereiche der Frauenheilkunde wirbeln so viele Debatten und so viel Verwirrung auf wie die Hormonsubstitutions-Therapie. Der Versuch, eine kompetente Entscheidung in dieser Frage zu treffen, kann zu einem nervenaufreibenden Unterfangen werden. Die Studien zu dem Thema kommen zu widersprüchlichen Ergebnissen,

und fast alle haben ihre Kritiker. Beispielsweise zeigen einige medizinische Untersuchungen auf, daß die Brustkrebsrate bei angewandter Substitut-Therapie gestiegen ist, während andere festgestellt haben, daß sie *gesunken* ist. Das vorliegende Kapitel beleuchtet die Risiken und Vorzüge, die mit der Hormontherapie in Verbindung gebracht werden, sowie die Gründe dafür, daß diese Behandlungsform so wenig gesichert ist. Sicherlich sind Sie besser gewappnet, kompetent zu entscheiden, ob eine Hormontherapie das Richtige für Sie ist, wenn Sie begreifen, worum es in der Debatte geht.

Eine kurze Geschichte der Östrogen-Therapie

Medikamente – besonders solche, die gegen »Frauenbeschwerden« verschrieben werden – haben die Tendenz in und aus der Mode zu kommen. Östrogene bilden da keine Ausnahme. Als klimakterisches »Heilmittel« haben sie eine lange und ziemlich bewegte Geschichte.

Das Hormon Östrogen (ohne Progesteron) wurde Frauen erstmals in den 30er Jahren, also vor mehr als einem halben Jahrhundert, gegen klimakterische »Beschwerden« verordnet. Bereits 1947 konnten Frauen Östrogen oral, durch Injektion oder in Form einer Vaginalcreme aufnehmen. Eine Firma bot es sogar als »angenehm schmeckendes Tonikum« an, das einen Alkoholgehalt von 14 Prozent hatte!

Im selben Jahr veröffentlichte jedoch ein New Yorker Gynäkologe und Krebsspezialist namens Saul Gusberg einen alarmierenden Aufsatz im *American Journal of Obstetrics and Gynecology*. Er berichtete von Frauen, deren Endometrium (Schleimhaut des Gebärmutterkörpers) durch die Östrogentherapie schwer geschädigt worden war. Zahlreiche Frauen litten unter einer Hyperplasie, das heißt einer

Wucherung des Uterusgewebes, die unter Umständen ein Vorläufer von Krebs sein kann. Bei anderen hatte sich sogar tatsächlich ein Krebsgeschwür entwickelt. Gusberg kam zu dem Schluß, daß eine Langzeitbehandlung mit Östrogenen eine Gefahr für die Gesundheit der betroffenen Frauen darstellen konnte.
Gusbergs Bericht hatte zur Folge, daß die Verordnung von Östrogenpräparaten für Frauen in den Wechseljahren erheblich zurückging. Bis 1966 waren seine Warnungen allerdings offenbar in Vergessenheit geraten. In diesem Jahr veröffentlichte ein anderer New Yorker Gynäkologe namens Robert Wilson ein Buch mit dem Titel *Feminine Forever*, in dem er die Östrogentherapie als Wunderelixier pries, das Frauen vor dem »lebendigen Verfall« in den Wechseljahren schützen konnte. Mit Behauptungen, die an die reisenden Pillenverkäufer vergangener Zeiten erinnerten, erklärte Wilson die Östrogentherapie zum Heilmittel gegen eine Unzahl klimakterischer »Symptome« wie Nervosität, Weinkrämpfe, Gedächtnisverlust, chronische Verdauungsstörung, Gelenkschmerzen, Neurosen und sogar Selbstmordgedanken. Angesichts der vielen Heilmöglichkeiten, die er anzubieten wußte, überrascht es nicht, daß sein Buch innerhalb von sieben Monaten 100 000mal verkauft wurde und rasch in den Bestsellerlisten auftauchte. In den Zeitschriften *Look* und *Vogue* wurden Ausschnitte daraus abgedruckt. Überall bestürmten die Frauen ihre Ärzte, ihnen Östrogensubstitute zu verschreiben. Der Erlös aus dem Verkauf von Östrogenpräparaten schnellte in die Höhe. Er stieg von weniger als 20 Millionen Dollar vor 1966 auf 83 Millionen Dollar im Jahre 1975. Wie die Journalistin Barbara Seaman in ihrem 1978 erschienenen bahnbrechenden Buch *Women and Crisis in Sex Hormones* aufzeigte, konnten die Leserinnen von *Feminine Forever* natürlich nicht wissen, daß Wilson für seine »Forschungen« Geld von der Pharmaindustrie erhielt. Einer der Geldgeber war die

Firma Ayerst Laboratories, die den Verkaufsschlager unter den Östrogenprodukten, Premarin, herstellte. Und Wilsons Leserinnen wußten auch nicht, daß seine Forschungsarbeit von vielen seiner Kollegen für äußerst fragwürdig gehalten wurde. Die betreffenden Kollegen übten jedoch weder an Wilson öffentliche Kritik noch an Büchern, die sich auf seine »Forschungen« stützten – wie zum Beispiel Sandra Gorneys und Claire Cox's *After Forty* und David Reubens *Alles, was Sie schon immer über Sex wissen wollten*.

Dann erschienen 1975 mehrere Artikel im *New England Journal of Medicine*, in denen gezeigt wurde, daß bei Frauen, die mit Östrogensubstituten behandelt wurden, die Häufigkeit von Gebärmutterschleimhautkrebs etwa fünf- bis vierzehnmal höher lag als bei denen, die dieses Medikament nie genommen hatten. Und je länger die Östrogentherapie andauerte, um so größer war das Krebsrisiko. Es war dies dieselbe Gefahr, vor der Saul Gusberg bereits fünfundzwanzig Jahre früher gewarnt hatte.

Die Östrogenbegeisterung legte sich mit einem Schlag. 1976 erließ die amerikanische Kontrollbehörde für Lebens- und Arzneimittel FDA die Bestimmung für alle östrogenhaltigen Medikamente, daß Patienten mit einer Packungsbeilage deutlich auf die damit verbundenen Gesundheitsrisiken aufmerksam gemacht werden mußten. Der Verband der Pharmaindustrie PMA bekämpfte die Anordnung mit dem Hinweis, daß es den Verkauf drosseln würde. Ihrem Protest schlossen sich der amerikanische Gynäkologen- und Internistenverband mit dem Argument an, die Pakkungsinformation würde das Vertrauensverhältnis zwischen Arzt und Patientin stören und zu einem Ansteigen der Selbstdiagnosen und Selbstverordnungen von seiten der Frauen führen.

Einige Ärzte äußerten die Befürchtung, die Information auf dem Waschzettel könne die Frauen zu sehr aus dem emotionalen Gleichgewicht bringen. »Man kann sich kaum eine Patientengruppe vorstellen, die empfänglicher ist für psychologische Reaktionen auf warnende Hinweise in Medikamentenpackungen als Frauen in den Wechseljahren«, ließ ein Arzt die FDA wissen.

Trotz der Bemühungen der Pharmaindustrie und der ärztlichen Standesverbände hörten – und beachteten – viele Frauen die Warnungen zum Zusammenhang zwischen Östrogeneinnahme und Endometriumkarzinomen. Zwischen 1975 und 1978 ging der Östrogenverkauf um 40 Prozent zurück. Gleichzeitig verminderten sich die Fälle von Gebärmutterschleimhautkrebs landesweit um 27 Prozent.

Hormontherapie heute

Seit Mitte der 70er Jahre haben Pharmakonzerne gewaltige Summen ausgegeben, um Frauen – und ihre Ärzte – davon zu überzeugen, daß es eine gute und ungefährliche Sache sei, in den Wechseljahren Hormone zu nehmen. Sie haben Ärztetagungen und Seminare zu dem Thema veranstaltet, Reden von Befürwortern der Hormonsubstitutions-Therapie unter den Ärzten gesponsert und massive Kampagnen ins Leben gerufen, um ihre Botschaft in den Medien zu verbreiten.

Überdies schwärmte ein Heer von Pharmavertretern aus in die Arztpraxen, wo sie die Vorzüge der Hormontherapie priesen und ihre Risiken herunterspielten.

Die Bemühungen, dem negativen Bild der Hormonsubstitutions-Therapie in der Öffentlichkeit entgegenzuwirken, waren erstaunlich erfolgreich. 1989 nahmen mehr als 3,5 Millionen Frauen in den USA aus klimakterisch bedingten Gründen Hormone ein.

»Bei einer Routineuntersuchung fragte mich mein Arzt, ob ich noch menstruiere. Ich sagte nein, und er meinte: ›Was halten Sie davon, wenn ich Ihnen Östrogen verschreibe?‹ Na gut, dachte ich, wenn er findet, ich soll es nehmen, dann tue ich es. Er verschrieb mir eine niedrige Dosierung. Aber ich merkte eigentlich keinen Unterschied. Also setzte ich es wieder ab. Mir gefiel die Vorstellung, Hormone zu nehmen, einfach nicht.«

Wenn Sie sich mit Ihrem Arzt zusammensetzen, um die Möglichkeit einer Hormontherapie mit ihm zu besprechen, ist es wichtig, daß Sie sich all diese Verkaufsoffensiven vor Augen halten. Achten Sie darauf, daß sich Ihre Entscheidung über die Einnahme von Hormonen auf medizinische Fakten gründet und nicht auf die optimistischen Versprechungen im Informationsmaterial der Pharmaindustrie.
Den Pharmakonzernen ist es gelungen, durch eine Werbekampagne, die die Unterschiede zwischen den gegenwärtigen und den vergangenen Methoden der Hormontherapie herausstreicht, die Östrogenpräparate zu rehabilitieren und den Markt zurückzuerobern. Ihre Kampagne stützt sich vor allem auf drei Aussagen:

– Die heutige Hormontherapie verbindet Östrogen mit Gestagen, der synthetischen Form des Progesteron. Diese Therapie, behaupten ihre Befürworter, ist sicherer als die frühere, ausschließlich auf Östrogen basierende, weil sie den natürlichen Menstruationszyklus genauer imitiert.
– Der Östrogengehalt der Präparate liegt deutlich niedriger als in der Vergangenheit. Das vermindert, wenn man den Östrogen-Befürwortern glaubt, deutlich die Nebenwirkungen, die man im Zusammenhang mit hohen Östrogendosierungen beobachtet hat.
– Eine Hormonbehandlung ist unabdingbar, um ältere Frauen vor den Beeinträchtigungen durch Herzgefäßer-

krankungen und Osteoporose zu schützen. Es gibt heute Ärzte, die eine Hormonsubstitutions-Therapie als Vorbeugemaßnahme für alle Frauen in der Postmenopause empfehlen.

Die Botschaft, die die Östrogen-Verfechter verkünden wollen, ist klar: Werfen Sie Ihre Ängste über Bord. Die kombinierte Hormontherapie unserer Tage ist nicht nur ungefährlich, sondern sogar unumgänglich für Ihre Gesundheit.

Aber ist sie wirklich ungefährlich? Und ist sie für alle Frauen geeignet?

Man muß wissen, daß eine ganze Reihe von Ärzten der Behauptung widerspricht, die Hormongabe an alle Frauen im Klimakterium berge heute keine Risiken mehr. Leider werden diese mäßigenden Stimmen nur zu häufig von den euphorischen Werbetönen der Pharmakonzerne und anderer Befürworter der Hormontherapie übertönt.

Die Hormone der Hormonsubstitutions-Therapie im Vergleich zu denen in Kontrazeptiva

Der Gehalt an Östrogen und Gestagen ist in Hormonsubstitut-Präparaten wesentlich geringer als in den Pillen zur Schwangerschaftsverhütung. Üblicherweise enthält die Pille siebenmal so viel Östrogen und zehnmal so viel Gestagen wie eine Hormonsubstitut-Tablette. Der Grund hierfür: Um die Entwicklung und Reifung einer Eizelle zu verhindern, bedarf es einer größeren Menge an Hormonen als für die Behandlung von Hitzewallungen und vaginaler Trockenheit.

Die Pille ist mit einer Reihe von Gesundheitsrisiken in Verbindung gebracht worden, insbesondere mit Störungen des Blutkreislaufs wie einer erhöhten Neigung zu Thrombosen, Herzinfarkt und Schlaganfall.

In einigen – nicht in allen – Studien wurde auch eine Beziehung zwischen der Pille und einem erhöhten Risiko, an Brustkrebs zu erkranken, festgestellt. Die Tatsache, daß der Hormongehalt in den Substitut-Präparaten niedriger ist als in der Pille, kann diese Gesundheitsrisiken vielleicht verringern, nicht aber ganz ausschalten.

Jede Frau, die vor der Frage steht, ob sie sich einer Hormonbehandlung unterzieht oder nicht, sollte sich gründlich über die Vorzüge und Nachteile einer solchen Therapie informieren. Sprechen Sie die widersprüchlichen Meinungen zu dem Thema durch und unterhalten Sie sich mit informierten Personen darüber, bevor Sie sich für einen Weg entscheiden.

Was die Hormontherapie nicht bewirken kann

Die Hormonbehandlung heilt keine Depressionen

Sie dürfen von einer Hormonbehandlung keine Heilung von depressiven Stimmungen erwarten. Indem die Einnahme von Östrogen nächtliche Schweißausbrüche verhindert, kann sie Ihnen zu besserem Schlaf verhelfen und damit einer optimistischeren Grundhaltung verhelfen, aber sie hilft Ihnen nicht gegen schwere Depressionen. Die Anwendung der Hormontherapie zu diesem Zweck kann sogar in manchen Fällen das Gegenteil bewirken: Einige Frauen berichten, daß ihre Depressionen *schlimmer* geworden waren, nachdem sie eine Hormonbehandlung begonnen hatten.

Um mit depressiven Stimmungen fertigzuwerden, empfiehlt es sich eher, therapeutischen Rat einzuholen, sich

Techniken der Entspannung anzueignen und möglicherweise ein Antidepressivum zu nehmen (nähere Einzelheiten hierüber im vierten Kapitel). Es gibt einige Faktoren, mit denen sich erklären läßt, warum manche Frauen durch eine Hormonbehandlung zu einer optimistischeren Lebenseinstellung gelangen:

- Manche Hormonsubstitut-Präparate enthalten entweder ein Antidepressivum oder ein Beruhigungsmittel. Depressions- und Angstzustände werden durch diese Zusätze unterdrückt, nicht durch das Östrogen. Wenn es notwendig ist, zu diesen Mitteln zu greifen, sollten Sie sie ohne den Zusatz von Östrogen und unter der Aufsicht eines Psychiaters, nicht Ihres Gynäkologen, einnehmen.
- Heilungsprozesse werden oftmals über den Kopf gesteuert. Wenn Sie daran glauben, daß ein bestimmtes Mittel gegen Ihre nervöse Unruhe und Niedergeschlagenheit hilft, dann tut es das vielleicht tatsächlich – auch wenn das betreffende Medikament überhaupt keine Wirkstoffe enthält. Immer wieder hat sich in Studien erwiesen, daß sich der Zustand von bis zu 40 Prozent der Personen, die an unterschiedlichen Gesundheitsstörungen – von zu hohem Blutdruck bis Arthritis – litten, nach der Einnahme von Placebos merklich besserte. Einige der harmloseren psychischen Beschwerden, die häufig im Zusammenhang mit dem Klimakterium genannt werden – darunter leichte Depressionen, nervöse Unruhe und Reizbarkeit –, sprechen erfahrungsgemäß ebenfalls stark auf Placebos an.
- Die Östrogentherapie verhindert tatsächlich Hitzewallungen und nächtliche Schweißausbrüche. Dadurch können auch die ausgelösten Schlafstörungen und Unruhegefühle nachlassen. Aber Sie können (wie im zweiten Kapitel beschrieben) Hitzewallungen auch mit anderen, weniger gefährlichen Mitteln bekämpfen.

Solange keine schlüssigen Beweise dafür vorliegen, daß eine Hormoneinnahme sinnvoll ist, sollten Sie sich gegen den Versuch wehren, depressiven Zuständen und Niedergeschlagenheit mit einer solchen Therapie zu begegnen. Es könnte dazu führen, daß Sie die Behandlung, die Sie eigentlich brauchen, nur hinauszögern.
Probieren Sie zuvor andere Behandlungsmethoden aus; sie könnten weniger gesundheitsgefährdend – und wirkungsvoller – sein.

Die Einnahme von Hormonen verhindert keine Faltenbildung

Eines der hartnäckigsten Märchen im Zusammenhang mit der Hormonsubstitutions-Therapie ist die Annahme, sie könne die Faltenbildung der Haut verhindern. Für diese Behauptung gibt es keinerlei Beweise. Die FDA fordert die östrogenproduzierenden Firmen sogar auf, in ihren Beipackzetteln besonders darauf hinzuweisen, daß die betreffenden Präparate nicht zum Erhalt einer glatten Haut verschrieben werden sollten.
Östrogen kann bewirken, daß sich in der Haut mehr Wasser ablagert. Sie wirkt dadurch ein wenig »aufgedunsen«, und feine Linien sind weniger sichtbar. Aber die Faltenbildung selbst wird nicht verhindert. Fachleute gehen davon aus, daß die positive Wirkung durch Hormoneinnahme sehr gering ist im Vergleich zu der, die durch die Vermeidung von Risikofaktoren erzielt werden kann. Dazu gehören direkte Sonnenbestrahlung, Zigaretten- und Alkoholkonsum und einseitige Ernährung. Auch die Vererbung spielt bei der Faltenbildung der Haut eine Rolle. Es ist also keine gute Idee, Östrogen einzunehmen, um sich die »Jugendlichkeit« der Haut zu erhalten. In mancher Hinsicht kann es sich sogar negativ auf den Zustand der Haut auswirken. Zu den bekannten Nebenwirkungen einer Hormontherapie gehören Trockenheit der Haut, Ausschläge und braune Flecken,

die gelegentlich auch nach dem Absetzen des Medikaments nicht verschwinden.
Nähere Informationen über die Pflege der Haut während der Wechseljahre finden Sie im neunten Kapitel.

Die Hormontherapie ist kein Mittel gegen Gewichtszunahme
Der sinkende Östrogenspiegel hat nichts mit der Gewichtszunahme zu tun, die viele Frauen in den Wechseljahren an sich feststellen. Man nimmt in mittleren Jahren zu, weil sich der körpereigene Stoffwechsel mit zunehmendem Alter verlangsamt – nicht, weil die Östrogenproduktion abnimmt. Eine Hormonsubstitutions-Therapie wird nicht verhindern, daß Sie ein paar Pfunde zulegen.

Hormonbehandlung und volle Brüste
Manche Frauen stellen fest, daß ihre Brüste durch die Einnahme von Östrogen und Gestagen straff und voll bleiben. Beide Hormone fördern das Zellwachstum in den Brüsten. Außerdem bewirken sie eine vermehrte Einlagerung von Körperflüssigkeit. Das kann dazu führen, daß die Brüste schwellen und voller wirken.
Die Mehrheit der Frauen, die sich einer Hormonbehandlung unterziehen, bemerken keine Veränderung ihrer Brustform. In Fällen, in denen sie sich verändert, ist dies häufig mit Schmerzen und Druckempfindlichkeit der Brust verbunden.
Hormone sollten nicht mit dem Ziel eingenommen werden, die Größe der Brüste zu erhalten. Wie Sie später in diesem Kapitel sehen werden, ist das mit einer Hormoneinnahme verbundene Gesundheitsrisiko einfach zu hoch, als daß ein solcher Beweggrund dafür gerechtfertigt wäre.

Was die Hormontherapie bewirken kann

Nach allgemeiner wissenschaftlicher Übereinstimmung hilft die Hormonsubstitutions-Therapie gegen zwei verbreitete Begleiterscheinungen des Klimakteriums: Gegen Hitzewallungen und Trockenheit der Scheidenschleimhaut. Sie wirkt sich überdies auf den Cholesterinspiegel im Blut und die Fähigkeit des Körpers, Kalzium aufzunehmen, aus, was denjenigen Frauen, die zur entsprechenden Risikogruppe gehören, einen gewissen Schutz gegen Herzerkrankungen und Osteoporose bieten könnte.

Hormone gegen Hitzewallungen

Es steht außer Frage, daß mit der Hormonsubstitutions-Therapie gute Erfolge bei der Behandlung von Hitzewallungen erzielt werden, oft schon innerhalb weniger Tage nach Beginn der Behandlung.

Sie sollten sich allerdings darüber im klaren sein, daß die Symptome wahrscheinlich wieder auftreten, sobald Sie die Behandlung absetzen – und manchmal mit noch größerer Heftigkeit. Da Sie sie nicht auf Dauer verhindern oder heilen, zögern Sie vielleicht nur den Tag hinaus, an dem Sie von den Hitzewallungen eingeholt werden.

Hormone gegen vaginale Trockenheit

Die Einnahme von Östrogen verhindert das Dünnerwerden und Austrocknen der Vagina in den Wechseljahren. Für Frauen, die den Geschlechtsverkehr als schmerzhaft empfinden, weil ihre Vagina zu trocken ist, kann eine Behandlung mit Östrogen eine Besserung bedeuten – die gewöhnlich bereits nach wenigen Wochen eintritt. (Östrogenfreie Gleitmittel können allerdings dasselbe bewirken – siehe Kapitel 5.)

Durch die Einnahme von Östrogen bleibt das saure Milieu der Scheide und damit ihre Resistenz gegen Infektionen erhalten.

Hormontherapie und ihr Einfluß auf den Cholesterinspiegel im Blut

Erwiesenermaßen wirkt sich Östrogen auf die Lipoproteine, die an Proteine (Eiweiß) gebundenen Fettmoleküle, die Fettzellen im Blut transportieren, aus. Es gibt »gute« und »schlechte« Lipoproteine. Die guten sind unter der Bezeichnung *High density lipoproteins* (HDL – Lipoproteine hoher Dichte) bekannt. Bei einem hohen HDL-Spiegel im Blut sind statistisch weniger Fälle von Arteriosklerose zu verzeichnen als bei einem hohen Gehalt an *Low density lipoproteins* (LDL – Lipoproteine niedriger Dichte), die Ansammlung von Fettsubstanz in den Arterien fördern. Wenn sich zu viel Fett in den Arterien ablagert, kommt es zur Arteriosklerose, das Blut kann nicht mehr ungehindert fließen, und ein Herzinfarkt oder Schlaganfall kann die Folge sein.

Östrogen vermehrt die »guten« Lipoproteine und verringert die »schlechten«. Viele Ärzte sind daher der Überzeugung, daß die Einnahme von Östrogen ältere Frauen vor dem Risiko einer Herzerkrankung oder eines Schlaganfalls schützen kann. Andere dagegen vertreten die Ansicht, daß es eingehenderer Untersuchungen bedarf, bevor mit Sicherheit festgestellt werden kann, ob die Veränderung der Lipoprotein-Konzentration durch eine Hormonbehandlung das Risiko einer Herzerkrankung beeinflußt.

In dem an späterer Stelle folgenden Abschnitt unter der Überschrift ›Das Risiko einer Herzerkrankung‹ besprechen wir die Zusammenhänge zwischen Hormonsubstitutions-Therapie und Herzerkrankungen ausführlicher.

Die Hormontherapie kann Knochenabbau vermindern

Die meisten Wissenschaftler stimmen darin überein, daß die Einnahme von Östrogen die Entkalkung der Knochen nach der Menopause verhindern oder wesentlich verlangsamen kann. Indem die Hormonbehandlung verhindert, daß die Knochen dünner und spröder werden, vermindert sie auch die Gefahr von Knochenbrüchen. In Studien hat sich gezeigt, daß Frauen, die innerhalb der ersten Jahre nach ihrer letzten Menstruation mit einer Hormonbehandlung begonnen haben, seltener Hüft- und Unterarmfrakturen und wahrscheinlich auch weniger Wirbelbrüche erlitten als solche, die kein Östrogen einnahmen.

Einige Untersuchungen legen auch den Schluß nahe, daß eine kombinierte Einnahme von Gestagen und Östrogen den Abbau der Knochen noch stärker verlangsamt als ein reines Östrogenprodukt. Für diese Annahme gibt es allerdings keine schlüssigen Beweise.

Nicht einig sind sich die Mediziner in der Frage, welcher Personenkreis zur Vorbeugung gegen Osteoporose mit Hormonen behandelt werden sollte. Die einen vertreten die Meinung, alle Frauen in der Postmenopause sollten sich einer solchen Behandlung unterziehen, andere empfehlen sie nur für Frauen, bei denen erhöhte Risikofaktoren für eine Osteoporoseerkrankung vorliegen, und wieder andere finden, daß noch viel zu wenig über die Langzeitfolgen der Hormonsubstitutions-Therapie bekannt ist, um sie überhaupt als allgemeine Vorbeugemaßnahme gegen Osteoporose propagieren zu können.

Damit die Hormonsubstitutions-Therapie erfolgreich gegen den Knochenabbau wirken kann, muß sie spätestens sechs Jahre nach der Menopause, besser jedoch schon früher, begonnen werden. Wer später damit beginnt, ist nicht im selben Maße gegen Knochenbrüche geschützt, weil es bereits zu einem deutlichen Knochenabbau gekommen sein kann.

Dem amerikanischen Geburtshelfer- und Gynäkologenverband zufolge läßt sich die Hälfte der Gesamtverminderung des Knochengewebes in den ersten sieben Jahren nach dem letzten Menstruationszyklus feststellen.

Eines sollte man allerdings nie vergessen: *Keine noch so große Menge von Hormonen verhilft den Knochen wieder zu der Festigkeit, die sie vor der Menopause hatten.* Die Gabe von Hormonen kann lediglich dazu beitragen, den beschleunigten Knochenabbau, der häufig nach der Menopause eintritt, zu vermindern.

Im übrigen baut sich, sobald Sie die Hormonpräparate absetzen, das Knochengewebe in derselben Quantität und Geschwindigkeit ab, als hätten Sie sie nie genommen. Wenn Sie sich also für eine Hormontherapie zur Vorbeugung gegen Osteoporose entscheiden, müssen Sie sich auf eine lange Behandlungsdauer einstellen. Sie müssen sie weiterführen, bis sich die Verminderung des Knochengewebes auf natürliche Weise verlangsamt, was bei den meisten Frauen ungefähr im Alter von 65 Jahren der Fall ist.

Und genau diese lange Dauer der Behandlung ist es, die viele Wissenschaftler und Ärzte abschreckt. Sie gehen davon aus, daß die Langzeitwirkungen der Medikamente nicht genügend erforscht sind, um das damit verbundene Gesundheitsrisiko realistisch einschätzen zu können.

Ausführlichere Informationen über Osteoporose und ihre Verhütung finden Sie im sechsten Kapitel.

Krebserkrankungen der Gebärmutterschleimhaut

Eine reine Östrogensubstitutions-Therapie (das heißt die Einnahme von Östrogen ohne Zusatz von Gestagen) erhöht das Risiko einer Krebserkrankung der Gebärmutterschleimhaut beträchtlich. Daran besteht kaum ernsthafter Zweifel. Aus diesem Grund verschreiben Ärzte im allgemeinen nur Frauen, die eine Gebärmutterentfernung hinter sich haben, ein reines Östrogenpräparat. Andere Frauen erhalten dagegen eine Östrogen-Gestagen-Kombination.

Aus der Mehrzahl der Untersuchungen geht hervor, daß das Risiko, an Gebärmutterkrebs zu erkranken, sich zwei bis vier Jahre nach Beginn der Östrogenbehandlung manifestiert. Zu diesem Zeitpunkt ist das Krebsrisiko vier- bis achtfach erhöht. Man kann diese Zahlen auch anders verständlich machen: Von 1000 Frauen in der Postmenopause, die keinerlei Hormone zu sich nehmen, entwickelt eine ein Endometriumkarzinom. Von 1000 Frauen in der Postmenopause, die ein reines Östrogenpräparat nehmen, erkranken vier bis acht an dieser Krankheit.
Offensichtlich vermindert sich das Risiko wieder, sobald die Östrogenbehandlung abgesetzt wird – und erreicht vielleicht sogar den Stand der Frauen, die das Hormon nie genommen haben. Aber zumindest eine Studie, die von der medizinischen Fakultät der University of Boston durchgeführt wurde und 1217 Frauen einbezog, kommt zu dem Schluß, daß Frauen noch zehn Jahre, nachdem sie die Östrogenbehandlung abgesetzt haben, einem erhöhten Risiko, an Gebärmutterkrebs zu erkranken, ausgesetzt sein können.
Glücklicherweise sind die Heilungsaussichten bei Krebserkrankungen der Gebärmutterschleimhaut – sofern sie früh genug erkannt werden – ausgesprochen gut. Wenn der Krebs diagnostiziert und behandelt wird, bevor er sich über den Uterus hinaus ausgebreitet hat, liegt die Überlebensrate bei 90 Prozent. Die Behandlung eines Endometriumkarzinoms bringt allerdings fast immer eine Gebärmutterentfernung und sehr häufig eine Strahlenbehandlung mit sich – Behandlungsformen, die das Leben einer Frau auf lange Zeit hinaus tiefgreifend beeinflussen können. Eine reine Östrogensubstitutions-Therapie empfiehlt sich schon deshalb wirklich nur für Frauen, die eine Hysterektomie hinter sich haben.

Ursachen der Krebserkrankung

Fachleute gehen davon aus, daß die Östrogenbehandlung die Entstehung von Endometriumkarzinomen dadurch begünstigt, daß sie das Zellwachstum der Gebärmutterschleimhaut fördert, ohne daß dieses Wachstum durch ein entsprechendes Quantum an Progesteron im monatlichen Rhythmus kontrolliert wird. Östrogen ist, wie wir wissen, das Hormon, das die Gebärmutterschleimhaut jeden Monat anregt, zu wachsen und dicker zu werden, damit sich ein befruchtetes Ei darin einnisten kann (siehe Kapitel 1).

Progesteron hingegen ist dasjenige Hormon, das dafür sorgt, daß die Gebärmutterschleimhaut aufhört zu wachsen und abgestoßen wird, sofern kein Ei befruchtet worden ist – der Vorgang also, den wir Menstruation nennen.

Wenn dem Körper eine zu hohe Dosis Östrogen zugeführt wird, ohne daß sich ihm eine entsprechende Menge Progesteron »entgegenstellt«, kann die Gebärmutterschleimhaut zu dick werden – ein Zustand, der als *Hyperplasie*, das heißt »übermäßiges Wachstum«, bezeichnet wird. Gewöhnlich ist eine Hyperplasie der Gebärmutterschleimhaut nichts Alarmierendes. Doch in manchen Fällen kann sich aus einer solchen Überstimulation der Gebärmutterschleimhaut Krebs entwicklen.

Die Kombination mit Gestagen

Etliche Studien sind zu dem Ergebnis gekommen, daß die periodische Einnahme einer Gestagenpille in Verbindung mit Östrogen einer Hyperplasie der Gebärmutterschleimhaut entgegenwirkt. Diese Medikation ahmt den natürlichen Menstruationszyklus nach. Zahlreiche Wissenschaftler sind der Auffassung, daß folglich durch den Zusatz von Gestagen der Gefahr von östrogenbedingten Krebserkrankungen des Endometriums vorgebeugt wird. Verschiedene Untersuchungen stützten diese These. In einer Untersuchungsreihe wurde beispielsweise festgestellt, daß die

Frauen, die eine Östrogen-Gestagen-Kombination erhielten, ein wesentlich geringeres Risiko eingingen, einen Krebs der Gebärmutterschleimhaut zu entwickeln als diejenigen, die nur Östrogen nahmen. Dieselbe Studie kommt sogar zu dem Schluß, daß der Krebs bei diesen Frauen seltener auftrat als bei denjenigen, die überhaupt keine Hormone nahmen.

Im übrigen weist die Studie darauf hin, daß das Gestagen über einen Zeitraum von mindestens zehn Tagen im Monat eingenommen werden muß, damit es eine Wirkung als Schutz gegen Hyperplasie (krankhafte Zellvermehrung) entfalten kann. Aus anderen Untersuchungen geht hervor, daß Frauen, um einen optimalen Schutz zu erzielen, das Gestagen sogar länger einnehmen sollten, nämlich zwölf bis vierzehn Tage pro Monat.

Wertung der Forschungsergebnisse

Es spricht sehr vieles dafür, daß eine reine Östrogensubstitutions-Therapie das Risiko, an Endometriumkrebs zu erkranken, erhöht. Aufgrund der bisher gewonnenen Erkenntnisse empfehlen daher die meisten Mediziner, daß Frauen, die sich einer Hormonsubstitutions-Therapie unterziehen (und ihren Uterus noch haben) mindestens zehn Tage im Monat ein Gestagenpräparat nehmen, um sich vor einer Krebserkrankung der Gebärmutterschleimhaut zu schützen.

Faktoren, die ein erhöhtes Risiko bei der Erkrankung an Endometriumkrebs (Gebärmutterschleimhautkrebs) bilden

Manche Frauen haben eine größere Prädisposition an Gebärmutterschleimhautkrebs zu erkranken als andere. Für sie kann sich die Gefahr noch erhöhen, wenn sie ein Östrogensubstitut nehmen. Bei Ihren Überlegungen, ob Sie sich einer Östrogenbehandlung unterziehen oder nicht, sollten Sie daher auf folgende Risikofaktoren achten:

- *Häufige Blutungsunregelmäßigkeiten.* Frauen, bei denen es häufig zu Menstruationsunregelmäßigkeiten kommt, haben keinen regelmäßigen Eisprung. Da die Produktion von Progesteron durch die Ovulation angeregt wird, ist der Uterus der betroffenen Frauen fast permanent einer reinen Östrogenstimulation ausgesetzt. Etwa 80 Prozent aller an Endometriumkrebs erkrankten jungen Frauen weisen in ihrer Anamnese Menstruationsunregelmäßigkeiten auf. Wenn Sie über lange Zeit immer wieder zu Vaginalblutungen geneigt haben, sollten Sie von Ihrer Ärztin oder Ihrem Arzt eine Uterusbiopsie fordern, bevor Sie eine Hormonsubstitutions-Therapie in Erwägung ziehen.
- *Übergewicht.* Die Gefahr, an Gebärmutterkrebs zu erkranken, liegt bei Frauen, deren Gewicht um 25 bis 50 Pfund über dem Normalgewicht liegt, dreimal höher, bei einem Übergewicht von mehr als 50 Pfund sogar neunmal höher als es die Norm ist. Die überschüssigen Fettschichten wandeln inaktive Hormone in aktive Östrogene um. Übergewichtige Frauen, die nicht abnehmen können, indem sie weniger essen und Sport treiben, brauchen unter Umständen tatsächlich eine zyklische Gestagenzufuhr, um ihre Gebärmutterschleimhaut vor Hyperplasie zu schützen. Auch in diesem Fall verschafft eine Biopsie Klarheit.
- *Späte Menopause.* Je länger die Menstruationen anhalten, um so länger ist Ihr Körper dem Einfluß von Östrogenen ausgesetzt. Da in fortgeschrittenem Alter nicht mehr so viel Progesteron beim Eisprung produziert wird wie in jungen Jahren oder während eines Menstruationszyklus über-

haupt kein Eisprung stattfindet (Blutung, die durch einen wechselnden Östrogenspiegel ohne Beteiligung von Progesteron oder Eisprung ausgelöst wird), liegt die Wahrscheinlichkeit, an Gebärmutterkrebs zu erkranken, bei Frauen, die beim Eintritt der Menopause älter als fünfzig sind, doppelt so hoch wie bei solchen, die sie früher erleben. Eine kurzfristige Gestagenbehandlung könnte im Fall einer verzögerten Menopause notwendig sein, um die Blutungen zu regulieren und das Krebsrisiko zu mindern.

- *Kinderlosigkeit.* Bei Frauen, die keine Kinder geboren haben, ist das Risiko, an Endometriumkrebs zu erkranken, doppelt so hoch wie bei Frauen, die Kinder haben. Diese Tatsache könnte allerdings mit Unregelmäßigkeiten des Zyklus im Zusammenhang stehen, da Frauen, die unter Menstruationsstörungen leiden, häufig auch Probleme mit der Empfängnis haben.
- *Diabetes.* Auch Frauen mit Diabetes scheinen doppelt anfällig für diese Krebsform zu sein, was vielleicht damit zusammenhängt, daß viele Frauen, die unter Diabetes leiden, übergewichtig sind.

Krebserkrankungen der Brust

Die Sorge um einen Zusammenhang zwischen Hormonsubstitutions-Therapie und Krebserkrankungen hat sich weitgehend auf Endometriumkarzinome konzentriert. Der Brustkrebs ist jedoch die weitaus häufigere – und gefährlichere – Form der Krebserkrankung bei Frauen.

In den Vereinigten Staaten werden jährlich 150 000 neue Fälle von Brustkrebs registriert. Dem stehen 34 000 neue

Fälle von Endometriumkrebs gegenüber. Von allen Krebsarten ist nur der Lungenkrebs unter Frauen verbreiteter.
Hinzu kommt, daß die Behandlung von Brustkrebs viel schwieriger ist als die eines Gebärmutterschleimhautkrebses. Trotz unserer modernen Medikamente und Behandlungsmethoden verläuft diese Form des Krebses heute immer noch ebensooft tödlich wie in den 30er Jahren, während die Sterberate bei Gebärmutterkrebs – einschließlich Krebs des Endometriums – konstant gesunken ist.

»Als ich anfing, ein Kombinationspräparat aus Östrogen und Gestagen zu nehmen, dauerte die erste Menstruation, die es auslöste, sechzehn Tage lang. Starke, klumpige Blutungen – es war wirklich unglaublich. Ich mußte einen Hämoglobintest machen lassen. Ich war völlig am Boden zerstört. Ich glaube, meine Ärztin sagte, wenn es so weiterginge, müsse sie eine Kürettage machen oder so etwas, um die Blutung zum Stillstand zu bringen. Aber da ich bei so guter Gesundheit war, meinte sie, man könne den Dingen einfach ihren Lauf lassen. Im nächsten Monat war es auch ziemlich schlimm, aber dann wurde es allmählich besser.«

Der Brustkrebs fordert jährlich allein in den Vereinigten Staaten etwa 44 000 Todesopfer, verglichen mit etwa 3000 tödlich verlaufenden Krebserkrankungen des Endometriums. Schon darum hat ein nur geringfügig erhöhtes Brustkrebsrisiko ernsthaftere Folgen für die betroffenen Frauen.
Welchen Einfluß hat nun eine Hormonsubstitutions-Therapie auf das Risiko, an Brustkrebs zu erkranken? In etlichen Studien hat sich ein erhöhtes Risiko für Frauen abgezeichnet, die ausschließlich mit Östrogenen behandelt werden. Aus einer Untersuchung geht beispielsweise hervor, daß sich das Risiko bei Frauen, die während des Klimakteriums

eine beliebige Dosis Östrogen über einen Zeitraum von mindestens sieben Jahren hinweg einnahmen, um 80 Prozent erhöhte. Eine andere Studie brachte zutage, daß Frauen, die sich nach einer operativen Entfernung der Eierstöcke einer Östrogensubstitutions-Therapie unterzogen, um so gefährdeter sind, je länger die Hormonbehandlung durchgeführt wird. Nach fünf Jahren war das Risiko, an Brustkrebs zu erkranken, auf 35 Prozent gestiegen, nach neun Jahren auf 55 Prozent, und ab einer Dauer von zehn Jahren lag es bei 70 Prozent. Gegenwärtig liegt die Gefahr, an Brustkrebs zu erkranken, für Frauen bei durchschnittlich 10 Prozent. Das bedeutet, daß das Risiko für eine Frau, die fünf Jahre lang ein Östrogenpräparat nimmt, um 13,8 Prozent höher ist, nach neun Jahren um 15,5 Prozent und nach zehn Jahren um 17 Prozent. Andere Untersuchungen haben dagegen keine Hinweise dafür ergeben, daß sich das Risiko dieser tödlichen Erkrankung durch die ausschließliche Behandlung mit Östrogen erhöht. Und zumindest aus einer Untersuchung geht hervor, daß die Einnahme von Östrogen, besonders in Verbindung mit Gestagen, das Risiko, an Brustkrebs zu erkranken, sogar *vermindert.* Kritiker dieser Untersuchung wenden allerdings ein, daß sie durch die Kriterien, nach denen die Frauen für eine Hormonbehandlung ausgewählt wurden, zu einseitigen Ergebnissen gekommen seien. Ärzte zögern gewöhnlich, einer Frau, deren Familienanamnese Fälle von Brustkrebs oder andere erhöhte Risikofaktoren aufweist, eine Hormonsubstitutions-Therapie zu verordnen – eine Tatsache, der in der erwähnten Studie nicht in angemessener Weise Rechnung getragen wurde.

Die Studie, die die größte Sorge um Hormonsubstitutions-Therapien und Brustkrebs hervorrief, wurde im Sommer 1989 im *New England Journal of Medicine* veröffentlicht. Sie zeigte, daß von 23 000 beteiligten schwedischen Frauen diejenigen, die Östrogen in der Handelsform von Estradiol nahmen, nach neun Jahren zweimal so häufig an Brustkrebs erkrankt waren wie die Frauen der Vergleichsgruppe, die keine Hormonsubstitute erhielten. Bei Frauen, die sowohl Östrogen als auch Gestagen nahmen, lag die Erkrankungsrate sogar um ein Vierfaches höher.

Bei den Frauen, die Östrogene in der heute verbreitetsten konjugierten Form nahmen, war der Studie zufolge keine Zunahme der Brustkrebserkrankungen zu beobachten. Allerdings »war die Zahl der Frauen, die mit solchen Östrogenen behandelt wurden, verhältnismäßig gering und damit wenig aussagekräftig in bezug auf die Unterschiede nach einem Langzeitgebrauch«, wie ein Arzt im Vorwort zu der schwedischen Studie schrieb.

Der Bezug zum Krebs

Das Brustgewebe reagiert, wie das Gewebe der Uterusschleimhaut, empfindlich auf Schwankungen des Östrogen- und Gestagenhaushalts. Allmonatlich vollziehen sich im Brustgewebe ähnliche Veränderungen wie in der Gebärmutter. In der zweiten Hälfte des Menstruationszyklus ist das Brustgewebe stärker durchblutet und speichert mehr Körperflüssigkeit, und das Drüsengewebe (der Teil der Brust, der für die Milchproduktion zuständig ist) bildet überschüssige Zellen. Diese Veränderungen, die durch die Hormone ausgelöst werden, sind dazu bestimmt, die Brust für eine mögliche Schwangerschaft vorzubereiten. Wenn statt einer Schwangerschaft die Menstruation eintritt, wird die Einlagerung von Flüssigkeit in der Brust aufgehoben und die Mehrzahl der überschüssigen Drüsenzellen absorbiert. Da jedoch einige der überschüssigen Zellen zurückbleiben, werden die Brüste mit zunehmendem Alter zystischer oder »knotiger«.

Aufgrund der Tatsache, daß das Brustgewebe durch Schwankungen des Hormonspiegels beeinflußt wird, haben viele Fachleute Hormone, insbesondere Östrogen, im Verdacht, eine Rolle bei der Entwicklung von Krebserkrankungen der Brust zu spielen. Die Forschung hat einen Zusammenhang zwischen Östrogen und Brustkrebs an einer Vielzahl weiblicher Versuchstiere nachgewiesen.

Die Schwierigkeit festzustellen, welche Rolle dem Östrogen bei der Entwicklung von Brustkrebs, wenn überhaupt, zukommt, liegt in der Natur der Krankheit selbst. Brustkrebs ist eine komplizierte Krankheit – oder, genauer gesagt, einer Gruppe von Krankheiten. Einige Arten von Brustkrebs wachsen sehr schnell und führen innerhalb kurzer Zeit zum Tode; andere entwickeln sich so langsam, daß die betroffenen Frauen durchaus an Altersschwäche sterben können, bevor sie der Krebstod ereilt. Brustkrebs hat offenbar ganz unterschiedliche Ursachen und Begleitfaktoren, einschließlich Vererbung, Ernährung und Hormonhaushalt. Viele Forscher bezweifeln, daß Östrogen den Brustkrebs unmittelbar auslöst; sie gehen vielmehr davon aus, daß Östrogen das Brustgewebe in dem Sinne beeinflußt, daß es anfälliger wird für abnorme Veränderungen.

In den meisten Studien, die eine Verbindung zwischen Brustkrebs und einer reinen Östrogenbehandlung feststellen, wird darauf hingewiesen, daß das Risiko einer Erkrankung mit der Höhe der Dosis und der Dauer der Einnahme wächst. Eine Studie kommt sogar zu dem Ergebnis, daß *jede* Einnahme eines Östrogensubstituts das Risiko der Frau, an Brustkrebs zu erkranken, erhöht. Dieser Studie zufolge war die Wahrscheinlichkeit, fünfzehn Jahre nach Beginn der Einnahme an Brustkrebs erkrankt zu sein, bei Frauen, die eine beliebige Dosis Östrogen über einen beliebigen Zeitraum genommen hatten, doppelt so hoch wie bei der Vergleichsgruppe, die nie mit dem Hormon behandelt worden war.

Man darf nicht vergessen, daß sich Brustkrebs oft über eine lange Zeitspanne hinweg allmählich entwickelt – das können zehn bis zwanzig Jahre und mehr sein. Das erhöhte Krebsrisiko von Frauen, die mit dem Östrogen Diäthylstilböstrol (DES) behandelt wurden, trat erst zwanzig Jahre nach Einnahme des Mittels zutage. In Fachkreisen wird befürchtet, daß mit der Zeitspanne, die verstreicht, seit die Östrogenbehandlung gegen klimakterische Beschwerden in den 60er Jahren populär wurde, auch die Zahl der Studien wachsen wird, in denen man einen Zusammenhang zwischen Östrogen und Brustkrebs nachweisen kann. Auch die Tatsache, daß viele der Frauen, die im Klimakterium mit Östrogen behandelt werden, in jüngeren Jahren Östrogen in Form der Pille zu sich genommen haben, erfüllt einige Experten mit Sorge.

Bereits heute zeichnet sich in den Statistiken zur Verbreitung von Brustkrebs eine besorgniserregende Entwicklung ab. Nachdem die Zahlen jahrelang verhältnismäßig konstant waren, ist nunmehr eine Zunahme der Ersterkrankungen bei Frauen, die älter sind als 50 Jahre, zu beobachten. Den Statistiken zufolge, die das *National Cancer Institute* gesammelt hat, haben die Brustkrebserkrankungen zwischen 1973 und 1985 um 30 Prozent zugenommen. Der Hauptanteil dieser Zunahme – 22 Prozent – war nach 1980 zu verzeichnen.

Die Kombination mit Gestagen

Bis 1989, als die oben erwähnte schwedische Studie veröffentlicht wurde, die die Möglichkeit unterstellte, daß die Zugabe von Gestagen zur Hormonbehandlung das Brustkrebsrisiko unter Umständen sogar erhöht, herrschte allgemeine Übereinstimmung darüber, daß Gestagen zur Verhütung einer Krebserkrankung der Brust beiträgt. Heute sind sich die Wissenschaftler da nicht mehr so sicher, und es bedarf sicherlich weiterer Untersuchungen, um zu einem schlüssigen Ergebnis zu kommen.

Wertung der Forschungsergebnisse

Die gegenwärtige Forschung weist mehr und mehr auf einen Zusammenhang zwischen Östrogen und Brustkrebs hin. Wie Robert Hoover, Leiter der Abteilung Sozioepidemiologie des *National Cancer Institute,* feststellt: »Die Tatsache, daß Ovarialhormone im Zusammenhang mit einem erhöhten Brustkrebsrisiko stehen könnten, bildet keinesfalls eine abstruse Randbehauptung in der biologischen Argumentationsführung. Die biologische Möglichkeit wurde bereits vor 100 Jahren festgestellt, demnach sind neuere Daten, aus denen ein erhöhtes Risiko für Frauen hervorgeht, die mit Hormonsubstituten behandelt werden, genau das, was man erwarten würde. Man kann darüber streiten, wie hoch dieses Risiko ist, aber die Gültigkeit der Beobachtung ist fest in der Biologie verankert.«

In der medizinischen Fachwelt wird der Grad der Gefährdung derzeit diskutiert. Um auf Nummer Sicher zu gehen, raten die meisten Mediziner Frauen, die eine Brustkrebserkrankung hatten, von einer Östrogenbehandlung ab. Einige sind auch der Meinung, daß Frauen, in deren Familie es Fälle von Brustkrebs gab, das Hormon nicht nehmen sollten. Aber selbst wenn keiner der genannten Risikofaktoren auf Sie zutrifft, müssen Sie sich darüber im klaren sein, daß eine Behandlung mit Hormonsubstituten Ihr Risiko, an Brustkrebs zu erkranken, erhöhen kann.

Herzerkrankungen

Herz- und Gefäßkrankheiten sind eine noch größere Gefahr für die Gesundheit von Frauen im Klimakterium als Brustkrebs. Herzinfarkt und Schlaganfall gelten als Haupttodesursachen bei Frauen über vierzig. In den Vereinigten

Staaten sterben jährlich mehr als 325 000 Frauen an Herzerkrankungen. Es scheint, daß Frauen bis zur Menopause verhältnismäßig gut gegen Herzerkrankungen geschützt sind. Von diesem Zeitpunkt an büßen die Frauen ihren Vorteil gegenüber den Männern allmählich ein. Zehn bis fünfzehn Jahre nach der Menopause sind Frauen ebenso anfällig für Herzerkrankungen wie Männer.
Da dieser Prozeß nach der Menopause, das heißt mit Absinken des Östrogenspiegels, eintritt, ist bisher allgemein angenommen worden, daß Östrogen dazu beiträgt, Frauen vor Herzerkrankungen zu schützen. Diese Annahme wird sogar oft als Ursache dafür angeführt, daß Frauen eine höhere Lebenserwartung haben als Männer.
Wenn Frauen also vor der Menopause durch Östrogen vor Herzerkrankungen geschützt sind, stellt sich die Frage, ob Östrogensubstitute *nach* der Menopause denselben Schutz bieten können? Über die Antwort auf diese Frage herrscht zwar keine Übereinstimmung unter den Fachleuten, aber die meisten Untersuchungen scheinen doch zu dem Ergebnis zu kommen, daß die Frage zu bejahen ist. Von neunzehn vor 1991 durchgeführten großen Studien zu diesem Thema ergaben elf eine Risikoverminderung von 50 Prozent und mehr für Frauen, die aus klimakterischen Gründen mit Östrogen behandelt wurden, vier zeigten eine Verminderung um 30 bis 50 Prozent, und zwei stellten keinen Unterschied fest. Nur zwei Studien ergaben ein erhöhtes Risiko – und in einer davon waren vor allem Frauen betroffen, die über sechzig waren und rauchten.
Interessanterweise erhöht sich das Risiko einer Herzerkrankung bei Männern, die Östrogensubstitute nehmen, dramatisch. Niemand weiß, warum das so ist.
Die bisher umfangreichste und bekannteste Studie zum Thema Östrogen und Herzerkrankungen bei Frauen wurde im Herbst 1991 im *New England Journal of Medicine* veröffentlicht. Die Forschungsgruppe unter der Leitung des

Epidemiologen Dr. Meir Stampfer vom *Boston's Brigham and Women's Hospital* berichtete von den Ergebnissen einer Überblickstudie unter Krankenschwestern, die den Schluß nahelegten, daß Östrogensubstitute tatsächlich vor Herzerkrankungen schützen. Im Rahmen dieser Untersuchung wurden 48 470 Frauen in der Menopause über zehn Jahre hinweg beobachtet. Etwa die Hälfte der Frauen nahm Östrogen (ohne Zugabe von Progesteron) oder hatte es genommen. Die Wissenschaftler stellten fest, daß bei den Frauen, die Östrogen nahmen, das Risiko, an einem Herzinfarkt oder koronaren Herzerkrankungen zu sterben, nur halb so hoch war wie bei denjenigen, die nicht mit dem Hormon behandelt wurden. Selbst bei Frauen, deren Herzinfarktrisiko gering war – Nichtraucherinnen, die weder übergewichtig waren noch einen hohen Blutdruck oder Diabetes hatten –, wurde festgestellt, daß sich die Wahrscheinlichkeit einer Herzerkrankung beträchtlich verminderte, wenn sie Östrogen nahmen.

Die Hauptkritik, die an diesen und anderen Studien geübt wird, in denen ein Zusammenhang zwischen der Einnahme von Östrogensubstituten und einer Abnahme des Infarktrisikos bei Frauen festgestellt wird, stützt sich auf den Vorwurf einer einseitigen und voreingenommenen »Selektionierung« der Versuchspersonen. Die Kritiker weisen darauf hin, daß bereits bei der Auswahl der Frauen, für die eine Hormonsubstitutions-Therapie in Frage kommt, einseitig vorgegangen wird – und daß infolgedessen auch die Ergebnisse der Studie latent einseitig sind. Ihrem Einwand zufolge gehören die meisten Frauen, die Östrogen nehmen, zur oberen Mittelklasse und haben eine relativ gute Bildung. Zwei Faktoren, die bei der Vermeidung von Herzinfarkten eine erhebliche Rolle spielen. Häufig sind Frauen, die Östrogen nehmen, auch bei besserer Gesundheit als andere. Sie haben beispielsweise, verglichen mit anderen Frauen, im Durchschnitt einen niedrigeren Blutdruck. Darüber hinaus befolgen diese Frauen eher von sich aus die Anweisungen ihrer Ärzte, wozu unter Umständen Anregungen zählen, wie sie ein gesünderes Leben führen und damit das Risiko von Herzerkrankungen vermindern können.

Nachgewiesenermaßen senkt die gewissenhafte Einnahme verschriebener Medikamente – *selbst wenn es sich dabei um ein Placebo handelt* – das Risiko einer kardiovaskulären Erkrankung beträchtlich. Da die Frauen, die Östrogensubstitute nehmen, im übrigen regelmäßige Arzttermine wahrnehmen, erhalten sie möglicherweise eine präventive Behandlung gegen kardiovaskuläre Erkrankungen, die bei anderen fehlt.

»Meine Ärztin verschrieb mir das Hormonpflaster. Im ersten Monat dachte ich tatsächlich, es ginge mir besser. Ich fühlte mich leichter und freier. Dann stellte ich fest, daß meine Brüste anschwollen. Sie waren riesig, und es war ein irgendwie unangenehmes Gefühl. Auch andere Körperpartien begannen anzuschwellen. Mein Ehering saß immer fester. Und dann bekam ich einen leichten Ausschlag von dem Klebstoff des Pflasters. Es juckte ziemlich. Schließlich kam ich zu der Überzeugung, daß mit dem Pflaster irgend etwas nicht stimmt. Ich ging wieder zu meiner Ärztin und sagte ihr, ich wolle etwas anderes ausprobieren.«

»Selbst innerhalb einer sozioökonomisch homogenen [Gruppe von Frauen] mit optimalen medizinischen Versorgungsmöglichkeiten unterscheiden sich die Frauen, die Östrogen nehmen, im Hinblick auf ihre Einstellung zu Fragen der Gesundheit und Vorsorge wesentlich von denjenigen, die sich keiner Hormonbehandlung unterziehen«, schrieb Dr. Elisabeth Barrett-Connor in einer Ausgabe der *Annals of Internal Medicine* im September 1991. »Ungeachtet der großen gegenwärtigen Begeisterung für die Östrogensubstitutions-Therapie als Allheilmittel, kann nur eine klinische Untersuchung nach dem Zufallsprinzip diese Einseitigkeiten angemessen benennen und die Frage beantworten. Eine solche Untersuchung steht bis heute noch aus, soll aber in den Vereinigten Staaten, von den medizinischen Fakultäten gefördert, mit einer Versuchsgruppe von 875 Frauen an verschiedenen Universitäten des Landes durchgeführt werden. In dieser Studie sollen Fragen zu den Auswirkungen von Östrogen- und Gestagensubstituten auf die Gesundheit von Frauen – einschließlich Herzerkrankungen, Diabetes, Schlaganfall und Knochenfestigkeit – beantwortet werden. Es wird allerdings einige Jahre dauern, bis die Ergebnisse dieser Untersuchung vorliegen.

Der Bezug zu Östrogen

Auf welche Weise schützt Östrogen Frauen vor Herzerkrankungen? Wissenschaftler gehen davon aus, daß es mit den Lipoproteinen zusammenhängt – den winzigen Partikeln, die Fettzellen im Blut transportieren. Nach der Menopause verändert sich das Verhältnis der »schlechten« Lipoproteine (LDL) und der »guten« Lipoproteine (HDL) beträchtlich. Der LDL-Spiegel steigt dramatisch an, während der HDL-Spiegel im wesentlichen unverändert bleibt.

Die Einnahme eines Östrogensubstituts kann offenbar diesen ungünstigen Anstieg an LDL teilweise rückgängig machen. Einer Studie zufolge erhöht sich bei einer täglichen Dosis von 0,625 mg (die Menge, die für Frauen in der Menopause am häufigsten empfohlen wird) der HDL-Spiegel um 10 Prozent, und der LDL-Spiegel wird um 4 Prozent gesenkt. Wird die Dosis auf 1,25 mg verdoppelt, sind noch größere Veränderungen festzustellen: ein Anstieg des HDL-Spiegels um 14 Prozent und eine Senkung des LDL-Spiegels um 8 Prozent. Dieser Effekt müßte dafür sorgen, daß die Arterien nicht verstopft werden.

Die Kombination mit Gestagen

Gestagen könnte die umgekehrte Wirkung auf die Lipoproteine hoher Dichte im Blut haben wie Östrogen. In Tierversuchen hat sich gezeigt, daß Gestagen den HDL-Spiegel senken kann, während sich der LDL-Spiegel unter seinem Einfluß nicht verändert, so daß ein Teil der positiven Wirkung des Östrogens verlorengeht. Zudem vergrößert sich bei der Einnahme von Gestagen in höheren als den allgemein im Klimakterium empfohlenen Dosen die Gefahr von Blutgerinnseln, Schlaganfällen und Herzerkrankungen.

Wenn Ihre Hormontherapie also beide Hormone beinhaltet, müssen Sie sich darüber im klaren sein, daß die positive Wirkung des Östrogens auf das kardiovaskuläre (Herz und Gefäße betreffende) System vielleicht durch das Gestagen vermindert, wenn nicht gar aufgehoben wird. Weitere Forschung auf diesem Gebiet ist notwendig.

Sofern Sie sich einer Hormonsubstitutions-Therapie vor allem unterziehen, um sich vor Herz- und Gefäßkrankheiten zu schützen, sollten Sie nicht versäumen, Ihren Cholesterinspiegel zu Beginn der Behandlung und drei Monate später noch einmal untersuchen zu lassen. Auf diese Weise können Sie und Ihr Arzt feststellen, ob die Hormonsubstitutions-Therapie in der von Ihnen gewünschten Weise angeschlagen hat. Wenn Ihr Cholesterinspiegel bei der zweiten Untersuchung keine wesentliche Veränderung aufweist, sollten Sie die Behandlung absetzen.

Vaginalcremes und Membranpflaster

Untersuchungen lassen darauf schließen, daß Östrogen das kardiovaskuläre System nur dann positiv beeinflußt, wenn es in Tablettenform eingenommen wird. Offenbar muß das Östrogen zuerst in die Leber gelangen – was der Fall ist, wenn es oral verabreicht wird –, um den Lipoproteinspiegel im Blut beeinflussen zu können. Wenn Östrogen über eine Vaginalcreme oder ein Hautpflaster direkt ins Blut gelangt, verändert sich weder der Spiegel der »guten« noch der »schlechten« Lipoproteine wesentlich.

Wertung der Forschungsergebnisse

Im allgemeinen geht man in der medizinischen Fachwelt heute davon aus, daß Östrogen, als Tablette genommen, Frauen in der Postmenopause einen gewissen Schutz gegen Herzerkrankungen bietet. Leider wird diese positive Wirkung aufgehoben oder vermindert, sobald zusätzlich ein Gestagenpräparat verschrieben wird.

Die Überzeugung, daß Östrogen das Risiko einer Herzerkrankung senkt, wird allerdings nicht uneingeschränkt geteilt und stützt sich möglicherweise, wie oben angedeutet, auf eine einseitige Auswahl der Versuchspersonen. Dr. Sidney Wolfe, Leiter der *Public Citizen Health Research Group*, benennt seine und anderer Bedenken in seinem Buch *Women's Health Alert*: »Uns liegen keine Daten aus korrekt durchgeführten Studien vor, die beweisen, daß eine Modifikation der Lipid- und Lipoproteinkonzentration im Blut von Frauen deren Risiko einer Herzerkrankung herabsetzen oder die Zahl der Frauen, die jährlich am Herzinfarkt sterben, vermindern kann. Tatsache ist, daß aus bisher unbekannten Gründen Frauen bei gleichem Cholesterinspiegel eine wesentlich geringere Rate an koronaren Herzerkrankungen aufweisen als Männer ... Da es wenige Daten gibt, die zeigen, daß die Senkung des Lipidspiegels bei Frauen zu einer Verminderung der Todesfälle durch Herzerkrankungen führt, liegen uns keine Beweise dafür vor, daß eine Langzeitbehandlung mit Östrogen letztendlich diesen vielgepriesenen Schutz bietet.«

Was man nicht vergessen darf, ist die Tatsache, daß eine nachlassende Östrogenproduktion nicht die einzige Ursache für Herzerkrankungen bei älteren Frauen ist. Ernährung, Rauchen, Alkohol und Streß tragen nicht unwesentlich zur Entstehung dieser lebensbedrohlichen Krankheit bei. Auch Vererbung spielt eine Rolle. Östrogen wird keine Frau vor Herzerkrankungen schützen, die ansonsten an ungesunden Lebensgewohnheiten festhält.

Weitere Risiken

Folgende Gesundheitsrisiken sind, abgesehen von Krebs- und Herzerkrankungen, mit der Hormonsubstitutions-Therapie in Verbindung gebracht worden:

- Frauen, die sich einer Östrogenbehandlung unterziehen, haben dreimal häufiger Probleme mit der Gallenblase als diejenigen, die keine Hormone nehmen.
- Durch die Einnahme von Östrogen können sich Myome am Uterus vergrößern. Die Myome verschwinden häufig nach der Menopause von selbst, wenn der Östrogenspiegel sinkt. Wird jedoch ein Östrogenpräparat eingenommen, kann das Myom unter Umständen in einem solchen Maße weiterwachsen, daß eine Gebärmutterentfernung oder eine andere Behandlung zur Entfernung der Geschwulst unumgänglich wird.
- Es kann vorkommen, daß der Körper durch die Hormonbehandlung mehr Flüssigkeit speichert. Die überschüssige Körperflüssigkeit kann in seltenen Fällen zu einer Verschlechterung bestimmter Krankheitszustände führen, beispielsweise bei Asthma, Epilepsie, Herz- und Lebererkrankungen und Migräne.
- Hormonsubstitute können den Blutzuckerumsatz des Körpers beeinträchtigen, das heißt, die Fähigkeit, das Blut von überschüssiger Glukose zu reinigen. Aus diesem Grund raten viele Ärzte Patientinnen, die an Diabetes leiden, von einer Hormonsubstitutions-Therapie ab.

Wie Hormone verschrieben werden

Wenn Sie sich zu einer Hormonsubstitutions-Therapie entschließen, müssen Sie sich mit Ihrer Ärztin oder Ihrem Arzt über die für Sie angemessene Art, die Form und die Dosis beraten. Bestehen Sie darauf, alle zur Verfügung stehenden Möglichkeiten durchzugehen, und geben Sie sich nicht zufrieden, wenn nicht alle Ihre Fragen zufriedenstellend beantwortet werden. Was für die eine Frau gut ist, muß nicht unbedingt auch das Richtige für die nächste sein. Wenn Ihr Arzt sich weigert, verschiedene Möglichkeiten mit Ihnen zu besprechen, suchen Sie sich einen anderen, der dazu bereit ist. Er wird schließlich für seine Ratschläge bezahlt.

Die Hormonpräparate

Östrogen ist in unterschiedlichen chemischen Zusammensetzungen erhältlich. Die am häufigsten verschriebene Form sind natürliche *konjugierte Östrogene*, die unter verschiedenen Markennamen verkauft werden. Diese werden auch als »natürliche Östrogene« bezeichnet und häufig aus dem Harn tragender Stuten extrahiert.

Andere gebräuchliche Östrogenformen, die gegen klimakterische Beschwerden verschrieben werden, sind unter anderen Estradiol, Estriol, Ethinylestradiol, Estradiolvalerat und Quinestrol. Präparate mit diesen Wirkstoffen sind synthetisch hergestellt. Obwohl der Körper mit leichten Abweichungen auf die verschiedenen Östrogenpräparate reagiert, konnte mit keinem der Präparate ein herausragend gutes Ergebnis bei *allen* Frauen erzielt werden. Allerdings scheinen die synthetisch hergestellten Präparate – besonders Ethinylestradiol – das Thromboserisiko leicht zu erhöhen. Der schwedischen Studie zufolge, die die Verbindung zwischen Hormontherapie und Brustkrebs unter die Lupe nahm, erhöht die Einnahme von Estradiol möglicherweise das Brustkrebsrisiko. Auch Gestagen ist in verschiedenen

Formen im Handel. Die in der Hormonsubstitutions-Therapie angewandten Gestagene sind entweder synthetisch hergestellt wie Norethisteron und Norethisteronacetat, oder es sind Derivate (Abkömmlinge) aus natürlichen Progesteronen wie Medroxyprogesteron. Aus einigen Studien läßt sich die Vermutung ableiten, daß die natürlichen Progesteronderivate eher zu empfehlen sind, weil sie die positive Wirkung des Östrogens auf den Lipoproteinspiegel im Blut weniger beeinträchtigen als die synthetischen Gestagene.

Pille, Pflaster und andere Hormonpräparate

Im allgemeinen werden Östrogene und Gestagene in Form kleiner Dragees geschluckt. Östrogen kann über ein dünnes Membranpflaster in den Körper gelangen, das etwa die Größe eines Fünfmarkstücks hat. Es wird gewöhlich an Bauch, Schenkeln oder Hüfte angebracht und zweimal wöchentlich gewechselt. Auch als Vaginalcreme ist Östrogen im Handel. Diese Form der Hormonaufnahme wird gewöhnlich von Frauen gewählt, die besonders unter Trokkenheit der Scheide und Blasenreizungen leiden.

Durch die Aufnahme über die Vagina oder die Haut geht offenbar der Schutz vor kardiovaskulären Erkrankungen, den das Östrogen möglicherweise bietet, gänzlich verloren. Außerdem reagieren manche Frauen allergisch auf das Pflaster und entwickeln einen schmerzhaften Hautausschlag an der Stelle, an der es angebracht ist.

Eine weitere Form, Östrogen zu verabreichen, ist durch Injektionen. Eine Injektion hält drei bis sechs Wochen vor. Diese Methode ist jedoch unpraktisch und teuer, weil jede Injektion einen Gang zum Arzt erfordert. Im übrigen bietet sie eine geringere Flexibilität bei der Dosierung des Medikaments.

Die richtige Dosierung

Wie hoch die Östrogendosis zur Behandlung von Hitzewallungen und vaginaler Trockenheit sein muß, hängt davon ab, welche Hormonmengen Ihr Körper selbst produziert. Manchen Frauen ist bereits mit verhältnismäßig niedrigen Dosen eines Östrogensubstituts geholfen, andere benötigen größere Mengen, um eine Besserung ihrer Beschwerden zu erzielen.

Es gibt Frauen, die an einem allgemeinen Wohlbefinden selbst erkennen, wann sie die richtige Dosis zu sich nehmen. Sie wissen, daß ihr Hormonhaushalt aus dem Gleichgewicht geraten ist, wenn sie Kopfschmerzen bekommen, sich irgendwie aufgeschwemmt fühlen oder einfach die Empfindung haben, körperlich »nicht sie selbst« zu sein.

Denken Sie daran: Je niedriger die Östrogendosis ist, die Sie nehmen, um so geringer ist das Risiko, an Brustkrebs zu erkranken oder andere gesundheitliche Schäden davonzutragen. Es ist also immer ratsam, die Behandlung mit der kleinstmöglichen Dosis zu beginnen. Dasselbe gilt für Gestagen. Wenn sich keine Wirkung zeigt, können Sie die Dosis immer noch steigern.

Östrogentabletten. Sie sind in unterschiedlichen Dosierungen erhältlich. Konjugierte Östrogene, die am häufigsten verschriebene Form dieses Hormons, sind in den Dosierungen 0,3 mg, 0,6 mg, 0,625 mg, 0,9 mg und 1,25 mg im Handel. Die meisten Ärzte beginnen die Behandlung mit einer Dosis von 0,625 mg, weil sich erwiesen hat, daß dies die niedrigste Dosis ist, mit der die Knochenfestigkeit erhalten und ein Schutz gegen Osteoporose erreicht werden kann. Wenn Sie nichts gegen Osteoporose unternehmen wollen, sondern das Östrogen nur als Mittel gegen Hitzewallungen nehmen, ziehen Sie es vielleicht vor, mit einer Dosis von 0,3 mg zu beginnen.

Im allgemeinen sieht die ärztliche Verordnung die tägliche Einnahme einer Tablette vom ersten bis zum fünfundzwanzigsten Tag eines Monats vor. An den übrigen Tagen des Monats wird kein Östrogen eingenommen, damit der Körper – insbesondere der Uterus – eine Zeitspanne hat, während derer er keiner Östrogenstimulation ausgesetzt ist. Jüngere Studien haben ergeben, daß sich durch diese Pause am Ende des Monats, die oftmals mit heftigen Hitzewallungen und Schlaflosigkeit einhergeht, das Krebsrisiko offenbar nicht vermindert. Daher schreiben die meisten Therapien heute eine tägliche Östrogeneinnahme ohne Unterbrechung vor.

Gestagentabletten. Medroxyprogesterontabletten sind im allgemeinen in einer Dosierung von 5 mg oder 10 mg im Handel. Früher wurde den Frauen empfohlen, sie an sieben Tagen im Monat einzunehmen. Heute neigen Fachleute eher zu der Ansicht, daß Gestagen an mindestens zehn Tagen – im Falle eines unterbrochenen Östrogenzyklus vom 16. bis zum 25. Tag, bei ununterbrochenem Östrogenzyklus vom 1. bis zum 10. Tag – eines Kalendermonats genommen werden muß, damit ein sinnvoller Schutz vor Gebärmutterschleimhautkrebs gewährleistet ist.

Östrogencreme. Frauen, die Östrogen in Form von Vaginalcreme aufnehmen, wird im allgemeinen, ähnlich wie bei Östrogentabletten, eine dreiwöchige Anwendungsdauer und eine Woche Pause im Monat empfohlen. Neuerdings raten etliche Hersteller dazu, die Creme eine Woche lang täglich, danach ein bis zwei Wochen lang dreimal wöchentlich und danach nur noch sporadisch und nach Bedarf (ein- bis dreimal wöchentlich) anzuwenden. Die Vertreiber der einzelnen Präparate geben unterschiedliche Anwendungshinweise, weil sie sich bei der Entwicklung der Produkte nach verschiedenen Untersuchungskonzepten richten. Es

ist unmöglich zu entscheiden, welches die günstigste Anwendung ist, aber die letztgenannte scheint – sofern sich damit die Dosierung tatsächlich verringert – den Vorteil zu haben, daß dem Körper weniger Östrogene zugeführt und die Gesundheitsrisiken damit gesenkt werden.
Östrogenpräparate in Form von Vaginalcremes werden in Gramm angegeben. Gewöhnlich erfordert die Behandlung mit Vaginalcreme eine Dosis von 2 bis 5 Gramm täglich. Die Menge Östrogen, die in einem Gramm Creme enthalten ist, unterscheidet sich jedoch von Hersteller zu Hersteller, sie kann 0,1 mg Estriol, aber auch 1 mg Estradiol in 1 g Creme enthalten. Lesen Sie die Packungsbeilage sorgfältig, damit Sie genau wissen, wieviel Östrogen Sie mit einer Applikatorfüllung zu sich nehmen. Und denken Sie daran, daß es sich immer empfiehlt, die Behandlung mit kleinen Mengen des Hormons zu beginnen.

Östrogen-Membranpflaster. Östrogenpflaster enthalten 2 mg, 4 mg oder 8 mg Estradiol, die durchschnittliche Wirkstoffreigabe an die Haut beträgt 0,025 mg, 0,05 mg und 0,1 mg täglich. Um die richtige Dosierung zu erhalten, muß man das Pflaster zweimal wöchentlich wechseln. Hersteller und Ärzte empfehlen eine zyklische Anwendung von 3 Wochen im Wechsel mit einer Woche Pause monatlich, bei starken Beschwerden ist auch eine ununterbrochene Anwendung möglich.

Wenn Hormontabletten mit anderen Wirkstoffen kombiniert sind

Manche Östrogentabletten enthalten Sedativa (Beruhigungsmittel). Sie werden gelegentlich Frauen im Klimakterium verschrieben, die unter Depressionen und Angstzuständen leiden. Vergewissern Sie sich sorgfältig, ob das Östrogenpräparat, das Sie von Ihrem Arzt bekommen, ein Beruhigungsmittel enthält. Sedativa können Benommenheit, Orientierungsstörungen und Müdigkeit auslösen, so daß es Ihnen vielleicht schwerfällt, den alltäglichen Anforderungen nachzukommen. Besonders kritisch ist es, unter dem Einfluß von Sedativa Auto zu fahren. Außerdem machen manche Beruhigungsmittel, über eine längere Zeitspanne hinweg eingenommen, süchtig. Wenn Sie ein Mittel gegen Depressionen benötigen, bitten Sie Ihren Arzt, Ihnen einen Therapeuten zu empfehlen, der sich auf diesem Gebiet auskennt.

Gelegentlich wird Östrogen auch in Verbindung mit einem Androgen, einem männlichen Sexualhormon, verabreicht, weil die Ärzte der Überzeugung sind, daß dadurch die Libido und auch das Wohlbefinden der Frau gesteigert wird.

Aber seien Sie auf der Hut. Nicht alle Frauen erleben durch die Einnahme eines Androgens die Zunahme Ihrer Libido, und unter Umständen zahlen sie einen hohen Preis dafür. Schon geringe Mengen Androgen führen bei manchen Frauen zur Ausbildung männlicher Merkmale wie einer tieferen Stimme, verstärkter Körperbehaarung und Kleinerwerden der Brüste.

Diese Veränderungen sind nicht immer durch ein Absetzen des Medikaments rückgängig zu machen. Im übrigen können Androgene sich auch negativ auf die Cholesterinkonzentration im Blut auswirken und so das Risiko einer Herzerkrankung erhöhen. Eingehendere Forschung steht noch aus.

Notwendige ärztliche Untersuchungen

Bevor Sie eine Hormontherapie beginnen, sollten Sie sich einer gründlichen ärztlichen Untersuchung unterziehen, die folgende Punkte umfaßt:

- Tastuntersuchung der Brust und des Unterleibs
- Blutdruckmessung
- Zellabstrich zur Früherkennung von Gebärmutterhalskrebs. Da bei dieser Methode ein Gebärmutterkrebs möglicherweise unentdeckt bleiben kann, empfehlen Fachleute Frauen, die eine Hormonbehandlung beginnen – besonders, wenn sie ein reines Östrogenpräparat ohne Zugabe von Gestagen nehmen oder zu Blutungsunregelmäßigkeiten neigen –, zuvor eine Uterusbiopsie vornehmen zu lassen
- Eine Mammographie, sofern seit mehr als einem Jahr keine gemacht wurde
- Blutuntersuchung mit Bestimmung des Cholesterin- und Fettspiegels
- Feststellung der Knochenfestigkeit anhand neuerer Röntgenaufnahmen oder einer Knochendensitometrie (Messung der Knochendichte)
- Stuhluntersuchung auf okkultes (verborgenes) Blut zur Früherkennung eines Magen-Darm-Krebses

Die ärztliche Untersuchung sollte außerdem eine vollständige persönliche und eine Familien-Anamnese einschließen.

Wenn dies alles geschehen ist, sollten Sie die Ergebnisse mit Ihrem Arzt durchsprechen und gemeinsam über die Risiken und Vorteile einer Hormontherapie für Sie entscheiden.

Laufende Gesundheitsvorsorge

Solange die Hormonbehandlung andauert, sind regelmäßige Arztbesuche unabdingbar. Ihr Arzt wird Sie vermutlich ein paar Wochen nach Beginn der Behandlung zur ersten Nachfolgeuntersuchung bestellen. Anschließend sollten Sie alle sechs Monate zum Arzt gehen. Bei dieser Gelegenheit sind, wie bei der Erstuntersuchung, eine Tastuntersuchung der Brust und des Unterleibs sowie eine Blutdruckmessung geraten. Da mit der Hormonsubstitutions-Therapie ein erhöhtes Brustkrebsrisiko in Verbindung gebracht wird, ist die regelmäßige Untersuchung besonders wichtig für Frauen, die Hormone nehmen.

Beobachten Sie Ihren Körper und Ihre gesundheitliche Verfassung in der Zeit zwischen den ärztlichen Kontrolluntersuchungen sorgfältig und tasten Sie Ihre Brust einmal im Monat nach verdächtigen Knoten ab. Achten Sie außerdem genau auf ungewöhnliche Symptome wie Vaginalblutungen, Husten, Kopfschmerzen, Benommenheit, plötzliche Knotenbildung und Schwellungen, Schmerzen in den Beinen, Gelbfärbung der Haut und der Augen, Veränderungen der Sehschärfe und Atembeschwerden. Informieren Sie, beim Auftreten dieser Symptome, umgehend Ihren Arzt.

Folgen Sie schließlich den Anweisungen Ihres Arztes gewissenhaft. Überschreiten Sie nie die vorgeschriebene Hormondosis. Wenn Sie das Gefühl haben, daß die verschriebene Dosis nicht ausreicht, um Hitzewallungen und Trockenheit der Scheide wirkungsvoll zu bekämpfen, sprechen Sie zuerst mit Ihrem Arzt, bevor Sie die Dosis erhöhen. Eine eigenmächtige Selbstverordnung kann schwerwiegende Folgen für Ihre Gesundheit nach sich ziehen.

Nebenwirkungen

In den folgenden Abschnitten beschreiben wir einige der Nebenwirkungen, die Sie vielleicht nach Beginn der Hormontherapie an sich beobachten werden.

Vaginalblutungen

Bei einer kombinierten Behandlung mit Östrogen und Gestagen kommt es im allgemeinen einmal im Monat, in der Woche nach der Gestageneinnahme, zu einer Vaginalblutung. Diese Entzugsblutung ist schwächer als eine normale Menstruation und dauert gewöhnlich nur zwei bis drei Tage. Obwohl sie lästig sein kann, ist die Entzugsblutung eine ganz normale Erscheinung und kein Anlaß zur Sorge. Sie wird im Laufe der Jahre immer schwächer und hört irgendwann einmal ganz auf, auch wenn Sie die Hormonbehandlung weiterführen. Informieren Sie aber unbedingt Ihren Arzt, wenn die Blutungen stärker sind oder länger anhalten als gewöhnlich, denn das könnte ein Symptom eines Gebärmutterkrebses sein.

Gelegentlich kommt es bei Frauen, die sich einer Hormonbehandlung unterziehen, während der dreiwöchigen Einnahmephase zu Schmierblutungen, die im allgemeinen aber nach einigen Monaten von selbst aufhören. Dennoch sollten Sie Ihren Arzt auch darüber umgehend informieren. Manchmal hilft es schon, die Östrogendosis zu senken – am besten auf die niedrigste Dosierung von 0,3 mg – oder die Gestagendosis zu steigern.

Flüssigkeitsansammlung

Die Einnahme von Östrogensubstituten kann dazu führen, daß die Nieren eine größere Menge an Salz und Wasser ausscheiden, so daß der Körper mehr Flüssigkeit einlagert. Die Beine, Brüste und Füße schwellen an, und Sie fühlen sich möglicherweise insgesamt aufgedunsen. Der Flüssigkeitsüberschuß läßt sich vielleicht auch am Körpergewicht ablesen.

Alarmieren Sie Ihren Arzt, wenn Sie entsprechende Signale an sich wahrnehmen. Wie schon weiter oben erwähnt, kann eine solche Flüssigkeitsansammlung bereits latent vorhandene Krankheiten wie Epilepsie, Asthma, Herzerkrankungen und Migräne erheblich verschlimmern. Abhilfe gegen die Wassereinlagerung kann man in manchen Fällen schaffen, indem man das Hormonpräparat wechselt oder die Dosis verringert.

B6-Mangel

Ein Mangel an Vitamin B6 tritt gelegentlich während der Einnahme eines synthetischen Östrogenpräparates gegen klimakterische Beschwerden auf, ebenso bei Frauen, die hormonelle Kontrazeptiva nehmen. Achten Sie auf diese Symptome: Müdigkeit, depressive Stimmungen, Konzentrationsmangel, Verlust der Libido und Schlaflosigkeit. Die Störungen können durch die Einnahme eines B6-Präparats möglicherweise gemildert werden (siehe Kapitel 7).

Übelkeit

Besonders während der ersten zwei bis drei Monate der Behandlung ist dies eine häufige Klage von Frauen, die eine relativ hohe Östrogendosis nehmen. Bei den Patientinnen, die ein niedrig dosiertes Präparat nehmen, kommt sie dagegen eher selten vor. Die Übelkeit geht im allgemeinen von selbst vorüber. Sie können versuchen, die Hormone abends einzunehmen. Hält die Übelkeit dennoch bis zum Morgen an, versuchen Sie eine halbe Tablette morgens und eine halbe abends. Auch eine Verringerung der Östrogendosis kann Erfolg haben.

Weitere Nebenwirkungen
Zusätzlich zu den oben aufgeführten wichtigsten Nebenwirkungen kann es während einer Hormontherapie zu folgenden Beschwerden kommen:

- Kopfschmerzen
- Als Melasma bekannte Hautverfärbungen – sie treten meistens im Gesicht auf und verschwinden nicht unbedingt, wenn Sie die Behandlung absetzen
- Vermehrte Schleimbildung am Muttermund (Zervix)
- Sekretabsonderung der Brustwarzen
- Veränderung der Hornhautkrümmung (wodurch das Tragen von Kontaktlinsen unmöglich werden kann)
- Gelbsucht
- Haarausfall
- Juckreiz
- Tieferwerden der Stimme

Sie sehen also, daß das Hormon ein starkes Medikament ist, das schwerwiegende Veränderungen im Körper bewirken kann. Wichtig ist, daß Sie genau beobachten, wie Ihr Körper auf die Hormone reagiert – und daß Sie Ihren Arzt über alle Veränderungen informieren.

Ihre ganz individuelle Entscheidung

Sollten Sie sich einer Hormonbehandlung unterziehen? Diese Frage können eigentlich nur Sie allein beantworten. Zu welchem Ergebnis Sie kommen, hängt von einigen, sehr persönlichen Faktoren ab: Aus welchem Grund wollen Sie die Hormone nehmen, wie sieht Ihre Krankengeschichte aus, und wie sicher fühlen Sie sich, nachdem Sie die Vorzüge und Risiken einer solchen Behandlung gegeneinander abgewogen haben?

»Ich habe herumexperimentiert. Ich nahm das Östrogen eine Weile, und dann dachte ich: ›Okay, jetzt schaffst du's ohne. Du setzt diese Pillen ab, und dein Verstand überzeugt dich, daß du keine Hitzewallungen haben wirst.‹ Also nahm ich kein Östrogen mehr, aber die Hitzewallungen kamen unweigerlich wieder.
Manchmal dauerte es zwei oder drei Wochen, aber sie kamen. Es fing langsam an, vielleicht einmal am Tag. Dann steigerte sich ihre Schwere und Häufigkeit, bis ich wieder am selben Punkt angelangt war wie vorher. Ich habe das in den letzten Jahren ein paarmal ausprobiert, aber es funktioniert nie. Ich weiß nicht, wie lange ich das Zeug noch nehmen muß – vielleicht bis ich weit über fünfzig bin.«

Für manche Frauen liegt die Entscheidung klar auf der Hand. Wenn Sie unter schweren klimakterischen Störungen leiden – unter nächtlichen Schweißausbrüchen beispielsweise, die Sie Nacht für Nacht am Schlafen hindern –, brauchen Sie vielleicht eine Hormontherapie, damit Sie nicht vor Erschöpfung krank werden. Auch nach einer Entfernung der Eierstöcke und wenn Sie zu Knochenbrüchen neigen, kann eine Hormontherapie von großem Nutzen sein.
Wenn Sie dagegen ein von mäßigen Beschwerden begleitetes, natürliches Klimakterium erleben, und Sie sind nicht überdurchschnittlich gefährdet für Osteoporose oder Herzerkrankungen, überwiegen die Risiken einer Hormonsubstitutions-Therapie deren Vorteile höchstwahrscheinlich.
Nun ist die Situation vieler Frauen irgendwo zwischen diesen beiden eindeutigen Positionen angesiedelt, weshalb ihnen die Antwort auf die Frage, ob sie sich einer Hormonbehandlung unterziehen sollen oder nicht, gewöhnlich so schwer fällt.
Wieder ist es eine Sache der persönlichen Entscheidung!

Wann ist eine Hormonsubstitutions-Therapie zu empfehlen?

- Wenn Sie unter schweren Hitzewallungen leiden, gegen die andere Behandlungsmethoden (siehe Kapitel 2) nicht helfen
- Bei gravierenden Veränderungen der Vagina, die zu Schmerzen beim Geschlechtsverkehr, Entzündungen des Harntrakts und hartnäckigem Juckreiz in der Scheide führen *und* wenn diese Symptome durch die Benutzung von Gleitmitteln und durch verstärkte sexuelle Aktivität nicht beseitigt werden (siehe Kapitel 5)
- Wenn Ihr Cholesterin- und Fettspiegel bedenklich erhöht sind und es in Ihrer Familie zahleiche Herzinfarkte und Schlaganfälle gab *und* es ist Ihnen nicht gelungen, die Risikofaktoren durch andere vorbeugende Maßnahmen, wie Änderung der Eßgewohnheiten, Kontrolle des Blutdrucks und sportliche Betätigung, zu reduzieren
- Wenn Risikofaktoren für Osteoporose vorliegen

Sie müssen abwägen, welche Vorteile und Risiken für Sie persönlich die wichtigste Rolle spielen, und Sie müssen entscheiden, welchen Beschwerden oder Krankheiten Sie vor allem entgegenwirken wollen. Eine Frau, die sich gegen eine Hormonsubstitutions-Therapie entschieden hatte, drückte das so aus: »Ich fühlte mich wohler bei dem Gedanken, vielleicht mit achtzig an Osteoporose zu sterben als mit sechzig oder siebzig an Brustkrebs.«
Etwas anders liegen die Dinge natürlich, wenn dic Menopause infolge eines operativen Eingriffs oder einer Strahlenbehandlung eintritt. In diesem Fall kommt es zu einem sehr plötzlichen Hormonabfall. Wenn Ihr Körper zudem

Wann ist eine Hormonsubstitutions-Therapie nicht zu empfehlen?

Auf keinen Fall sollten Sie sich einer Hormonbehandlung unterziehen, wenn einer der folgenden Punkte in Ihrer persönlichen Anamnese auftaucht:

- Irgendeine Form von Gebärmutterkrebs
- Brustkrebs
- Schlaganfall
- Thrombose- und Embolieneigung
- Abnormale Vaginalblutungen unbestimmter Ursache
- Leberfunktionsstörungen

Viele Ärzte raten darüber hinaus beim Vorliegen eines der folgenden Punkte von einer Hormonbehandlung ab:

- Diabetes
- Sichelzellen-Hb-C-Krankheit
- Hoher Blutdruck
- Migräne
- Gebärmuttermyome
- Fibrozystische Veränderungen oder Fibroadenome der Brust
- Endometriose
- Epilepsie
- Erkrankungen der Gallenblase
- Brustkrebs in der Familienanamnese
- Rauchen

nicht effizient in der Lage ist, Androgene in Östrogen umzuwandeln – ein Prozeß, der bei älteren Frauen ganz natürlich ist –, könnte eine Hormonbehandlung die angemessene Therapie für Sie sein, muß aber entsprechend Ihrer medizinischen Vorgeschichte persönlich auf Sie zugeschnitten sein. Eine Frau, der im Alter von 39 Jahren die Gebärmutter entfernt wurde, und deren Familienanamnese mehrere Herzinfarkte und Herzerkrankungen aufwies, entschied sich für eine Östrogenbehandlung zum Schutz gegen diese beiden Risiken. »Ich habe einfach mehr Angst vor einer Herzerkrankung als vor Krebs«, erklärte sie dazu. Eine Hormonbehandlung ist nichts, das man auf die leichte Schulter nehmen kann. Lassen Sie sich Zeit für die Entscheidung, denken Sie sorgfältig darüber nach, und informieren Sie sich gründlich. Im allgemeinen ist man gut beraten, wenn man sich in dieser Frage auf die Seite der Vorsichtigen schlägt. Noch sind viele Fragen zu den Risiken der Hormonsubstitutions-Therapie unbeantwortet. Im übrigen ist es ratsam, sich über die neuesten Entwicklungen in der Hormonforschung auf dem laufenden zu halten.

4
Das Stimmungsbarometer im Klimakterium

Das substantiellste Geschenk des Lebens nach der Menopause ist das Bewußtsein meines Selbstwerts.
Charlotte Markman Stein

Eines der ältesten und hartnäckigsten Märchen über das Klimakterium ist die Behauptung, es könne aus einer ansonsten vernünftigen Frau eine launische Alte, ein neurotisches Nervenbündel, eine keifende Irre machen. Schon 1857 schrieb ein Autor in einem Buch über das Klimakterium: »Eine breite Schicht von Frauen wird in den Wechseljahren völlig aus den Angeln gehoben ... Sie machen mit ihrem exzentrischen Verhalten sich selbst und ihren Nächsten das Leben schwer.«

Mehr als 130 Jahre später hält sich die Vorstellung, eine Frau könne durch die Menopause »aus den Angeln gehoben« oder »exzentrisch« werden, immer noch hartnäckig. Das Klimakterium wird, von Nervosität und Angstzuständen bis Schlaflosigkeit und Depressionen, für alle möglichen psychischen Probleme verantwortlich gemacht. Ein Arzt bezeichnet sogar »unsoziales Verhalten« und »Aggressivität« als die »beiden verbreitetsten Symptome« des Klimakteriums. Er macht sich allerdings nicht die Mühe, zu erklären, was er mit diesen Begriffen meint.

Aber die Botschaft ist dennoch klar: Das Klimakterium ist im Leben einer jeden Frau eine Zeit außergewöhnlicher emotionaler Belastung.

Aber ist es das wirklich? Im vorliegenden Kapitel werden

wir einen Blick auf die Untersuchungen werfen, die die Rolle des Klimakteriums für die geistige Ausgeglichenheit einer Frau in mittleren Jahren unter die Lupe nehmen. Wir werden uns außerdem mit einigen Dingen befassen, die jede Frau tun kann, um gegen das Gefühl der Überlastung und Deprimiertheit anzukämpfen, das sie in dieser Zeit ihres Lebens vielleicht manchmal überfällt.

»Mir ist nichts an der Möglichkeit gelegen, noch Kinder bekommen zu können, darum ist mir diese Seite der Menopause, die Sache, an die sich so viele Frauen, die ich kenne, noch klammern – der Quatsch vom Ende deiner gebärfähigen Jahre – völlig unwichtig. Ich nehme an, daß dir die Gesellschaft die Botschaft vermitteln will, das Ende deiner Menstruation setze auch deinem Wert als menschlichem Wesen ein Ende. Ich ziehe mir diesen Schuh nicht an. Ich brauche keine Menstruation, um mich lebendig zu fühlen.«

Das Märchen von der Klimakterium-Melancholie

In der Psychiatrie wurde lange Zeit eine bestimmte Form der depressiven Erkrankung in direktem Zusammenhang mit dem Klimakterium gesehen. Sie wurde beschrieben als »eine Störung, die in der Rückbildungsphase des Klimakteriums auftritt und durch Angst, Unruhe und schwere Schlaflosigkeit gekennzeichnet ist. Schuldgefühle und subjektive Einschränkungen der Konzentration können wahnhafte Ausmaße annehmen«.
Heute ist der Begriff der klimakterisch bedingten Depression weitgehend aus dem Vokabular der Psychiatrie verschwunden. In zahlreichen Studien hat sich keine erkennbare Zunahme depressiver Störungen im Klimakterium

ergeben. Im übrigen zeigt sich im Krankheitsbild der Frauen, die während der Wechseljahre Depressionen entwickeln, kein anderes Muster als in dem jüngerer oder älterer Frauen.

Das soll keineswegs heißen, daß Frauen in mittleren Jahren keine Depressionen bekommen. Aber es ist nicht die Menopause, die sie auslöst.

Den besten Beweis für diese Behauptung liefert die *Massachusetts Women's Health Study*, die bisher größte und umfassendste Studie ihrer Art. Unter der Leitung von Sonja und John B. McKinlay vom *New England Research Institute* in Watertown, Massachusetts, wurden in dieser Untersuchung mehr als 2 300 Frauen fünf Jahre lang beobachtet. Alle Frauen waren zu Beginn der Untersuchung im Alter zwischen 45 und 55 Jahren. Sie stammten aus ländlichen und aus städtischen Gebieten von Massachusetts.

Die Teilnehmerinnen der Studie setzten sich aus zufällig ausgewählten Bürgerinnen der Gemeinde zusammen und nicht aus dem Patientinnenstamm einer Praxis oder Klinik. Die meisten Daten über das Klimakterium waren bis dahin unter Frauen erhoben worden, die sich aus diesen oder jenen Gründen bereits in ärztliche Behandlung begeben hatten, einer Gruppe, die nicht repräsentativ ist für die Gesamtheit der Frauen.

Die McKinlays fanden heraus, daß die biologischen Vorgänge des Klimakteriums fast keine Auswirkungen hatten auf das subjektive Gesundheitsgefühl einer Frau, einschließlich ihres psychischen Wohlbefindens. »Die überwältigende Mehrzahl der Frauen empfand das Ende der Menstruation als positives bis neutrales Erlebnis«, notierten die McKinlays in der abschließenden Zusammenfassung der Studie. Viele Frauen äußerten sich sogar eher erleichtert darüber, daß sie sich keine Gedanken mehr um Schwangerschaft, Verhütung und Periode zu machen brauchten. Interessanterweise war bei den Frauen mit vor-

anschreitendem Klimakterium eine zunehmend positivere Einstellung dazu zu verzeichnen.
Des weiteren stellten die McKinlays fest, daß der Beginn der Menopause, sofern sie auf natürliche Weise eintrat, keinen Einfluß auf die Quote depressiver Erkrankungen hatte. Etwa 10 Prozent der in der Studie erfaßten Frauen berichteten von gelegentlichen Depressionen – eine Zahl, die dem Durchschnitt der Frauen in allen Altersstufen entspricht. 85 Prozent gaben an, niemals unter Depressionen zu leiden.
Obwohl aus der Studie nicht hervorging, daß die Menopause Depressionen hervorruft, kam sie zu dem Ergebnis, daß bereits bestehende Depressionen die Wahrscheinlichkeit erhöhen, daß die betroffene Frau über Probleme mit dem Klimakterium berichtet. Testpersonen, die schon vorher depressive Phasen erlebt hatten, suchten doppelt so häufig ihren Arzt wegen Hitzewallungen, Schweißausbrüchen und Menstruationsunregelmäßigkeiten auf. Kein Wunder also, daß so viele Ärzte dazu tendieren, Depressionen und Klimakterium miteinander in Verbindung zu bringen! Die Chance, daß eine Patientin, die sich wegen klimakterischer Beschwerden an sie wendet, auch zu Depressionen neigt, ist groß, wobei die Depressionen häufig schon lange vor Beginn des Klimakteriums bestanden.

»Mein Mann starb, als ich in den Wechseljahren war. Ich nehme an, daß mich der Gefühlsaufruhr von einigen körperlichen Veränderungen, die ich erlebte, ablenkte. Aber ich sorgte auch dafür, daß ich beschäftigt war, und versuchte, alles hinter mir zu lassen. Abgesehen davon hatte ich gelernt, daß das Klimakterium etwas vollkommen Natürliches ist. Meine Mutter hatte nie über ihre Erfahrungen mit dem Klimakterium gesprochen, und sie schien auch keine körperlichen Symptome zu haben, die darauf schließen ließen, daß sie sich darin befand. Ich meine, man sollte so vernünftig wie

möglich damit umgehen. Ich war im Grunde sehr erleichtert. Wenn ich schon in diesem Alter bin, bin ich doch froh, wenn ich keine Periode mehr habe.«

Hysterektomie und Depression

In den allgemeinen Erhebungen zu Depression und Klimakterium waren Frauen, die eine Hysterektomie hinter sich hatten, nicht berücksichtigt. Diese Gruppe erfaßten die McKinlays gesondert und stellten fest, daß ihre Erfahrungen mit Depressionen sich von denen der Frauen, die eine natürliche Menopause erlebten, erheblich unterschieden. Frauen, deren Menopause infolge eines chirurgischen Eingriffs eingetreten war, litten doppelt so häufig unter depressiven Verstimmungen. Außerdem neigten sie zu der Ansicht, daß es ihnen gesundheitlich schlechter gehe als anderen, und suchten häufiger ärztliche Hilfe. Es kann daher nicht überraschen, daß sie sich zweimal so häufig Medikamente wie Schlaftabletten und Beruhigungsmittel verschreiben ließen. Zudem unterzogen sie sich wesentlich häufiger einer Hormonsubstitutions-Therapie, was ebenfalls nicht verwunderlich ist, weil einige der chirurgischen Eingriffe die Entfernung der Ovarien einschloß, die den plötzlichen Eintritt der Menopause nach sich zieht.

»Nach der Hysterektomie wandten Robert und ich uns an eine Beratungsstelle, um mit der damit verbundenen Trauer fertigzuwerden. Der Höhepunkt, das Erlebnis, das mir wirklich den Rest gab, passierte, als eine gute Freundin ein Kind bekam. Ich besuchte sie im Krankenhaus und hätschelte das Baby. Als ich am Abend nach Hause kam, war ich furchtbar wütend und wußte nicht, warum. Ich hackte auf Robert herum; ich schrie den Hund an. Dann brach ich schließlich

in ein verzweifeltes Schluchzen aus. Mir war plötzlich klar, und ich verstand in voller Tragweite, daß ich nie in der Lage sein würde, ein Kind zu haben. Von diesem Augenblick an habe ich begriffen, daß meine Fürsorge der Welt insgesamt gilt. Ich muß sie nicht auf ein kleines Individuum konzentrieren. So habe ich die Trauer bewältigt. Ich habe gelernt, die Trauer aus mir herauszunehmen und in ein freudvolleres Leben einzubringen. Ich weiß, das klingt ein bißchen wie ein Märchen, aber es ist wahr.«

Auch wenn die Aussage nicht ausreichend bewiesen ist, zeigen doch andere Studien ebenfalls einen Zusammenhang zwischen Hysterektomie und Depression. Wissenschaftler haben herausgefunden, daß Frauen nach einer Hysterektomie (gleichgültig, ob auch die Ovarien entfernt wurden oder nicht) eher mit psychischen Problemen zu kämpfen hatten als nach anderen operativen Eingriffen. Sie litten auch eher unter psychischen Störungen als Frauen, die keinerlei Operationen über sich ergehen lassen mußten.

Forschungen haben außerdem ergeben, daß sich Depressionen nicht immer unmittelbar nach einer Hysterektomie einstellen. Oftmals klagen Frauen erst ein Jahr oder im Laufe des zweiten Jahres nach dem Eingriff über depressive Gefühle. Es ist unklar, ob diese Depressionen mit der Operation in Zusammenhang stehen oder nicht.

Warum Frauen nach einer Hysterektomie zu Depressionen neigen, ist nicht vollkommen geklärt. Einige Wissenschaftler heben das emotionale Trauma hervor, das durch das Entfernen der Gebärmutter ausgelöst wird: Viele Frauen empfinden es als symbolischen Verlust und erzählen, daß sie sich als »nicht mehr vollständig« oder »weniger weiblich« empfinden. Dieser Auslöser depressiver Störungen wird von Kultur zu Kultur unterschiedlich bewertet; er ist stärker ausgeprägt, wenn die Mutterrolle der Frau einen sehr hohen gesellschaftlichen Stellenwert hat. Andere

Fachleute sind dagegen der Meinung, daß die Depressionen durch physiologische Faktoren, möglicherweise die plötzlichen hormonellen Veränderungen, ausgelöst werden. Auch auf diesem Gebiet ist weitere Forschungsarbeit vonnöten.

Die meisten Frauen sind nach einer Hysterektomie jedoch nicht mit schwerwiegenden Depressionen konfrontiert. Dennoch sollten sie immer mit der Möglichkeit rechnen und bereit sein, professionelle Hilfe in Anspruch zu nehmen, sofern sich die Notwendigkeit ergibt. Susanne Morgan schreibt dazu in ihrem Buch *Coping with a Hysterectomy*: »Wir müssen uns darüber im klaren sein, daß Depressionen folgen können, so daß wir in der Lage sind, die notwendige Unterstützung zu finden, wenn diese Gefühle eintreten. Vielen von uns fällt es nur zu leicht, uns einzureden, daß unsere Probleme auf unsere Unfähigkeit, mit den Dingen fertigzuwerden, zurückzuführen sind und daß wir keine Hilfe verdienen.«

»Die Hysterektomie war der Anfang vom Neubeginn für mich. Keine Krämpfe, kein PMS, keine durchgebluteten Unterhosen mehr. Ich nehme seit vier Jahren Östrogen, und es war eine glatte Sache. Manchmal vergesse ich, meine Pille zu nehmen, und stelle fest, daß ich Einschlafschwierigkeiten habe. Später erinnern mich dann ein paar Hitzewallungen daran, meine Pillen zu nehmen. Ein paarmal war ich traurig, daß ich mich niemals mehr entscheiden kann, ein Kind zu bekommen, aber alles in allem kann ich zusammenfassend sagen, daß ich es nicht bedaure.«

Niemand sollte eine Depression allein durchleiden. Suchen Sie sich Unterstützung in einer Selbsthilfegruppe oder in einer Einzeltherapie. Jeder verdient es, glücklich zu sein.

Klimakterische »Launen« oder PMS?

Wenn Sie zu den Frauen gehören, die unter dem Prämenstruellen Syndrom (PMS) leiden, haben Sie vielleicht festgestellt, daß Ihre Beschwerden mit herannahendem Klimakterium intensiver werden. Untersuchungen haben ergeben, daß Frauen im Alter von 30 bis 40 Jahren häufiger unter PMS-Symptomen leiden als jüngere und daß die Symptome in späteren Jahren an Intensität und Dauer zunehmen.

Zu den charakteristischen psychischen Veränderungen des Prämenstruellen Syndroms gehören Müdigkeit, nervöse Unruhe, Reizbarkeit, Weinkrämpfe, Gefühlsausbrüche und Schlaflosigkeit. Es kann durchaus sein, daß die Reizbarkeit, die Erschöpfung und andere emotionale Beeinträchtigungen, die manche Frauen in der Zeit des Klimakteriums erleben, einfach auf die Tatsache zurückzuführen sind, daß sie aufgrund nächtlicher Schweißausbrüche nicht genügend Schlaf bekommen. Menschen, die ständig unter Müdigkeit leiden, sind häufig reizbar und nervös. Wenn Sie sich mit diesem Problem konfrontiert sehen, könnten Sie versuchen, sich an die Ratschläge zur Selbsthilfe im zweiten Kapitel zu halten. Vielleicht legt sich damit auch Ihre emotionale Unausgeglichenheit.

Wenn Sie vermuten, daß das PMS für Ihre Stimmungsschwankungen verantwortlich ist (und Sie können das herausfinden, indem Sie drei Monate lang über Ihren Zyklus Buch führen und die Symptome täglich eintragen), versuchen Sie die folgenden Maßnahmen, um Ihre Beschwerden zu verringern:

- *Achten Sie darauf, was Sie in den zwei Wochen vor der Periode essen.* Meiden Sie insbesondere allzu kohlenhydratreiche Süßspeisen. Die Hormonumstellung, zu der es kurz vor Beginn der Menstruation kommt, bringt ein schnelleres Absinken des Blutzuckerspiegels nach der

Aufnahme von Kohlenhydraten mit sich. Das kann zu Erschöpfungszuständen, Reizbarkeit und nervöser Unruhe, häufig auch zu Kopfschmerzen führen.
Es fällt sicher nicht immer leicht, in der Zeit vor der Periode auf kohlenhydratreiche Dinge zu verzichten, weil gerade die Gier nach Süßem für manche Frauen zu den PMS-Symptomen gehört. Am besten sorgen Sie dafür, daß keine Schokoriegel oder Kekse im Haus sind, wenn Sie wissen, daß Ihre Periode bevorsteht. Legen Sie statt dessen einen Vorrat an frischem Obst und anderen gesunden Lebensmitteln an, und versuchen Sie, mehrere kleine Mahlzeiten am Tag zu sich zu nehmen, um das Verlangen nach Süßem zu reduzieren und den Blutzuckerspiegel auf einem konstanteren Wert zu halten.

- *Essen Sie weniger Salz*. Salz bindet Flüssigkeit im Körper. Indem Sie den Salzverbrauch reduzieren, können Sie PMS-Symptome wie Wasseransammlung im Gewebe und das Gefühl aufgedunsen zu sein, lindern.
- *Vermeiden Sie Alkohol und Koffein*. Viele der PMS-bedingten psychischen Beeinträchtigungen werden durch diese beiden Stoffe verstärkt.
- *Nehmen Sie keine Beruhigungsmittel*. Auch sie können die psychischen Begleitsymptome des PMS intensivieren.
- *Nehmen Sie ausgewählte Mineralstoffe und Vitamine*. Es spricht vieles dafür, daß Vitamine die psychischen PMS-Symptome mindern können. Empfohlen wird eine tägliche Zusammensetzung aus Kalzium (500 mg), Magnesium (250 mg), Vitamin B6 (50 mg) und Vitamin E (600–1 000 IE).
- *Treiben Sie viel Sport*. Sport hilft, die Laune zu heben und Spannung und Angstgefühle abzureagieren. In verschiedenen Studien hat sich gezeigt, daß Frauen, die Sport treiben, weniger anfällig sind für ernste PMS-Symptome.

Die Menopause in anderen Kulturen

In vielen nichtwestlichen Kulturen, in denen Jugend und Schönheit kein so hoher Stellenwert beigemessen wird wie bei uns, betrachtet man die Menopause nicht als »Anfang vom Ende«, sondern als Meilenstein für ein gestiegenes gesellschaftliches Ansehen. Daher verwundert es nicht, daß Frauen in diesen Kulturen kaum über physische Beschwerden und Depressionen im Klimakterium berichten.

Die folgenden Beispiele zeigen Kulturen, in denen sich die Stellung der Frau nach der Menopause verbessert.

- Im indischen Bundesstaat Rajasthan ist es den Frauen nach der Menopause erlaubt, die Frauenräume zu verlassen und mit den Männern zu reden und zu trinken. Sie müssen ihre Zeit nicht mehr verschleiert und abgeschieden mit den anderen Frauen im *Purdah* verbringen.
- Beim Stamm der Quemant in Äthiopien dürfen die Frauen, die die Menopause erreicht haben, über geheiligten Boden gehen und an rituellen Handlungen teilnehmen, für die sie in ihren gebärfähigen Jahren als unrein galten.
- Auf Ulithi in Mikronesien kann eine Frau nach der Menopause Heilerin werden und Zauberei und Magie ausüben.
- In der traditionellen Kultur der kanadischen Cree ist es den Frauen nach der Menopause erlaubt, schamanistische Kräfte zu entwickeln und eine Rolle in religiösen Zeremonien zu übernehmen.
- Die Thonga-Frauen in Mosambik dürfen, wenn sie wollen, nach der Menopause Affen- und Stachelschweinfleisch essen – ein Tabu für noch menstruierende Frauen.

»Ich habe mich in der Menopause nicht an meinen Gynäkologen gewandt. Vermutlich lag es daran, daß ich nicht besonders viel für Ärzte übrig habe, obwohl ich einen sehr guten habe. Wie dem auch sei, ich nahm einfach an, daß die Gefühle, die ich an mir feststellte, auf den allgemeinen Streß zurückzuführen waren. Zu dieser Zeit taten sich in meinem Leben ein paar entscheidende Dinge. Meine beiden Eltern lagen im Sterben, und ich war aus einem Job geflogen, weil ich mit einem bestimmten Typen nicht schlafen wollte. Dann verlobte ich mich mit einem Mann, der, wie sich herausstellte, bereits mit einer anderen verlobt war, die er dann auch heiratete. Das alles passierte zur selben Zeit, und ich nahm einfach an, daß der Streß meine Hormone völlig durcheinandergebracht hatte. Daß ich meine Periode nicht mehr bekam, machte mir eigentlich nichts aus, weil ich mein Leben lang Schwierigkeiten damit hatte. Ich wüßte nicht, was daran, sie nicht mehr zu haben, problematisch sein sollte.«

Streßfaktoren in der Lebensmitte

Die Stimmungsschwankungen, die manche Frauen im Klimakterium erleben, sind oftmals eher auf äußere Anstöße – Sorgen um die berufliche Karriere, um ein Kind oder den Partner zum Beispiel – zurückzuführen als auf den aufgewühlten Hormonhaushalt.

»Ich vermisse meine Periode nicht, aber daß ich keine Kinder bekommen kann, belastet mich. Das hat mich in den letzten paar Jahren schwer getroffen. Es war sehr hart.«

Wie die McKinlays in ihrer Studie aufzeigen, können für eine Frau in den Jahren, in denen sie das Klimakterium durchläuft, verschiedene negative Ereignisse zuammenfallen: Der Partner oder ein enger Verwandter (insbesondere ein Elternteil) stirbt oder wird chronisch krank oder invalid; Kinder ziehen von zu Hause weg – oder kehren, vielleicht nun ihrerseits mit einem Kind, ins Elternhaus zurück; ein angespannterer Arbeitsmarkt führt zu finanziellen Schwierigkeiten; Freunde und Familienmitglieder, die bisher einen emotionellen Halt boten, sterben oder ziehen fort; eine Ehe endet in der Scheidung. Derart gravierende Veränderungen sind von entscheidender Wirkung auf das Selbstwertgefühl und die Lebenseinstellung einer Frau.

Betrachtet man all das, was einer Frau in ihrer mittleren Lebensphase widerfahren kann, scheint es fast schon ein Wunder, daß es überhaupt Frauen gibt, die diese Zeit überstehen, ohne in tiefste Depressionen zu verfallen! Jedes einzelne der oben genannten Ereignisse kann so belastend sein, daß es zu depressiven Stimmungen führt. Und in manchen Fällen kommt es auch dazu. Aber das ist nicht bei allen Frauen so, und es hat nichts mit dem Rückgang der Hormonproduktion zu tun. Sehr häufig sind die Ursachen der Belastungen, denen sich Frauen in der Zeit des Klimakteriums ausgesetzt sehen, bei anderen Personen zu suchen. In 39 Prozent der Fälle sind es, der McKinlay-Studie zufolge, die Kinder, in 24 Prozent Eltern oder Schwiegereltern, in 22 Prozent der Ehemann oder Partner und in 4 Prozent Freunde oder Arbeitskollegen.

Es wurde festgestellt, daß die Arbeit für die meisten Frauen eine positive Lebenserfahrung ist, die dazu beitragen kann, die durch die Familie entstandenen Belastungen auszugleichen. Im übrigen haben, wie die McKinlays betonen, nicht alle bedeutenden Ereignisse, die in der Mitte des Lebens eintreten, unbedingt negativen Charakter. Es tun sich auch viele positive Dinge! Enkelkinder werden geboren, die Angst vor ungewollten Schwangerschaften hat ein Ende, es gibt (nun, da die Kinde aus dem Haus sind) Gelegenheit, neuen Interessen und Betätigungen nachzugehen – diese und andere Erfahrungen schaffen einen positiven Ausgleich für die psychischen Belastungen, denen Frauen in mittleren Jahren oft ausgesetzt sind.

Das leere Nest ist nicht unbedingt ein Unglück

Lange Zeit herrschte die Meinung vor, daß Frauen, deren Kinder erwachsen geworden und aus dem Haus gegangen sind, anfälliger seien für Depressionen. Neuere Forschungen haben dagegen gezeigt, daß dies nicht zutrifft. Viele Frauen empfinden das »Flüggewerden« der Kinder im Gegenteil als eine befreiende Erfahrung, die es ihnen ermöglicht, sich in einer neuen, unabhängigeren Rolle zu definieren.

In einer 1988 an der medizinischen Fakultät der Northwestern University durchgeführten Studie wurden einer Gruppe von 50 berufstätigen Frauen im Alter zwischen 43 und 50 Jahren psychologische Tests vorgelegt. Die Hälfte der Frauen hatte halbwüchsige Kinder, die noch zu Hause lebten, die Kinder der übrigen hatten das »heimische Nest« verlassen. Die Frauen der ersten Gruppe sahen sich eher als vorsichtig, abhängig, nachgiebig und fürsorglich. Die anderen dagegen beschrieben sich als selbstbewußt, unabhängig, zielstrebig und bestimmt. Die Ergebnisse der Studie lassen darauf schließen, daß ein leeres Nest nicht unbedingt als Unglück empfunden wird. Für viele Mütter (und auch Väter) ist es ein willkommenes, positiv erlebtes Ereignis, wenn die Kinder schließlich ihre eigenen Wege gehen.

Wie Sie den Streß im Leben reduzieren können

Einige Schritte können dazu beitragen, Streß und Belastungen, die den Frauen in den Jahren des Klimakteriums das Leben schwer machen, zu reduzieren:

- *Machen Sie sich die Quelle der Belastung bewußt.* Wenn Ihnen das gelungen ist, schaffen Sie Distanz zum auslösenden Faktor – und wenn es nur für eine gewisse Zeit ist. Wenn es Ihre halbwüchsigen Kinder sind, die an Ihren Nerven zerren, planen Sie einen Urlaub ohne sie. Wenn Sie sich um einen pflegebedürftigen Elternteil kümmern, sorgen Sie dafür, daß Sie von Zeit zu Zeit Entlastung finden. Bestehen Sie darauf, daß andere Familienmitglieder gelegentlich die Pflege übernehmen, oder stellen Sie, sofern Sie es sich leisten können, eine bezahlte Kraft ein, damit Sie einen Abend oder ein Wochenende frei haben. Vergessen Sie nicht, daß Sie nur dann für das Wohl anderer sorgen können, wenn Sie Ihr eigenes Wohl nicht vernachlässigen.
- *Bestimmen Sie Ihr eigenes Tempo.* In der Lebensmitte ist unser Leben oft so erfüllt von Aktivitäten und Verantwortungen, daß wir völlig vergessen, was wir sind, nämlich Menschen und keine Arbeitsmaschinen. Versuchen Sie, sich nicht zu viele Dinge aufzuladen, besonders nicht solche, von denen Sie wissen, daß sie belastend sind. Und denken Sie daran, daß Sie nicht jedem alles recht machen können. Lernen Sie, nein zu sagen.
- *Hören Sie auf Ihren Körper.* Streß macht sich frühzeitig durch bestimmte Signale bemerkbar: Verdauungsstörungen, Müdigkeit, Eßstörungen, Schlafschwierigkeiten und Tagträume zum Beispiel. Beachten Sie diese Zeichen; sie sagen Ihnen, daß Sie Ihr Tempo verlangsamen müssen.
- *Umgeben Sie sich mit Menschen, die Sie mögen.* Wenn Sie mit einem Menschen, dem etwas an Ihnen gelegen ist, über belastende Situationen reden, ist dies bereits ein

großer Schritt hin zur Verminderung der Gefühle innerer Unruhe und Anspannung. Auch das Zusammensein mit einer Gruppe von Menschen, die ein gemeinsames Interesse verbindet, sei es ein bestimmtes Hobby oder ein soziales Anliegen, kann erheblich dazu beitragen, den Streß zu reduzieren.

- *Treiben Sie regelmäßig Sport.* Sport ist ein hervorragender Streßlöser und Aufmunterer. Außerdem gibt er Ihnen zusätzlich Energie. Sie müssen ihn allerdings regelmäßig betreiben, um in den Genuß dieser positiven Wirkung zu kommen. Gelegentliche körperliche Betätigung, hin und wieder eine Partie Tennis oder ein Gewaltmarsch zum Beispiel, sind eher eine Belastung für den Körper.
- *Eignen Sie sich Entspannungstechniken an.* Yoga, Atemübungen, transzendentale Meditation, Übungen zur Lockerung der Muskulatur, Biofeedback und andere Entspannungstechniken haben sich als äußerst hilfreich erwiesen, wenn es darum geht, negative Streßauswirkungen zu reduzieren. Viele dieser Techniken kann man sich allein mit Hilfe von Büchern aneignen, oder man läßt sich von einem Lehrer einweisen. Eine Liste der entsprechenden Seminare können Sie sicher über Ihre örtliche Krankenkasse beziehen, die auch die Kosten für diese Veranstaltungen zum Teil übernehmen.
- *Suchen Sie professionelle Hilfe, wenn Ihnen der Streß über den Kopf wächst.* Seien Sie keine Märtyrerin. Jeder Mensch kann von Zeit zu Zeit den kompetenten Rat einer geschulten Person gebrauchen, und wenn man es schafft, sich durch eine Therapie weiterzuentwickeln, ist dies eine kluge Art, gegen die Auswirkungen der Belastungen im Leben anzukämpfen.

»Ich glaube, die schlechten Zeiten des Klimakteriums ähneln dem prämenstruellen Syndrom. Haben Sie den Film Broad-

cast News *gesehen? Im Vorspann sitzt eine Produzentin an ihrem Schreibtisch und bricht aus heiterem Himmel in Tränen aus. Bis vor wenigen Jahren kannte ich solche Weinkrämpfe nicht. Es ist, als würde sich innerlich etwas aufbauen, und man muß einfach weinen. Ich weiß nicht, wie ich es ausdrücken soll, aber das Weinen ist wirklich ein Ventil. Danach fühlt man sich großartig.«*

Die typische Depression

Auch wenn die Menopause nicht der unmittelbare Auslöser ist, kann es im Klimakterium, wie in jedem anderen Abschnitt des Lebens, zu einer echten Depression kommen. Die typische Depression ist nicht mit einem Anfall von Melancholie zu verwechseln, sie ist eine schwerwiegende Erkrankung, die sich über Wochen, Monate oder, sofern sie nicht behandelt wird, sogar über Jahre hinziehen kann. Sie wirkt sich auf den ganzen Menschen aus – seinen Körper, seine Psyche, seine Gedanken – und ist eine gravierende Beeinträchtigung des normalen Lebens. Frauen sind doppelt so anfällig dafür, irgendwann im Laufe ihres Lebens von einer echten Depression getroffen zu werden.

Psychiater und andere Fachleute, deren Gebiet die Behandlung depressiver Patienten ist, haben die im Folgenden aufgelisteten charakteristischen Symptome einer typischen Depression zusammengestellt.

- Zu viel oder zu wenig essen
- Zu viel oder zu wenig schlafen
- Ungewöhnliche Teilnahmslosigkeit oder Unruhe
- Verlust der Freude an angenehmen Betätigungen, einschließlich der sexuellen Libido
- Permanente Müdigkeit oder Antriebsarmut
- Gefühle der Wertlosigkeit und Schuldgedanken

– Konzentrations- und Erinnerungsschwächen, Unfähigkeit, Entscheidungen zu treffen
– Todes- und Selbstmordgedanken oder Suizidversuche

Depressionen können sich im übrigen bei jedem Menschen in anderer Weise manifestieren. Die einen erleben depressive Schübe, die nur ein- oder zweimal im Leben auftreten, andere leiden unter chronischen Depressionen, die über einen langen Zeitraum hinweg andauern und eine permanente Behandlung erfordern.

Wenn Sie der Meinung sind, unter einer echten Depression zu leiden, ist es wichtig, daß Sie professionellen Rat suchen. Vielleicht hilft Ihnen eine Therapie oder die Behandlung mit einem Antidepressivum oder beides. Glauben Sie nicht, daß Sie sich einfach nur zusammenzunehmen brauchen oder daß Sie die Depression durch Willenskraft wegdenken können. Und machen Sie sich keine Vorwürfe wegen Ihrer depressiven Stimmungen. Depressionen sind weder ein Charakterfehler noch ein Zeichen für Schwäche. In jedem Jahr sind etwa zehn Millionen Menschen allein in den Vereinigten Staaten von depressiven Erkrankungen betroffen. Sie sind also nicht allein. Und Sie sollten auch nicht allein leiden. Suchen Sie Hilfe.

5
Klimakterium und Sexualität

Die Menopause hat mir im Liebesleben mit meinem Mann eine neue Freiheit gegeben – überdies ein Gefühl der Kontrolle über mein Leben und einen neuen Energieschub. Nie mehr diese ›müden Tage‹ – ich finde es herrlich!
Antwort einer Frau auf eine Verbraucherumfrage zum Thema Liebe, Sexualität und Älterwerden

Eines der weit verbreiteten Märchen über das Klimakterium ist die Annahme, es bedeute für eine Frau das Ende der Sexualität. Nichts könnte weiter von der Wahrheit entfernt sein.

Wie Sexualforscher von Kinsey bis Masters und Johnson gezeigt haben, können Frauen bis ins hohe Alter eine lustvolle Sexualität genießen – eigentlich solange sie in gesunder körperlicher Verfassung bleiben. Viele Frauen geben sogar an, daß sie nach der Menopause mehr Spaß an der Sexualität haben, weil die Angst vor einer ungewollten Schwangerschaft wegfällt.

Allerdings stellen Frauen im Verlauf des Klimakteriums fest, daß ihr Körper verändert auf sexuelle Erregung reagiert. Einige dieser Veränderungen sind die natürliche und unvermeidliche Folge des Älterwerdens; andere hängen unmittelbar mit der Umstellung des Hormonhaushalts zusammen.

Das vorliegende Kapitel befaßt sich mit Klimakterium und Sexualität, vor allem mit den physischen Veränderungen, die sich im Laufe des Klimakteriums einstellen, und den Auswirkungen, die diese Veränderungen auf die Sexualität haben können. Es zeigt auch, wie man sich aktiv ein spannendes und erfülltes Liebesleben erhalten kann. Und es beleuchtet die Möglichkeiten der Geburtenkontrolle für Frauen über vierzig, deren Menopause noch bevorsteht.

»Irgendwie sagt man uns in unserer Gesellschaft, daß wir nach der Menopause nichts mehr wert sind. Man gibt uns zu verstehen, daß das Ende unserer Menstruation auch das Ende unserer Sexualität sei. Woher kommt das? Wer ist auf diese Idee gekommen?«

Die Veränderungen im Körper

Wie im zweiten Kapitel beschrieben, wird die Scheidenschleimhaut bei sinkendem Östrogenspiegel dünner, glatter, trockener und unelastischer. Auch die Form der Scheide selbst kann sich verändern, sie kann schmaler und kürzer werden – bleibt aber groß genug für den Geschlechtsverkehr.

Wenn die Östrogenproduktion abnimmt, können die Labia (Schamlippen) dünner und flacher, und die Klitoris kann etwas kleiner werden. Manchmal wird auch die Klitorishaut dünner und zieht sich zurück, so daß die Klitoris freiliegt und überaus berührungsempfindlich wird. In diesem Fall muß sie unter Umständen stark befeuchtet werden, damit die Berührung und Reibung beim Geschlechtsverkehr nicht als unangenehm empfunden wird.

Was man bei zu trockener Scheide tun kann

Wenn die Scheidenschleimhaut dünner und trockener wird, kann der Geschlechtsverkehr unangenehm und schmerzhaft werden. Im schlimmsten Fall kann sie sogar Risse bekommen und bluten. Es bedarf wohl keiner Erwähnung, daß sich dadurch das Interesse einer Frau am Sex schnell verringern kann und sie sich vielleicht sogar zu fragen beginnt, ob die Tage ihrer Liebeslust endgültig gezählt sind.

Vaginale Trockenheit und das damit verbundene Unbehagen beim Geschlechtsverkehr ist einer der Aspekte der Menopause, über die am wenigsten gesprochen wird. Und doch ist das Problem für viele – nicht für alle – Frauen, die das Klimakterium durchlaufen, sehr real. Zum Glück gibt es einige Dinge, die man tun kann, um die Scheide zu befeuchten:

- Streichen Sie einen oder zwei Teelöffel eines sterilen, wasserlöslichen Gels auf die äußeren Partien der Vagina – vielleicht auch eine geringere Menge in die Scheide und auf den Penis oder die Finger Ihres Partners. Gleitmittel auf Wasserbasis sind solchen auf Ölbasis vorzuziehen, weil sie Bakterienwachstum und dadurch ausgelöste Infektionen weniger fördern. Benutzen Sie ein speziell für die Vaginalanwendung bestimmtes Gel.
- Scheidenspülungen, parfümiertes Toilettenpapier, Parfümseifen und -öle sind nicht zu empfehlen. Sie können die Scheide austrocknen und reizen.
- Nehmen Sie keine Antihistaminika (Mittel zur Bekämpfung von Allergien) und andere Medikamente, bei deren Anwendung es zu allergischen Hautreaktionen und Trokkenheit kommen kann.
- Wichtig ist ein längeres Vorspiel beim Geschlechtsverkehr. Je länger das Vorspiel, um so mehr Zeit hat der Körper, selbst genügend Feuchtigkeit zu entwickeln.

Einer von Masters und Johnson geleiteten Studie zufolge benötigt eine Frau, die Mitte Fünfzig ist, eine längere Phase der sexuellen Stimulation, bevor ihre Scheide ausreichend feucht ist, als eine Frau Mitte Zwanzig.

Interessant ist im übrigen, daß einige Studien darauf hindeuten, daß die Scheidenschleimhaut bei regelmäßiger sexueller Betätigung geschmeidiger bleibt. Für Frauen, die nach der Menopause sexuell aktiv bleiben – sei es mit einem Partner oder durch Masturbation –, scheint vaginale Trokkenheit und die Fähigkeit, zum Orgasmus zu kommen, weniger problematisch zu sein als für ihre sexuell inaktiven Geschlechtsgenossinnen. Es gibt keine wissenschaftlich belegte Erklärung dafür, warum das so ist, aber manche Fachleute nehmen an, daß sexuelle Aktivität die Produktion von Östrogenen in den Nebennieren anregt, die ihrerseits dazu beitragen, daß in der Vagina genügend Feuchtigkeit erzeugt wird. Außerdem wird die Vagina durch die Muskelkontraktionen und die stärkere Durchblutung vor dem und während des Orgasmus »trainiert«, was dazu beiträgt, daß sie nach der Menopause nicht übermäßig abbaut.

Hormone gegen eine trockene Scheide

Wenn vaginale Trockenheit zu einem ernsten Problem wird und auch ein chemisches Gleitmittel keine Abhilfe schafft, ist möglicherweise eine Hormonsubstitutions-Therapie das Mittel der Wahl. Östrogene, ob als Tabletten oder in Form einer Vaginalcreme genommen, helfen gewöhnlich innerhalb weniger Wochen bei allzu trockener oder gereizter Scheidenschleimhaut. Im allgemeinen wird einer Vaginalcreme der Vorzug vor der oralen Einnahme gegeben, da sie weniger Gesundheitsrisiken mit sich bringt. Wenn die Reizung verschwunden ist, wird die Creme nur noch von Zeit zu Zeit vorbeugend benutzt. Sie sollten Östrogencreme nicht unmittelbar vor dem Geschlechtsverkehr auftragen, da ihr Wirkstoff ansonsten in ihre eigene Blutbahn oder die Ihres Partner gelangen kann.

»Während dieses ganzen Krisenjahres ging es mit meiner Libido ziemlich heftig auf und ab, was mich wahnsinnig überraschte. Ich meine, was könnte ich mir Besseres wünschen? Aber ich habe mich auch gefragt, ob das der letzte Sturm vor der Grabesruhe ist.«

Manchmal wird auch eine androgenhaltige Creme (Testosteron auf wasserlöslicher Basis) gegen vaginale Trockenheit verschrieben. Man muß sich darüber im klaren sein, daß Androgene im weiblichen Organismus einen »maskulinisierenden« Effekt – das heißt eine Vergrößerung der Klitoris, verstärkte Körperbehaarung und eine tiefere Stimme – bewirken können. Diese Merkmale bleiben unter Umständen auch dann noch bestehen, wenn das Medikament abgesetzt wird. Im übrigen ist nicht bekannt, wie sich das Androgen auf den Cholesteringehalt im Blut auswirkt – und ob es die Gefahr einer Herzerkrankung möglicherweise erhöht.
Eingehende Informationen über die Hormonsubstitutions-Therapie haben wir im dritten Kapitel geliefert.

Andere Ursachen für Schmerzen beim Geschlechtsverkehr

Wenn Sie beim Geschlechtsverkehr Schmerzen haben, müssen Sie das unbedingt Ihrem Arzt oder Ihrer Ärztin mitteilen. Die Schmerzen können nämlich eine gravierendere Ursache haben als eine trockene

Scheide, beispielsweise eine Ahäsion (Verklebung) der Ovarien, Endometriose oder Sekretansammlung im Eileiter (Hydrosalpinx). In diesem Fall ist eine ärztliche Behandlung erforderlich.

Menopause und Libido

Der Sexualtrieb muß nach der Menopause nicht nachlassen! Aus der Forschung geht deutlich hervor, daß Frauen während des Klimakteriums und auch noch danach Freude am Sex haben. Tatsächlich entwickeln viele Frauen um die Fünfzig herum einen gesteigerten Sexualtrieb. Die betreffenden Frauen selbst führen diese Tatsache häufig einfach darauf zurück, daß die Kinder erwachsen sind und sie endlich Zeit und Energie haben, sich ihren eigenen Bedürfnissen, auch den sexuellen, zuzuwenden. Andere Frauen vermuten, daß ihre neuerwachten sexuellen Bedürfnisse darauf zurückzuführen sind, daß sie sich nun keine Sorgen mehr um eine unerwünschte Schwangerschaft zu machen brauchen.

Vielleicht gibt es auch einen biologischen Grund für die gesteigerte Libido einiger Frauen im Klimakterium. Wissenschaftler haben herausgefunden, daß sich das Testosteron-Östrogen-Verhältnis im Klimakterium verschiebt, weil die Östrogenproduktion nachläßt, während die Testosteronproduktion konstant bleibt oder in manchen Fällen sogar ansteigt. Dadurch können sich die sexuellen Bedürfnisse steigern, denn das Hormon Testosteron ist sowohl bei Männern als auch bei Frauen für die Libido verantwortlich.

Kinsey ist in seiner Arbeit zu dem Ergebnis gekommen, daß Frauen, die vor der Menopause ein befriedigendes Liebesleben hatten, im allgemeinen auch später noch Freude am Sex haben. Frauen dagegen, die, aus welchen Gründen auch immer, ihr ganzes Leben lang keinen Spaß am Sex hatten, nehmen oftmals ihr Alter – oder die Menopause – zum vorgeschobenen Anlaß, ihr Liebesleben ganz einschlafen zu lassen. Sofern Sie sich zu letzterer Gruppe zählen, sollten Sie bei erfahrenen und anerkannten Therapeuten Rat suchen. Es ist nie zu spät, die physischen und emotionalen Freuden der Sexualität zu entdecken.

»Ich kann mich nicht erinnern, irgendwelche Probleme mit zu trockener Scheide gehabt zu haben. Ich hatte ein aktives Liebesleben, bis ich Ende fünfzig war. Aber seit einigen Jahren stelle ich fest, daß meine sexuellen Bedürfnisse nachgelassen haben. Ich glaube, ich habe diesen Drang einfach nicht mehr.«

Veränderung der sexuellen Erregbarkeit

Auch wenn sich der Sexualtrieb nach der Menopause nicht unbedingt verändert, reagiert doch der Körper einer älteren Frau anders auf den Liebesakt als der einer jüngeren. Wie haben bereits erwähnt, daß die Vagina eine längere Stimulierungsphase benötigt, um ausreichend feucht zu werden. Im Folgenden nennen wir einige weitere charakteristische Veränderungen im sexuellen Empfinden, die nach der Menopause zu beobachten sind:

- In der Erregungsphase wird die Scheide feucht und schwillt an, weil sich die Gefäße verengen und das Blut nicht mehr abfließen kann, ein Vorgang, der als *Vasokongestion* bezeichnet wird. Nach der Menopause vermindert sich die Blutzufuhr der Genitalien. Infolgedessen schwellen Klitoris und Scheidengewebe weniger an. Manche Frauen registrieren das, andere nicht.

- Nach der Menopause vergrößern sich die Brüste bei sexueller Stimulation weniger. Bei jüngeren Frauen können die Brüste im Zustand sexueller Erregung um ein Fünftel bis ein Viertel ihrer normalen Größe anschwellen. Das wird durch vermehrten Blutandrang in den winzigen Blutgefäßen der Brust bewirkt. Nach der Menopause kommt es während des Liebesakts kaum oder überhaupt nicht zu einer Vergrößerung der Brüste. Das ist allerdings kein Anlaß zur Sorge, denn ihre Empfänglichkeit für Berührung und Stimulation wird dadurch nicht beeinträchtigt. Wenn eine Frau ein Kind gestillt hat, kommt es, gleichgültig, wie alt sie ist, nur selten vor, daß sich ihre Brüste bei sexueller Stimulation vergrößern.
- Nach der Menopause kommt es seltener zu der typischen masernartigen Hautrötung, die manchmal unmittelbar vor dem Orgasmus die Brüste und andere Körperpartien überzieht, und wenn sie auftritt, dauert sie weniger lange an. Auch darüber braucht man sich keine Gedanken zu machen. Es bedeutet keine Einschränkung der Lustgefühle beim Sex.
- Die Scheide dehnt sich bei sexueller Erregung weniger aus. Aber sie bleibt, wie bereits erwähnt, immer noch groß genug, um den Penis des Partners aufzunehmen.

Sex nach einer Hysterektomie

Etwa ein Drittel der Frauen, bei denen die Menopause infolge einer Hysterektomie eintritt, geben an, daß sie nach dem Eingriff ein Nachlassen ihrer sexuellen Lust festgestellt haben. Lange Zeit waren die Ärzte überzeugt, daß die Ursache hierfür rein psychologischer Natur sei. Neuere Forschungen haben jedoch gezeigt, daß es durchaus handfeste physiologische Gründe dafür gibt, daß eine Hysterektomie sich negativ auf das sexuelle Empfinden mancher Frauen auswirken kann. Wenn der Uterus entfernt ist, füllt sich bei sexueller Erregung weniger Gewebe mit Blut. Für einige Frauen vermindert sich dadurch das Gefühl lustvoller Stimulation. Manche Frauen werden auch durch den Druck des Penis oder der Finger des Partners auf den Muttermund stimuliert. Sie vermissen diese Empfindung möglicherweise nach der Entfernung der Gebärmutter, obwohl die Fähigkeit zum Orgasmus durch direkte Stimulation der Klitoris natürlich erhalten bleibt.

Wenn die Hysterektomie darüber hinaus eine Entfernung der Ovarien einschließt, kann es zu einem Verlust der Libido kommen. In den Eierstöcken werden, ebenso wie in der Nebennierenrinde, kleinere Mengen von Androgenen gebildet – die »männlichen« Geschlechtshormone, die die Libido bei der Frau wie beim Mann steuern. Nach einer Entfernung der Ovarien kann der Androgenspiegel so weit absinken, daß die Libido beeinträchtigt wird. Aus diesem Grund stellen viele Ärzte mittlerweile die Praxis, die Ovarien bei einer Hysterektomie routinemäßig zu entfernen, ernsthaft in Frage. Wenn die Eierstöcke dennoch entfernt werden müssen, so verordnen die Ärzte häufig ein konjugiertes Östrogenpräparat mit einem geringen Anteil Testosteron, damit sich die Libido der betroffenen Frau normalisieren kann. Frauen, die nach einer Hysterektomie registrieren, daß sich ihre sexuellen Bedürfnisse nicht wieder wie gewohnt einstellen, können sich nach dieser Behandlungsmethode erkundigen.

»Nach der Hysterektomie hatte ich Angst vor dem Sex. Mein Arzt meinte, wir könnten eine Woche nach der Operation wieder beginnen, ich müsse allerdings damit rechnen, daß es zu Schmierblutungen kommen könnte. Na ja, ich habe beim ersten Mal wirklich geblutet, aber abgesehen davon war es in Ordnung.«

Manchmal helfen kleinere Mengen einer testosteronhaltigen Vaginalcreme, um die Libido einer Frau nach der Hysterektomie wiederherzustellen. Sie sollte dieses Hormon allerdings nur unter sorgfältiger ärztlicher Überwachung anwenden, da es dauerhafte maskulinisierende Effekte wie verstärkten Haarwuchs, tiefere Stimme und Vergrößerung der Klitoris haben kann. Forschungen lassen auch vermuten, daß Testosteron einen Anstieg des Cholesterinspiegels im Blut bewirken kann – wodurch sich das Risiko einer Herzerkrankung erhöhen würde. Diese Wirkungen sind allerdings bei derartig geringen Dosierungen gegenwärtig nicht bekannt.
Für viele Frauen steigert sich nach der Hysterektomie dagegen das sexuelle Vergnügen. Die schweren Blutungen, unter denen sie vor der Operation zu leiden hatten – und die sie daran gehindert haben, Sex zu genießen –, sind Vergangenheit, und ohne die früher erlebten Schmerzen beim Geschlechtsverkehr kann der Sex wieder zur lustvollen Erfahrung werden.

Auch Männer erleben Veränderungen

Die sexuellen Reaktionen der Männer verändern sich ebenfalls mit zunehmendem Alter. Die Veränderungen müssen, wie diejenigen, die die Frauen erleben, nicht zu einer Verminderung der sexuellen Lust führen, aber es kann durchaus sein, daß sich ein Paar in seinem Liebesverhalten diesen Veränderungen anpassen muß.
Viele Männer stellen irgendwann in mittleren Jahren fest, daß sie mehr Zeit brauchen, um eine Erektion zu erreichen – einige Minuten anstatt, wie vorher, einige Sekunden. Ihre Ejakulation ist weniger intensiv und kürzer, die Erektion läßt nach dem Orgasmus schneller nach. Die Phase, wäh-

rend derer sie nach dem Orgasmus keine Erektion mehr haben können, verlängert sich. Diese »Warte«phase kann sich von einigen Minuten in jungen Jahren über einige Stunden in der Lebensmitte bis hin zu mehreren Tagen im Alter steigern.
Es ist also nicht verwunderlich, daß viele Männer in mittleren Jahren befürchten, impotent zu werden. In den meisten Fällen sind diese Sorgen jedoch unbegründet. Die Freude am Sex, und das gilt für beide Geschlechter, muß mit dem Älterwerden nicht nachlassen. Die Veränderungen, die das Älterwerden begleiten, können sich sogar positiv auf das Liebesleben auswirken. Ältere Männer haben beispielsweise seltener eine vorzeitige Ejakulation als jüngere, so daß ein längeres Liebesspiel für beide Partner möglich ist.

Vaginitis (Scheidenentzündung) in der Postmenopause

Mit sinkendem Östrogenspiegel verändert sich das sauer/alkalische Gleichgewicht in der Scheide. Vor der Menopause beträgt der vaginale pH-Wert im allgemeinen 4,5 bis 5. Nach der Menopause herrscht gewöhnlich ein alkalischeres Milieu mit einem pH-Wert von 7 vor. Je alkalischer das Scheidenmilieu ist, um so leichter kommt es zu Entzündungen – weshalb Frauen in der Postmenopause besonders anfällig sind für Vaginitis.
Als *Vaginitis* bezeichnen wir mehrere Erkrankungen, die alle zu einer Entzündung der Scheide führen. Hauptursachen sind Infektionen durch Trichomonas, Soor oder Bakterien (Gardnerella vaginalis). Hauptsymptome sind Brennen, Jucken sowie starker, oft unangenehm riechender Ausfluß.
Auch wenn eine Vaginitis keine ernsthafte Bedrohung des allgemeinen Gesundheitszustands ist, kann sie doch ziem-

lich schmerzhaft und unangenehm sein. Außerdem ist sie sehr hartnäckig; nicht selten kommt es zu Rückfällen. Nehmen Sie alle verschriebenen Medikamente streng nach der ärztlichen Anweisung. Ansonsten kann es passieren, daß die resistenteren Krankheitserreger die Behandlung überleben und sich in ausreichender Zahl vermehren, um einen Rückfall zu bewirken. Generell gilt natürlich: »Vorbeugen ist besser als Heilen«. Im folgenden sind einige Maßnahmen genannt, die Ihnen helfen können, eine Vaginitis zu vermeiden:

- Reduzieren Sie Ihren Zuckerverbrauch. Durch Zuckerzufuhr kann das Scheidenmilieu alkalischer werden und damit anfälliger für Infektionen.
- Meiden Sie kommerzielle Scheidenspülungen. Sie können den pH-Wert in der Scheide verändern. Außerdem reduzieren sie die normale Sekretschicht, die die Vagina schützt. Manche Frauen berichten dagegen von guten Heilerfolgen mit Joghurtspülungen bei einer leichten Vaginitis. Der Joghurt muß aktive lebende Döderlein-Bakterien (Lactobacillus acidophilus) enthalten, darf also nicht pasteurisiert sein. Die meisten handelsüblichen Joghurts erfüllen diese Bedingung nicht. Man kann die Bakterienkulturen in Reformhäusern oder Gesundheitsläden kaufen und mit herkömmlichem Joghurt mischen (etwa 2 Eßlöffel Pulver auf eine halbe Tasse Naturjoghurt). Die Mischung bringt man mit Hilfe eines Applikators in die Scheide ein. Damit sie mindestens zwei Stunden in der Scheide verbleibt und nicht heraustropft, empfiehlt es sich, einen Tampon oder eine Binde zu benutzen. Sie können aber auch abends, kurz vor dem Schlafengehen, eine Joghurtspülung machen und die Scheide am nächsten Morgen mit klarem Wasser ausspülen.

Wenn Sie die Gewohnheit haben, regelmäßig nach dem Geschlechtsverkehr oder nach der Periodenblutung

Scheidenspülungen zu machen, benutzen Sie dazu eine Essiglösung, die aus einem Eßlöffel Essig auf die Menge Wasser besteht, die Ihre Spülungsvorrichtung faßt. Damit stellen Sie den normalen pH-Wert wieder her und säubern die Scheide von Ausfluß, Creme, Gel und Blutresten.

- Beim ersten Anzeichen einer leichten Infektion – Jucken oder einer Veränderng der Konsistenz und Farbe des Scheidenausflusses vielleicht – sind abendliche Sitzbäder zu empfehlen, entweder in einer Salzwasserlösung (1/2 Tasse Tafelsalz auf eine Badewannenfüllung) oder in einer Essiglösung (1/2 Tasse Essig auf einige Zentimeter warmes Wasser). Das Salz tötet eindringende Bakterien ab, der Essig unterstützt die Wiederherstellung des pH-Gleichgewichts in der Scheide und hemmt die Vermehrung der Baktierien.
- Damit sich keine Bakterien vom After auf die Vagina ausbreiten, muß nach dem Urinlassen immer von vorn nach hinten gewischt werden. Um zu vermeiden, daß Stuhl in die Vulva gelangt, soll der Anus immer zuletzt und ebenfalls von vorn nach hinten gereinigt werden.
- Tragen Sie Baumwollslips und Strumpfhosen mit einem eingenähten Baumwollzwickel im Schritt. Baumwollunterwäsche ist luftdurchlässig, so daß der Scheidenbereich trocken bleibt und kein günstiges Milieu zur Vermehrung von Bakterien bietet.
- Benutzen Sie keine Intimsprays oder parfümierte Seifen und Öle; sie können Vulva und Scheideneingang reizen und den verräterischen Geruch der Vaginitis überdecken, was Sie vielleicht daran hindert, sich frühzeitig in ärztliche Behandlung zu begeben.
- Wenn Sie wiederholt einen ungewohnten Geruch an sich wahrnehmen und Blutungen oder Schmierblutungen haben, die in keinem Zusammenhang mit sexueller Aktivität stehen, konsultieren Sie Ihren Arzt. Eines der frühen

Krebswarnzeichen bei Frauen in der Postmenopause ist ein unangenehm riechender und blutiger Ausfluß.

– Gönnen Sie sich genügend Ruhe! Wer sich körperlich zu sehr auslaugt, ist anfälliger für Infektionen aller Art, einschließlich Vaginitis.

Zystitis (Blasenkatarrh) in der Postmenopause

Wenn die Scheidenwände nach der Menopause dünner werden, hat das oft zur Folge, daß Blase und Harnröhre beim Liebesspiel leichter durch mechanische Reizung mit Penis oder Fingern des Partners verletzt werden können. Oberflächenverletzungen der Blasenwand und der Harnröhre können Infektionen nach sich ziehen. Die Folgen sind Schmerzen beim Wasserlassen, Harndrang und unwillkürlicher Harnabgang. Eine durch mechanische Reize ausgelöste Zystitis kann zwar in jedem Alter nach dem Geschlechtsverkehr auftreten, kommt aber besonders häufig bei Frauen im Klimakterium vor.

»Ich weiß nicht, ob es etwas mit dem Klimakterium zu tun hat, aber ich habe das Gefühl, ich brauche länger, um zum Höhepunkt zu kommen. Ich vermute, daß es da einen Zusammenhang gibt, aber ich weiß es nicht genau.«

Auch die bakterielle Zystitis, die durch eine Infektion entsteht, tritt nach der Menopause häufiger auf. Dadurch daß Blase und Harnröhre an Spannkraft verlieren, haben es Bakterien leichter einzudringen. Darüber hinaus produziert die Harnröhre nach der Menopause weniger Flüssigkeit, so daß sich ihre Fähigkeit, sich selbst von Bakterien zu reinigen, verringert. Wenn Sie Symptome für eine Blasenentzündung registrieren – Brennen beim Wasserlassen, fast ständigen Harndrang, Schmerzen im Unterbauch und Rükkenschmerzen oder Schmerzen beim Verkehr –, gehen Sie zum Arzt. Im übrigen kann man selbst einiges dazu tun, ein Wiederaufflammen der Infektion zu verhindern:

– Gehen Sie zur Toilette, sobald Sie den Drang zum Wasserlassen spüren. Das Zurückhalten kleiner Mengen Urin in der Blase scheint einer der auslösenden Faktoren für Infektionen des Harntrakts zu sein. Forscher der State University of New York in Stony Brook fanden in einer Studie heraus, daß der einzige signifikante Unterschied zwischen Frauen mit häufig wiederkehrender Zystitis und solchen, die nie unter dieser Krankheit litten, in ihrem Verhalten beim Wasserlassen lag. Diejenigen Frauen, die häufig an Zystitis erkrankten, warteten, wenn sie den Harndrang festgestellt hatten, oftmals eine Stunde oder länger, bis sie zur Toilette gingen, während die Frauen, die die Infektion nie hatten, stets beim ersten Anzeichen die Toilette aufsuchten.
– Vor und nach dem Geschlechtsverkehr sollte die Blase immer entleert werden. Eine gefüllte Blase ist anfälliger für mechanische Reizungen beim Verkehr. Außerdem werden Bakterien, die während des Verkehrs möglicherweise in die Harnröhre gelangt sind, beim Wasserlassen mit dem Urin herausgespült.
– Vermeiden Sie sexuelle Praktiken, die die Harnröhre reizen oder Druck auf die Blase ausüben.
– Trinken Sie viel Wasser – aller zwei bis drei Stunden einen Viertelliter. Trinken Sie außerdem Preiselbeersaft, er enthält Hippursäure, die eine Vermehrung der Bakterien verhindert.
– Befolgen Sie im übrigen die Ratschläge zur Vorbeugung gegen Vaginitis (siehe Seite 138f.), sie gelten ebenfalls als Präventivmaßnahmen gegen Zystitis.

Harninkontinenz

Im Laufe des Klimakteriums stellen Sie vielleicht fest, daß Sie häufiger zur Toilette gehen als in jüngeren Jahren. Oder Sie können nicht verhindern, daß kleine Mengen Urin abgehen, wenn Sie niesen, husten, lachen oder sich körperlich anstrengen. Dieses Problem – bekannt als Harninkontinenz – ist weit verbreitet, aber bedauerlicherweise ist es den meisten Frauen so peinlich, daß sie nicht darüber sprechen.

Harninkontinenz kann eine ganze Reihe von Ursachen haben. Die Beckenboden- und Bauchmuskulatur wird mit zunehmendem Alter schwächer, besonders bei Frauen, die mehrere Kinder geboren haben. Wenn der Muskeltonus nachläßt, kann es bei plötzlichen Bewegungen, die verstärkten Druck auf die Blase ausüben (wie Niesen oder Husten), zu unwillkürlichem Harnlassen kommen. Auch wiederholte Blasenentzündungen können eine Harninkontinenz auslösen, ebenso verschiedene Erkrankungen, wie Diabetes, Parkinsonismus oder Blasenkarzinom. Wenn Sie unter Harninkontinenz leiden, sollten Sie Ihren Arzt darüber informieren, damit die Symptome diagnostiziert und angemessen behandelt werden können.

Nach einer Hysterektomie kommt es bei manchen Frauen zu Harninkontinenz, weil sich der Harntrakt nach mehreren Geburten gesenkt hat oder weil Blase und Harnröhre nach der Entfernung des Uterus keinen Halt mehr haben. In seltenen Fällen wird während der Operation selbst das Gewebe des Harntrakts verletzt. Zudem kann der Östrogenabfall, der nach einer Hysterektomie oder im Klimakterium auftritt, zu Veränderungen der Harnleiter führen, die denjenigen in der Scheide vergleichbar sind. Dadurch wird die Neigung zur Harninkontinenz verstärkt oder tritt unter Umständen erstmalig auf. Darum verordnen einige Ärzte Frauen im Klimakterium Hormonpräparate zur Vorbeugung und Behandlung von Harninkontinenz. Da die Einnahme von Östrogen jedoch mit Gesundheitsrisiken verbunden ist, probieren Sie es vielleicht erst einmal mit einigen der folgenden Ratschläge zur Selbsthilfe:

- Wenn Sie Übergewicht haben (siehe Tabelle Seite 186 f.), versuchen Sie abzunehmen. Übergewichtige Frauen leiden häufiger unter Harninkontinenz als normalgewichtige. Der Druck auf die Blase, der durch zu viel Fett im Bauchgewebe entsteht, kann zu einer Senkung der Blase und infolgedessen zur Inkontinenz führen.
- Sprechen Sie mit Ihrem Arzt oder Apotheker über Medikamente, die Ihnen verschrieben werden oder die Sie ohne Rezept kaufen. Manche Medikamente, zum Beispiel Antihistaminika oder Beruhigungsmittel, können Probleme mit der Harnkontrolle verstärken.
- Achten Sie auf Ihre Ernährung. Zitrusfurchtsäfte und stark gewürzte Speisen beispielsweise können die Blase reizen und die Neigung zum unwillkürlichen Harnlassen verstärken. Schränken Sie den Verbrauch von Koffein und Alkohol ein; oder, besser noch, streichen Sie diese Stoffe ganz aus Ihrem Ernährungsplan.
- Befolgen Sie die Ratschläge zur Vermeidung von Zystitis auf der Seite 141. Harninkontinenz ist eines der möglichen Symptome einer Blaseninfektion.
- Nehmen Sie spezielle Übungen in ihr tägliches Gymnastikprogramm auf, die Bauch- und Beckenbodenmuskulatur stärken – besonders die Beckenbodenübungen nach Kegel zur Stärkung des Musculus pubococcygeus, des Muskels, der Blase und Ureter (Harnleiter) stützt (siehe Kasten Seite 144). Und wenn Sie sich noch kein tägliches Gymnastikprogramm verordnet haben, ist jetzt der richtige Zeitpunkt, damit zu beginnen!

»Es ist irgendwie schwer zu sagen, ob ich eine Veränderung meiner Sexualität bemerkt habe, weil ich nach meiner Ope-

Die Beckenbodenübungen nach Kegel

Gegen Ende der 40er Jahre entwickelte der kalifornische Chirurg Arnold Kegel eine spezielle Übung für Frauen, die über Harninkontinenz klagten. Diese Übung verstärkt den Musculus pubococcygeus (PC-Muskel), der Blase und Ureter stützt. Es ist der Muskel, der betätigt wird, um den Urin mitten im Fluß einzuhalten oder um Blähungswinde ›zurückzudrängen‹. Indem man diesen Muskel trainiert, kann man potentiellen Blasenschwächen während des Klimakteriums vorbeugen. Eine hohe Spannung des PC-Muskels kann darüber hinaus die sexuelle Empfindung vertiefen, da derselbe Muskel für die rhytmischen Kontraktionen der Scheide beim Orgasmus verantwortlich ist, was ihm auch den Beinamen »Liebesmuskel« eingebracht hat. Wenn Sie die Kegel-Übungen machen, stellen Sie sich vor, Ihr Beckenboden sei ein Aufzug in einem fünfstöckigen Gebäude.

Indem Sie nun langsam den PC-Muskel anspannen, denken Sie daran, wie der Aufzug Stockwerk für Stockwerk höhersteigt.

In jedem »Stockwerk« zählen Sie bis fünf, bevor Sie den Muskel noch stärker anspannen. Oben angelangt, beginnen Sie Stockwerk für Stockwerk hinunterzugleiten, indem Sie den Muskel allmählich wieder entspannen.

Wiederholen Sie die Übung einige Male hintereinander, und machen Sie dasselbe mehrmals am Tag. Zum Glück ist es eine Übung, die man überall und zu jeder Zeit praktizieren kann – am Schreibisch im Büro, beim Schlangestehen im Supermarkt, beim Fernsehen oder sogar beim Liebesakt.

ration nur noch seltener und in größeren Abständen mit Männern geschlafen habe. Aber wenn ich es getan habe, ist mir überhaupt kein Unterschied zu früher aufgefallen. Ich habe allerdings Östrogen genommen, vielleicht hängt es damit zusammen.«

Verhütung – Welche Methode die richtige ist, solange Sie nicht sicher sind, daß Sie Ihre letzte Periode hatten

Wenn die Menopause herannaht, kann es sein, daß die Menstruationszyklen unregelmäßig werden. Manchmal haben Sie starke Blutungen, manchmal schwache, dann wieder bleibt die Menstruation einen Monat oder zwei Monate ganz aus. Bei einem so unzuverlässigen Rhythmus kann es passieren, daß Sie irrtümlich annehmen, schwanger zu sein.

Natürlich ist es auch möglich, daß Sie schwanger *sind* – sofern Sie tatsächlich noch nicht die Menopause erreicht haben. Zwar nimmt die weibliche Fruchtbarkeit ab vierzig rasch ab, dennoch werden viele Frauen in diesem Alter noch schwanger, manche sogar zum ersten Mal. Eine Schwangerschaft mit über fünfzig ist äußerst selten, obwohl es auch hier Ausnahmen gibt: 1956 brachte eine siebenundfünfzigjährige Frau in Glendale, Kalifornien, ein Mädchen zur Welt und ging damit als älteste Mutter in die Annalen ein. Neuere Methoden der In-vitro-Befruchtung ermöglichen es jedoch offenbar auch älteren Frauen – sogar solchen, die die Menopause bereits hinter sich haben –, Schwangerschaften auszutragen. 1990 berichteten Wissenschaftler der University of Southern California im *New England Journal of Medicine*, daß sie sieben Frauen im Alter von 40 bis 44 Jahren, die bereits in der Postmenopause waren, Eier eingepflanzt hatten, die mit den Samen von drei Spendern befruchtet worden waren. Daraus entstanden sechs Schwangerschaften. Eine endete mit einer Fehlgeburt, eine mit einer Totgeburt, und es kamen fünf gesunde Babies, darunter ein Zwillingspärchen, zur Welt. Einer der Ärzte schrieb in seinem Kommentar: »Über die Grenzen des gebärfähigen Alters kann man derzeit nur Vermutungen anstellen. Vielleicht sind sie eher von den Kraftreserven bestimmt, die die Geburtswehen und die nächtlichen Mahlzeiten des Kindes erfordern, als vom Fortpflanzungsapparat.« Wenn Sie über vierzig sind und annehmen, Sie könnten vielleicht schwanger sein, sollten Sie möglichst bald zum Arzt gehen. Bei Frauen in den ersten und letzten Jahren Ihrer Gebärfähigkeit (in der Zeit zwischen 13 und 25, dann wieder zwischen 40 und 50 Jahren) besteht ein erhöhtes Risiko, an einem Tumor des Plazentagewebes zu erkranken, der viele Anzeichen einer Schwangerschaft imitiert.

Im allgemeinen wird Frauen, die keine Kinder mehr haben wollen, empfohlen, nach der endgültig letzten Periode noch ein ganzes Jahr lang ein Verhütungsmittel zu nehmen, um sicherzugehen, daß wirklich kein Eisprung mehr stattfindet.

Möglicherweise entscheiden Sie sich mit vierzig für eine andere Methode der Empfängnisverhütung als die, die Sie mit zwanzig oder dreißig gewählt haben. Mit zunehmendem Alter muß man bei der Wahl der Verhütungsmethode verschiedene Gesichtspunkte berücksichtigen. Wenn Sie beispielsweise langandauernde und starke Menstruationsblutungen haben, werden Sie sich sicher nicht für eine Methode entscheiden, durch die sich die Blutungen noch verstärken können, wie etwa ein Intrauterinpessar (Spirale, IUP).

Welche Methode ist also die richtige für Sie? Wir stellen im folgenden die gängigen Möglichkeiten vor sowie die Hauptfaktoren, die für und gegen ihre Anwendung für Frauen in mittleren Jahren sprechen.

Die Pille

Die meisten Fachleute raten Frauen, die die Vierzig überschritten haben, nicht dazu, ein hormonelles Kontrazeptivum in Pillenform zu nehmen. Einige setzen diese Altersgrenze sogar noch niedriger, nämlich bei 35 Jahren, an. Die mit der Pille verbundenen Risiken sind für ältere Frauen einfach zu groß. Von 100 000 Frauen über vierzig, die die Pille nehmen, sterben 32 an einer Ursache, die mit der Pille in Zusammenhang steht, gewöhnlich Herzinfarkt oder Schlaganfall. Dem stehen lediglich zwei Todesfälle auf 100 000 Benutzerinnen der Pille im Alter zwischen 30 und 34 Jahren gegenüber.

Für Raucherinnen ist das Risiko sogar noch höher. Von 100 000 Frauen über vierzig, die rauchen und die Pille nehmen, können 117 damit rechnen, aufgrund der Pilleneinnahme zu sterben. Ein so hohes Risiko steht eindeutig in keinem Verhältnis zum Effekt einer wirkungsvollen Schwangerschaftsverhütung.

Im übrigen wird die Menopause durch die Einnahme der Pille weder beschleunigt noch hinausgezögert. Dagegen können einige Symptome des Klimakteriums, wie zum Beispiel Hitzewallungen, durch die darin enthaltenen Östrogene unterdrückt werden. Wenn Sie also, während Sie die Pille nehmen, ins Klimakterium eintreten, merken Sie dies vielleicht erst, wenn Sie das Präparat absetzen und bald darauf Ihre erste Hitzewallung erleben, was unter Umständen bereits wenige Tage, nachdem Sie die letzte Pille genommen haben, geschieht.

Die Spirale (Intrauterinpessar, IUP)

Da die Spirale im Ruf steht, das Risiko von Unterleibsentzündungen und daraus folgender Unfruchtbarkeit zu erhöhen, wird sie heute vorwiegend für ältere Frauen empfohlen, die sich im allgemeinen keine große Sorgen mehr um eine mögliche Unfruchtbarkeit machen. Eine Unterleibsentzündung ist jedoch in keinem Alter auf die leichte Schulter zu nehmen, zumal sie häufig eine Krankenhausbehandlung erforderlich macht. Wenn Sie sich also entschließen, sich eine Spirale einsetzen zu lassen, sollten Sie beim Auftreten von Komplikationen – Schmerzen im Unterleib, starke Blutungen, Krämpfe und ungewohnter Ausfluß – unbedingt Ihren Arzt informieren. Die am häufigsten im Zusammenhang mit der Spirale genannten Beschwerden sind starke Blutungen. Etwa 15 bis 20 Prozent der Frauen, denen eine Spirale eingesetzt wurde, lassen Sie allein aus diesem Grund wieder entfernen. Viele Frauen in mittleren Jahren, die ohnehin oft stärkere und länger anhaltende Perioden haben, als sie es gewohnt sind, schreckt der Gedanke an noch lästigere Blutungen so sehr ab, daß sie die Spirale als Verhütungsmethode ablehnen. Wenn Sie die Spirale dennoch benutzen, sollten Sie Ihren Arzt aufsuchen, sobald Sie irgendwelche Veränderungen in der Intensität oder dem Rhythmus Ihrer Blutungen feststellen. Es ist durchaus möglich, daß die veränderten Blutungen nichts mit der Spirale zu tun haben, sondern Symptom einer unentdeckten Erkrankung, häufig eines Gebärmutterkrebses, sind. Bedenken Sie außerdem, daß sich die Spirale nur für Frauen empfiehlt, die in ihrer Anamnese keine Unterleibsentzündungen aufweisen.

Mechanische Verhütungsmittel (Scheidendiaphragma, Portiokappe, Okklusivpessar, Kondom)

Diese mechanischen Verhütungsmehtoden werden Frauen in mittleren Jahren am häufigsten empfohlen. Etlichen Studien zufolge gewinnen sie mit zunehmendem Alter der Benutzerin an Zuverlässigkeit. Die größere Zuverlässigkeit hängt sicherlich zum Teil damit zusammen, daß ältere Frauen weniger fruchtbar sind – wodurch sich die Chance, schwanger zu werden, verringert, gleichgültig, ob sie ein Verhütungsmittel benutzen oder nicht. Ältere Frauen wis-

sen oftmals auch besser über ihren Körper Bescheid und sind darum gewissenhafter in der Anwendung der von ihnen gewählten Kontrazeptiva. Im übrigen sind sie motivierter – und hierin liegt der eigentliche Schlüssel zur erfolgreichen Anwendung der verschiedenen mechanischen Verhütungsmittel. Studien haben beispielsweise ergeben, daß ein Diaphragma mit bis zu 98prozentiger Sicherheit eine Schwangerschaft verhütet, wenn es richtig angepaßt und vorschriftsmäßig benutzt wird – das entspricht im wesentlichen dem Sicherheitsindex der Spirale und der Pille. Ein Kondom bietet bei vorschriftsmäßigem Gebrauch eine bis zu 97prozentige Sicherheit, und wenn gleichzeitig ein samenabtötender Schaum verwendet wird, steigt die Zuverlässigkeitsquote noch höher – auf beinahe 100 Prozent.
Für Frauen, die im Klimakterium unter Trockenheit der Scheide leiden, haben samenabtötende Creme-, Gel- oder Schaumpräparate den Vorzug, daß sie für mehr Feuchtigkeit sorgen. Zudem bieten diese chemischen Mittel einen gewissen Schutz gegen die Ansteckung mit Krankheitserregern beim Geschlechtsverkehr.

»Mein Sexualtrieb hat sich nach meiner Hysterektomie ziemlich verändert. Nicht, daß ich Probleme mit einer zu trockenen Scheide hätte, aber mir fehlen die Tage im Monat, an denen mein ganzer Organismus auf sexuelles Verlangen eingestellt war. Ich merke, daß ich diese pure, animalische Lust verloren habe. Heute ergibt sich die Erotik aus einem Gefühl tiefer Liebe; es ist etwas völlig anderes als in jüngeren Jahren. Ich habe dieses hemmungslose Abheben einfach nicht mehr. Aber ich erlebe es auf eine andere Art. Zwischen mir und meinem Mann hat sich eine neue, sehr zarte, sinnliche Beziehung entwickelt. Es ist einfach anders.«

Das Diaphragma hat seine Nachteile für Frauen in mittleren Jahren. Ältere Frauen neigen zu bestimmten körperlichen Veränderungen – Gebärmuttersenkung oder -myom, Zystozele (Vorfall der Blase durch die Scheidenwand) –, die die Benutzung eines Diaphragmas, eines Pessars oder einer Portiokappe erschweren, wenn nicht unmöglich machen. Außerdem hat man festgestellt, daß ein Diaphragma das Risiko einer Entzündung des Harntrakts erhöht, das für Frauen in mittleren Jahren ohnehin größer ist als für jüngere. Die erhöhte Gefahr einer Entzündung entsteht dadurch, daß der Diaphragmarand auf die Harnröhre drückt und so ein vollständiges Entleeren der Blase nach dem Verkehr verhindert. Frauen, die häufig unter Entzündungen des Harntrakts leiden und die Vermutung haben, daß das Diaphragma der Auslöser dafür sein könnte, sollten ihren Arzt fragen, ob er ihnen ein kleineres Diaphragma einpassen kann. Sie sollten außerdem darauf achten, daß sie nach jedem Geschlechtsverkehr sofort die Blase entleeren.

Sterilisation

Immer mehr Paare entschließen sich heute zu einer Sterilisation als Mittel der Empfängnisverhütung. Sie ist, annähernd hundertprozentig zuverlässig, in den vergangenen Jahren immer ungefährlicher, billiger und einfacher geworden. Die einfachste Lösung ist die Vasektomie, also die Sterilisation des Mannes. Sie dauert nur etwa eine halbe Stunde und kann unter örtlicher Betäubung in der Arztpraxis durchgeführt werden. Die Sterilisation der Frau, die eine Vollnarkose voraussetzt, ist ein komplizierter Eingriff, wird neuerdings aber auch häufig ambulant in einem Krankenhaus oder einer speziellen Tagesklinik ausgeführt. Bei diesem Eingriff werden die Eileiter durchtrennt, abgebunden oder versiegelt, so daß keine Eier mehr aus den Ovarien in die Gebärmutter gelangen können.
Eine Sterilisation muß als irreversible Maßnahme angesehen werden, was allerdings für Frauen über vierzig im allgemeinen keine problematische Überlegung ist. Den-

noch ist die Sterilisation der Frau ein chirurgischer Eingriff und kann damit in manchen Fällen Komplikationen wie starke Blutungen oder Infektionen nach sich ziehen. Wenn Sie sich der Menopause nähern, ziehen Sie es vielleicht vor, noch eine Weile zu mechanischen Verhütungsmitteln zu greifen, anstatt das Risiko und die Kosten einer Sterilisation auf sich zu nehmen.

Natürliche Empfängnisverhütung

Keine der natürlichen Verhütungsmethoden – Rhythmus-Methode nach Knaus-Ogino, Basaltemperaturmethode und Schleimstrukturmethode (Billingsmethode) – empfiehlt sich für Frauen in mittleren Jahren. Das hängt damit zusammen, daß es immer schwieriger wird, den Zeitpunkt des Eisprungs zu erkennen, je näher die Menopause rückt. Der Eisprung findet unregelmäßiger statt, und die Produktion von Zervixschleim geht zurück, so daß es leicht zu Fehlberechnungen und damit zu ungewollten Schwangerschaften kommen kann.

6
Osteoporose

Ich aß mit einer 98jährigen Frau zu Mittag ... Sprühend, energiegeladen, lebendig, mit federndem Gang, entsprach sie nicht meiner Vorstellung eines alten Menschen von 98 Jahren. Ich hatte das Gefühl, daß sie mit den Worten der amerikanischen Schriftstellerin Gertrude Stein gemeint war: »Im Innern sind wir immer gleich alt.« Und daß das Alter nicht vom Kalender bestimmt wird.
Judy Mahle Lutter

Die meisten von uns assoziieren Osteoporose mit dem Alter. Wenn wir das Wort hören, stellen wir uns unwillkürlich eine dürre, zerbrechliche Frau von achtzig mit gebeugtem Rücken vor. Oder vielleicht fällt uns ein alter Mensch aus unserem Freundes- oder Verwandtenkreis ein, der sich bei einem harmlosen Sturz das Handgelenk oder, schlimmer noch, den Schenkelhalsknochen gebrochen hat.
Im allgemeinen bringen wir Osteoporose nicht mit Menschen in mittleren Jahren in Verbindung. Und doch beginnen unsere Knochen mit Ende dreißig bis Ende vierzig an Festigkeit zu verlieren. Mit fünfzig kann es durch das Dünnerwerden der Knochen zu Zahnausfall und Frakturen kommen. Und schon mit Mitte fünfzig ist es möglich, daß die Knochen der Wirbelsäule so schwach geworden sind, daß die Wirbeldeckplatten einbrechen, die Wirbel sich zusammenschieben und so der obere Teil des Rückens sich zum berüchtigten »Witwenbuckel« verkrümmt. Es sind mehr Frauen von der Osteoporose betroffen als Männer, was zum Teil mit dem Rückgang der Östrogenproduk-

tion nach der Menopause zusammenhängt. Zum Glück ist aber die Osteoporose keine unausweichliche Begleiterscheinung des Älterwerdens – oder des Klimakteriums. Neuere Forschungen haben gezeigt, daß man sich davor schützen und sie vielleicht sogar behandeln kann. Im vorliegenden Kapitel werfen wir einen Blick auf diese »schleichende Erkrankung« und beleuchten die Schritte, die jede Frau vor und nach der Menopause unternehmen kann, damit ihre Knochen stark und vor Brüchen geschützt bleiben.

Was ist Osteoporose?

Wörtlich übersetzt heißt Osteoporose »poröse Knochen«. Es ist eine Krankheit, durch die einstmals stabile Knochen dünner und schwächer und damit brüchiger werden. Wenn durch die Osteoporose sehr viel Knochengewebe abgebaut worden ist, können einfache Bewegungen wie das Herunterbeugen, um einen Schuh anzuziehen oder das Aufheben einer schweren Einkaufstasche oder sogar heftiges Niesen einen Knochenbruch verursachen.

In den Vereinigten Staaten sind mehr als 20 Millionen Menschen von Osteoporose betroffen. Die meisten davon sind Frauen in der Menopause. Etwa 1,3 Millionen Knochenbrüche bei Menschen über 45 Jahren gehen dort jährlich auf das Konto der Osteoporose – das sind 70 Prozent aller Knochenbrüche in dieser Altersgruppe. 200 000 Personen werden jährlich allein wegen Schenkelhalsbrüchen stationär behandelt. Die Wahrscheinlichkeit, daß ältere Frauen an den Folgen eines solchen Bruchs sterben, liegt aufgrund der langen Bewegungslosigkeit und des Zuges, der zum Heilungsprozeß auf die Knochen ausgeübt werden muß, bei 50 Prozent. Die Kosten, die sich durch Osteoporose für das Gesundheitswesen ergeben, sind schwindelerregend: Sie liegen in den Vereinigten Staaten bei 7 bis 10 Milliarden Dollar.

Wodurch kommt es zum Knochenabbau?

Wie andere Körpersubstanzen auch, regenerieren sich unsere Knochen selbst. Altes Knochengewebe wird abgebaut oder »resorbiert« und durch neues ersetzt. Den Vorgang nennt man Ossifikation oder Knochenerneuerung, und er sorgt dafür, daß die Knochen stark und belastbar bleiben. Er trägt auch dazu bei, daß der Kalziumgehalt im Blut konstant bleibt, was eine wesentliche Voraussetzung für so wichtige biologische Funktionen wie Herzrhythmus und Blutgerinnung ist. Kalzium ist die Substanz, die die Knochen hart macht. Neunzig Prozent des Kalziums im Körper befinden sich in Knochen und Zähnen. Wenn der Kalziumspiegel im Blut unter einen bestimmten Wert abfällt, entzieht der Körper den Knochen Kalzium.
Solange wir jung sind, erneuert sich das Knochengewebe schneller als altes abgebaut wird. Zwar hört der Wachstumsprozeß der Knochen im Alter von ungefähr 18 Jahren auf, aber die Knochendichte nimmt weiterhin zu und erreicht mit etwa 35 Jahren ihren Höhepunkt. Zu diesem Zeitpunkt sind unsere Knochen am dichtesten und stärksten. Mit Ende dreißig beginnen sie sich schneller zu entkalken, während sich die Erneuerung verlangsamt. Die Knochen verlieren an Dichte. Diese allmähliche Veränderung der Knochensubstanz vollzieht sich sowohl bei Männern als auch bei Frauen mit zunehmendem Alter. Bei den Frauen beschleunigt sich der Abbauprozeß nach der Menopause für etwa drei bis sieben Jahre und setzt sich danach wieder langsamer fort.

Die Tatsache, daß die Knochendichte mit zunehmendem Lebensalter geringer wird, hat noch einen anderen Grund: Die Fähigkeit des Körpers, Kalzium aus der Nahrung zu absorbieren, nimmt ab, wenn wir älter werden. Bei den Frauen setzt diese Veränderung etwa mit 45, bei den Männern mit 60 Jahren ein.

»Meine Schwester, die ein paar Jahre älter ist als ich, bricht sich neuerdings immer häufiger die Knochen, und man hat ihr gesagt, daß der Knochenabbau bei ihr fast 50 Prozent beträgt und daß sie im Rollstuhl sitzen würde, wenn sie keine Hormonbehandlung hätte. Aber sie hat ihr ganzes Leben lang gedacht, sie kann gar nicht dünn genug werden, und hat sich sehr strengen Diäten unterworfen. Milchprodukte waren für sie absolut tabu.«

Osteoporose und Östrogen

Offenbar wird die Osteoporose bei Frauen durch das Hormon Östrogen beeinflußt, das, wenn es in ausreichenden Mengen im Körper vorhanden ist, den Prozeß des Knochenabbaus verlangsamen oder gar zum Stillstand bringen kann. Östrogen scheint die Fähigkeit des Körpers zu erhöhen, Kalzium aus dem Darmtrakt zu absorbieren und im Blut zu lagern.

Biologisch ist die Tatsache, daß das Hormon Östrogen vor Knochenabbau schützt, einfach zu erklären. Während ihrer fruchtbaren Jahre benötigt eine Frau einen ausreichenden Vorrat an Kalzium, auf den sie zurückgreifen kann, wenn sie schwanger wird und den sich entwickelnden Fötus mit zusätzlichem Kalzium versorgen muß. Nach der Menopause besteht diese Notwendigkeit nicht mehr.

Weitere Faktoren

Obwohl der Östrogenabfall, der das Klimakterium begleitet, eine Rolle bei der Entstehung der Osteoporose spielt, gehören noch andere Faktoren dazu – ansonsten wären ausschließlich Frauen von der Krankheit betroffen. Die Menge an Kalzium, die ein Mensch mit der Nahrung aufnimmt, kann die Knochensubstanz ebenfalls beeinflussen. Ein Erwachsener scheidet Kalzium über den Urin, den Stuhl und, in geringeren Mengen, über die Haut aus. Dieser Kalziumanteil muß mit der Nahrung wieder aufgenommen werden, ansonsten baut der Körper das Mineral aus den Knochen ab. Auch körperliche Aktivität – oder ein Mangel daran – kann von Bedeutung für die Knochendichte sein. Menschen, die durch Krankheit oder Lähmung ans Bett gefesselt sind, erleiden beispielsweise einen rapiden und gravierenden Kalziumverlust der Knochen. Möglicherweise hängt das Dünnerwerden der Knochen auch damit zusammen, daß die Menschen dazu neigen, sich körperlich weniger zu betätigen, wenn sie älter werden. Umgekehrt haben neuere Studien gezeigt, daß regelmäßiges Training – insbesondere das Training mit Gewichten – dazu beitragen kann, daß die Knochen länger fest bleiben. Weitere Risikofaktoren bei der Entstehung der Osteoporose bei Frauen sind starkes Rauchen und Alkoholkonsum.

Die Beschaffenheit der Knochensubstanz im späteren Leben wird auch von der Ausgangsmasse des Knochengewebes – also der Knochenmasse, die vorhanden ist, bevor der Körper anfängt, Knochensubstanz abzubauen – bestimmt. Je mehr Knochensubstanz an diesem Wendepunkt vorhanden ist, um so unwahrscheinlicher ist es, daß die betreffende Person später an Osteoporose erkrankt.

Krankheiten und Medikamente, die den Knochenabbau fördern

Die folgenden Krankheiten und Medikamente können die Entkalkung der Knochen beschleunigen und zu Osteoporose führen:

- Aluminiumhaltige Mittel zur Neutralisierung der Magensäure (Antazida) und (Kortikosteroide) Nebennierenrindenhormone
- Erkrankungen des Dünndarms, der Leber oder der Bauchspeicheldrüse, durch die die Fähigkeit des Körpers, Kalzium aus dem Darmtrakt zu absorbieren, beeinträchtigt wird
- Bestimmte Krebsformen wie Lymphom, Leukämie und multiples Myelom (Plasmozytom)
- Durch Crohn-Krankheit (Dünndarmentzündung) oder Colitis ulcerosa (entzündliche Erkrankung des Dickdarms) verursachte chronische Diarrhö
- Operative Entfernung eines Teils des Magens oder Dünndarms
- Idiopathische Hyperkalzurie (vermehrte Kalziumausscheidung im Harn)

Wer ist besonders gefährdet?

Wissenschaftler haben eine Reihe von Faktoren zusammengetragen, durch die sich das Risiko einer Osteoporoseerkrankung erhöht. In den folgenden Abschnitten werden diese Faktoren beleuchtet.

Frauen

Es erkranken sechs- bis achtmal mehr Frauen an Osteoporose als Männer. Das liegt zum Teil daran, daß Frauen im Alter von 35 Jahren etwa dreißig Prozent weniger Knochensubstanz haben als Männer im selben Alter. Außerdem scheint der Rückgang der Östrogenproduktion nach dem Klimakterium den Knochenabbau, wie bereits weiter oben erwähnt, zu beschleunigen.

Frauen, deren Menopause früher als mit 45 eintritt

Je früher der Zeitpunkt der letzten Menstruation liegt (sei es infolge eines chirurgischen Eingriffs oder als natürliche Entwicklung), um so größer ist die Wahrscheinlichkeit, daß die betreffende Frau an Osteoporose erkrankt. Grund dafür ist der längere Zeitraum, über den hinweg eine Frau in diesem Fall ohne die schützende Wirkung des Östrogens für die Knochen auskommen muß.

Hellhäutige Typen

Je heller der Hauttyp, um so größer das Risiko. Fachleute gehen davon aus, daß ein Viertel aller weißen Frauen bis zum Alter von 65 Jahren mindestens einen Knochenbruch durch Osteoporose erleiden. Besonders anfällig für die Krankheit sind rothaarige oder blonde Frauen von nordeuropäischer Herkunft. Auch asiatische Frauen sollen osteoporosegefährdeter sein, hier liegen allerdings nicht genügend Erhebungsdaten vor, um eine gesicherte Aussage zu machen. Relativ selten kommt Osteoporose bei schwarzen Frauen vor, die durchschnittlich 10 Prozent mehr Knochenmasse haben und deren Körper eine größere Menge Kalzitonin, das Hormon, das die Knochen festigt, erzeugt.

Zierlicher Knochenbau

Frauen mit zierlichem, leichtem Knochenbau sind anfälliger für Osteoporose als solche mit kräftigem, großem Skelett, weil sie von vornherein weniger Knochenmasse haben.

Niedriges Körpergewicht

Das Skelett von Frauen mit geringem Körperfett (weniger als 15 Prozent des Gewichts) ist weniger Belastungen ausgesetzt, und die Knochen werden infolgedessen weniger dicht. Zudem haben sehr schlanke Frauen weniger Fettzellen, in denen nach der Menopause das Hormon Androstendion in Östrogen umgewandelt wird (siehe Kapitel 1). Auf

diese Weise ist der Östrogenanteil im Blutkreislauf – und der dadurch bestehende Schutz gegen den Knochenabbau – geringer als bei dickeren Frauen.
Übergewichtige Frauen sollten das allerdings nicht zum Vorwand nehmen, um dick zu bleiben. Im Klimakterium sind diejenigen Frauen, die zuviel Gewicht mit sich herumtragen, verstärkt von einer Reihe anderer Krankheiten, darunter Herzerkrankungen und Krebs, bedroht. In manchen Fällen erhöht ein zu großes Gewicht auch die Gefahr, sich im Alter Knochenbrüche zuzuziehen, weil das Skelett zu großen Belastungen ausgesetzt ist. Untergewichtige wie übergewichtige Frauen sind gut beraten, wenn sie versuchen, ihr Normalgewicht zu erreichen. (Auf Seite 190 finden Sie eine Tabelle, aus der Sie ablesen können, welches Ihr Idealgewicht, gemessen an Körpergröße und Alter, ist.)

Kalziumarme Ernährung

Eine kalziumarme Ernährung über längere Zeit hinweg erhöht die Wahrscheinlichkeit, an Osteoporose zu erkranken. Verschiedene Studien haben ergeben, daß Frauen, die ihr Leben lang sehr viel kalziumreiche Nahrungsmittel gegessen haben, in mittleren Jahren über mehr Knochenmasse verfügen als solche, die sich immer kalziumarm ernährt haben.
Allerdings ist man sich über die Verbindung zwischen kalziumarmer Kost und Osteoporose nicht vollkommen sicher. Zu diesem Thema müssen weitere Forschungen abgewartet werden. Derzeit halten Wissenschaftler andere Faktoren – wie Hautfarbe, Körperbau und Zeitpunkt der Menopause – für entscheidender bei der Entstehung der Osteoporose.

Mangel an Bewegung

Wenn Frauen körperliche Aktivitäten meiden, die die Knochen belasten, gehen sie ein erhöhtes Risiko ein, an Osteoporose zu erkranken. Unsere Knochen brauchen ein gutes, regelmäßiges Training, um stark und fest zu bleiben.

Osteoporose in der Familienanamnese

Forschungen weisen darauf hin, daß bei der Osteoporose eine gewisse Vererblichkeit besteht. Sie könnten also zur Risikogruppe gehören, wenn eine enge Verwandte – Mutter, Schwester oder Tante – daran erkrankt war oder ist.

Koffein und Alkohol

Obwohl die Forschung hier keine schlüssigen Beweise liefert, scheint der übermäßige Genuß von Koffein und Alkohol den Knochenabbau zu fördern. Beide Substanzen wirken harntreibend, was zu einer vermehrten Ausscheidung von Kalzium im Urin führt. Wieviel ist zuviel? Die Frage kann niemand genau beantworten, aber im allgemeinen geht man davon aus, daß zwei Tassen Kaffee oder Tee, ein Glas Wein oder Bier oder 5 cl hochprozentiger Alkohol täglich die Knochen nicht schädigen.

Nikotin

Frauen, die rauchen, erreichen die Menopause früher als Nichtraucherinnen. Dadurch erhöht sich die Zeitspanne, in der sie ohne die knochenschützende Wirkung der Östrogene auskommen müssen. Raucher haben, wenn sie alt sind, 20 bis 30 Prozent weniger Knochenmasse als Nichtraucher und somit schwächere und brüchigere Knochen.

Proteine

Forschungen haben ergeben, daß der Körper bei zu eiweißreicher Ernährung zu viel Kalzium im Harn ausscheidet. Osteoporose kommt häufiger in denjenigen Regionen der Welt vor, in denen sehr proteinreich gegessen wird. Die meisten Bewohner der industriellen westlichen Welt nehmen mehr Proteine auf als sie brauchen. Versuchen Sie,

Ihre Proteinzufuhr auf höchstens 15 Prozent ihrer gesamten Nahrungsaufnahme zu reduzieren. (Weitere Informationen hierzu in Kapitel 7.)

Schwangerschaften
In der Schwangerschaft erlebt die Frau einen zusätzlichen Östrogenschub, durch den sich die Fähigkeit des Körpers, Kalzium aufzunehmen und infolgedessen festere Knochensubstanzen zu bilden, erhöht. Da kinderlose Frauen diesen Hormonschub nicht haben, nimmt man an, daß sie im späteren Leben anfälliger sind für Osteoporose.

Was können wir tun, um das Risiko zu vermindern

Jede Frau sollte zumindest ein paar vorbeugende Maßnahmen ergreifen. Das gilt jedoch ganz besonders für diejenigen Frauen, auf die einige der oben genannten Risikofaktoren zutreffen.
Man kann die Osteoporosevorbeugung in zwei Maßnahmekategorien einteilen: Körperliche Aktivitäten und ausreichende Zufuhr der richtigen Nährstoffe (und nicht zu viel von den falschen). Je früher Sie diese Regeln der Vorbeugung befolgen, um so erfolgreicher werden Sie die Krankheit bekämpfen oder verhindern können.

Aktives Training zur Stärkung der Knochen

Es liegen keine endgültigen wissenschaftlichen Beweise dafür vor, aber viele Studien legen die Vermutung nahe, daß sportliche Aktivität die Bildung von Knochensubstanz fördert und so die Osteoporosebehandlung unterstützt.

Seit langem bekannt ist dagegen die Tatsache, daß Inaktivität zum Knochenabbau führen kann. Menschen, die nach einer Rückgratverletzung gelähmt bleiben, verlieren innerhalb von sechs Monaten nach der Verletzung ein Drittel des trabekulären Knochenanteils (des schwammartigen inneren Gerüstwerks feiner Knochenbälkchen). Auch Gliedmaßen, die durch einen Gipsverband ruhiggestellt werden, verlieren infolge der Immobilität an Knochensubstanz.
Ist es aber möglich, Knochengewebe durch gezieltes Training zu erneuern? Einigen neueren Studien zufolge ja. Beispielsweise wurde an der medizinischen Fakultät der Washington University eine Gruppe von 35 Frauen im Alter zwischen 55 und 70 Jahren zweiundzwanzig Monate lang beobachtet. Einige wurden einer inaktiven Kontrollgruppe zugeordnet, die anderen nahmen ein neun bis zweiundzwanzig Monate dauerndes Trainingsprogramm auf. Alle Frauen nahmen täglich 1 500 Milligramm Kalzium zu sich. Nach neun Monaten hatte das Knochengewebe der sportlich aktiven Frauen um durchschnittlich 5,2 Prozent zugenommen. Nach zweiundzwanzig Monaten war dieser Prozentsatz auf durchschnittlich 6,1 gestiegen.
Bei den Frauen der inaktiven Vergleichsgruppe wurde dagegen ein *Verlust* an Knochenmasse von 1 Prozent festgestellt. Diese Zahlen sprechen dafür, daß regelmäßige sportliche Betätigung den Knochenaufbau fördert. Offenbar tut sie das im übrigen wirkungsvoller als die Einnahme von Kalziumpräparaten. Viele Fachleute vertreten sogar die Meinung, daß die Kalziumeinnahme nur dann sinnvoll ist, wenn sie von einem Trainingsprogramm begleitet wird.

Welcher Sport empfiehlt sich?

Die besten Übungen zur Festigung des Skeletts sind diejenigen, die unsere Knochen belasten. Gehen, Laufen Fahrradfahren, Aerobic und Skilanglauf sind Sportarten, die die

Knochen der Wirbelsäule und der Beine belasten. Schwimmen dagegen nicht, weil es wenig Druck auf die Knochen ausübt (auch wenn es ausgezeichnet für die Elastizität ist).
Das gewählte Fitneßprogramm sollte auch Übungen enthalten, die die Knochen von Schultern, Brust und Armen kräftigen. Versuchen Sie, beim Gehen oder Laufen Gewichte zu tragen, oder nehmen Sie zwei- bis dreimal in der Woche ein Gewichtstraining in ihr Programm auf.
Je mehr Sie mit Ihrem Training an die Grenzen Ihrer Belastbarkeit gehen, um so größer ist der Effekt für die Knochensubstanz. Laufen stärkt die Knochen also mehr als Gehen. Aber jüngsten Studien zufolge kann selbst ein leichtes bis gemäßigtes Training den Knochenaufbau unterstützen. In einer Studie wurden Bewohner eines Pflegeheims, die an Gymnastikprogrammen teilnahmen, einer Gruppe gegenübergestellt, die lediglich den normalen alltäglichen Betätigungen nachgingen. Das Durchschnittsalter lag in beiden Gruppen bei 82. Nach drei Jahren war bei den aktiven Testpersonen eine durchschnittliche Zunahme des Knochengewebes um 4,2 Prozent festzustellen, bei den Personen der Kontrollgruppe wurde dagegen eine Abnahme um 2,5 Prozent verzeichnet. Eingehendere Informationen über die Zusammenstellung eines sinnvollen Trainingsprogramms finden Sie im achten Kapitel.

Ausreichende Kalziumzufuhr

Es gibt keine wissenschaftlich gesicherte Aussage darüber, ob eine unzureichende Kalziumzufuhr mit der Nahrung Osteoporose verursacht. Ebensowenig steht fest, ob die gesteigerte Aufnahme von Kalzium der Krankheit vorbeugen oder sie gar heilen kann.

Die entsprechenden Studien lassen bisher keine zuverlässigen Schlüsse zu.
Dennoch sind sich die Wissenschaftler darin einig, daß Kalzium zum Aufbau gesunder Knochen benötigt wird. Darum wird, solange keine weiteren Erkenntnisse vorliegen, allen Frauen empfohlen, für eine ausreichend kalziumhaltige Ernährung zu sorgen.
Was genau ist »ausreichend«? Die Deutsche Gesellschaft für Ernährung empfiehlt für einen Erwachsenen eine Zufuhr von 800 mg täglich. Höhere Werte gelten für Frauen im Klimakterium. In den Vereinigten Staaten empfehlen die *National Institutes of Health's Consensus Panel on Osteoporosis* eine Zufuhr von

- 1 000 mg Kalzium für Frauen in der Prämenopause
- 1 000 mg Kalzium täglich für Frauen in der Postmenopause, die Hormonpräparate nehmen,
- 1 500 mg Kalzium täglich für Frauen in der Postmenopause, die keine Hormonpräparate nehmen.

Einige Ärzte raten Frauen, die bereits an Osteoporose erkrankt sind, sogar zu einer noch höheren Kalziumaufnahme – bis zu 2 500 mg täglich. Diese Menge liegt innerhalb der von den Gesundheitsbehörden festgelegten Unbedenklichkeitsspanne. Durchschnittlich nimmt eine Frau in den Vereinigten Staaten 450 bis 550 mg Kalzium täglich mit der Nahrung auf. Das liegt weit unter dem erforderlichen Minimum. Jede Frau sollte darauf achten, daß sie den Kalziumbedarf ihres Körpers durch gezielte Ernährung deckt. Ein Viertelliter Magermilch enthält ungefähr 300 mg Kalzium, 100 g Mozzarella (45% Fett i. Tr.) 350 mg. Wählen Sie, wenn möglich, fettarme Milchprodukte, denn eine zu fetthaltige Ernährung kann Ihre Gesundheit gefährden (siehe Kapitel 7).
Als Kalziumlieferanten empfehlen sich außerdem: Meeresfrüchte und Fisch, zum Beispiel Austern, Garnelen, Dosensardinen und Lachs; Soyabohnen; Tofu; Broccoli und

andere grüne Gemüsesorten. (Eine detaillierte Tabelle der kalziumreichen Nahrungsmittel finden Sie weiter unten auf dieser Seite.) Spinat besitzt zwar einen hohen Kalziumgehalt, enthält aber außerdem Oxalsäure, die die Kalziumresorption im Darm vermindert. Obwohl er also in anderer Hinsicht ein wertvolles Nahrungsmittel ist, eignet sich Spinat nicht als Kalziumlieferant.

Die Nahrung als wertvollster Kalziumlieferant

Wenn Sie Kalzium mit der Nahrung aufnehmen, können Sie sich seiner »Bioverfügbarkeit«, das heißt seiner Resorbierbarkeit durch den Körper, sicher sein. Milch und Milchprodukte sind die ergiebigsten und bequemsten Kalziumlieferanten.

Personen, bei denen eine Laktoseunverträglichkeit besteht, deren Körper also Milchzucker nicht verwerten kann, sollten Joghurt und Milch wählen, die mit dem Enzym Laktase behandelt sind. Das Enzym ermöglicht es dem Körper, Milchprodukte zu verarbeiten. Einige Joghurtsorten enthalten natürliche Laktase. Lassen Sie sich am besten in einem Reformhaus beraten.

Wichtige Kalziumlieferanten (Angaben je 100 g)

Lebensmittel	Kilokalorien	Kalzium
Trinkmilch 0,3% Fett	37	120 mg
Trinkmilch 1,5% Fett	49	120 mg
Trinkmilch 3,5% Fett	66	120 mg
Buttermilch	36	110 mg
Joghurt 0,3% Fett	39	120 mg
Joghurt 1,5% Fett	51	120 mg
Joghurt 3,5% Fett	74	120 mg
Fruchtjoghurt 1,5% Fett	94	104 mg
Fruchtjoghurt 3,5% Fett	113	104 mg

Cheddar 45% Fett i. Tr.	423	750 mg
Emmentaler 45% Fett i. Tr.	416	1 000 mg
Mozzarella 45% Fett i. Tr.	278	350 mg
Münster 45 % Fett i. Tr.	226	230 mg
Quark, mager	76	90 mg
Quark 20% Fett i. Tr.	112	90 mg
Quark 40% Fett i. Tr.	165	90 mg
Vanilleeis	131	64 mg
Vanillepudding	138	82 mg
Krabben, roh	105	100 mg
Sardinen, geräuchert	135	104 mg
Bleichsellerie	15	70 mg
Broccoli, gedünstet	65	70 mg
Fenchel, gedünstet	27	100 mg
Grünkohl, gedünstet	67	150 mg
Kohlrabi, gedünstet	61	69 mg
Mangold	24	100 mg

(Die Werte sind der Vitamin- und Mineralstofftabelle von Dr. Helmut Oberritter, Deutsche Gesellschaft für Ernährung e. V., entnommen)

Kalziumpräparate

Wenn es Ihnen schwerfällt, die notwendige Mindestmenge an Kalzium durch Ihre Ernährung aufzunehmen, ziehen Sie vielleicht die Einnahme eines Kalziumpräparates in Erwägung. Vergessen Sie aber nicht, daß solche Präparate nur ein schwacher Ersatz für kalziumreiche Nahrungsmittel sein können. Sie sollten immer *zusätzlich* zu einer gesunden Ernährung genommen werden, nicht aber als Ersatz dafür.

Nicht alle Präparate sind gleich. Vor allem weisen unterschiedliche Präparate einen unterschiedlichen Anteil reinen Kalziums auf. Beispielsweise enthalten solche, die mit Kalziumkarbonat hergestellt sind, 40 Prozent Kalzium.

100 mg Kalziumkarbonat entsprechen also 40 mg Kalzium.

Im folgenden sind die gebräuchlichsten Kalziumkombinationen und ihr prozentualer Gehalt an Kalzium aufgelistet:

Kalziumkarbonat	40 Prozent
Kalziumlactat	13 Prozent
Kalziumglukonat	9 Prozent
Kalziumphosphat	
dibasisch	23 Prozent
dreibasisch	39 Prozent

Lesen Sie die Packungsaufschrift sorgfältig, damit Sie wissen, wieviel Kalzium ein von Ihnen gewähltes Präparat tatsächlich enthält.

Im allgemeinen nimmt man Kalzium in Form von Tabletten, es wird aber auch als Pulver oder Trinklösung vertrieben. Einige Antazida (Medikamente zur Neutralisation der Magensäure) enthalten Kalziumkarbonat und sind daher auch zur zusätzlichen Versorgung mit Kalzium gebräuchlich. Die Einnahme von Kalziumpräparaten sollte in jedem Fall mit dem Arzt abgesprochen werden, da ein Überschuß des Minerals bei anfälligen Personen zur Bildung von Nierensteinen führen kann. Hier noch ein paar Ratschläge zur Einnahme von Kalziumpräparaten:

- Wenn Sie regelmäßig Antazida zur Kalziumversorgung nehmen, sollten Sie darauf achten, daß sie kein Aluminium enthalten. Aluminium kann die Kalziumaufnahme im Darm verhindern.
- Einige Kalziumpräparate lösen sich im Magen leichter auf und werden daher schneller vom Körper aufgenommen als andere. Beispielsweise lösten sich ein Drittel aller in einer Studie getesteten Kalziumkarbonatpräparate so langsam auf, daß das Kalzium vom Körper nicht in genügender Menge aufgenommen werden konnte, bevor es wieder ausgeschieden wurde.

Leider sind bei weitem nicht alle Präparate auf ihre Absorbierbarkeit getestet worden. Robert Heaney, ein anerkannter Osteoporose-Spezialist, rät Verbrauchern in seinem Buch *Calcium – Calciummangel beheben*, die Löslichkeit eines Präparats zu testen, indem Sie es in warmes Wasser geben und gelegentlich umrühren. Wenn sich die Tablette nicht innerhalb einer Stunde völlig auflöst, kann man nach Heaneys Worten mit Recht die Frage stellen, wie gut der Magen sie auflösen und absorbieren würde.

- Manche Benutzer von Kalziumkarbonatpräparaten berichten über unangenehme Nebenwirkungen, vor allem Übelkeit, Blähungen und Verstopfung. Man kann die Übelkeit in den meisten Fällen vermeiden, wenn man das Medikament zusammen mit einer Mahlzeit einnimmt. Halten die Blähungen und die Verstopfung hartnäckig an, sollte man es mit einem anderen Präparat versuchen.
- Meiden Sie Dolomitpräparate als Kalziumlieferant. Dolomit besitzt zwar einen hohen Kalziumanteil, weist aber daneben Spuren von Kadmium, Uran, Quecksilber, Arsen und Blei auf. Diese Stoffe sind zwar in kleinen Mengen nicht schädlich, aber wenn man sie in der relativ hohen Dosierung von täglich mindestens einer Tablette aufnimmt, können sie sich im Körper zu giftigen Mengen ansammeln.
- Knochenmehlpräparate, die aus gemahlenen Tierknochen hergestellt werden, sind als permanenter Kalziumlieferant nicht zu empfehlen, weil sie häufig bleiverseucht sind.

Vitamin D – Kalziums Helfer

Der Körper benötigt Vitamin D, um Kalzium aus dem Verdauungstrakt zu lösen und in die Knochen einzubauen, besonders mit zunehmendem Alter, wenn die Fähigkeit des Körpers, Kalzium aus der Nahrung aufzunehmen, nachläßt. Es bedarf lediglich einer bescheidenen Menge an Vitamin D, um eine optimale Kalziumaufnahme sicherzustellen. Die empfohlene Tagesdosis liegt bei 400 IE (Internationale Einheiten) im Wachstumsalter, später bei etwa 100 IE. Diese Menge können wir im Erwachsenenalter problemlos aufnehmen, indem wir uns normal ernähren und uns mehrmals in der Woche zehn bis fünfzehn Minuten lang in der Sonne aufhalten. Durch den Einfluß der UV-Strahlung bilden sich Vitamin D-Speicher in der Haut, die dann von Niere und Leber in nutzbares Vitamin D umgewandelt werden. Bis wir sechzig sind, hat die Fähigkeit des Körpers, mit Hilfe des Sonnenlichts Vitamin D zu produzieren, allerdings erheblich nachgelassen. Um auch jetzt noch eine ausreichende Zufuhr dieses Vitamins sicherzustellen, müssen wir entweder mehr Nahrungsmittel mit hohem Vitamin-D-Gehalt zu uns nehmen oder zu einem zusätzlichen Vitaminpräparat greifen. Geeignete Lieferanten in der Nahrung sind mit Vitamin D angereicherte Milch oder Müslis, Eigelb, Dosensardinen und -thunfisch, Lebertran, Salzwasserfische und Leber.

Vor einer zu hohen Dosierung von Vitamin-D-Präparaten sei an dieser Stelle ausdrücklich gewarnt: Sie kann gefährlich, ja sogar tödlich sein. Zu den Symptomen einer Überversorgung gehören Appetitlosigkeit, Übelkeit, Leibschmerzen, abnormaler Durst, Harndrang und Kopfschmerzen. Die *National Institutes of Health's Consensus Panel on Osteoporosis* in den Vereinigten Staaten raten Frauen davon ab, mehr als 600 bis 800 IE täglich ohne ärztliche Anweisung zu nehmen.

Einigen Kalziumpräparaten ist Vitamin D zugesetzt. Wenn Sie außerdem ein Multivitaminpräparat nehmen, kann es zu einer Überversorgung mit Vitamin D kommen. Lesen Sie den Packungsaufdruck sorgfältig, und greifen Sie nur dann zu Kalziumpräparaten, die Vitamin D enthalten, wenn Ihr Arzt Ihnen ausdrücklich dazu rät.

Feinde des Kalziums in der Nahrung

Proteine

Wenn Sie mehr Proteine mit der Nahrung aufnehmen, als Ihr Körper benötigt, werden große Mengen Kalzium im Urin ausgeschieden. (In Kapitel 7 finden Sie hierzu genauere Angaben.)

Koffein

Auch durch Koffein erhöht sich die Menge des mit dem Urin ausgeschiedenen Kalziums. Je mehr Koffein Sie Ihrem Körper zuführen, um so mehr Kalzium verlieren Sie. Wenn es Ihnen also schwerfällt, auf Kaffee oder koffeinhaltige Erfrischungsgetränke zu verzichten, achten Sie darauf, daß Sie mehr Kalzium mit der Nahrung aufnehmen.

Alkohol

Alkohol vermindert die Kalziumaufnahme durch den Darm. Je mehr Alkohol Sie trinken, um so weniger Kalzium wird vom Körper absorbiert.

Salz (Natriumchlorid)

Salz bewirkt, daß eine größere Menge Kalzium mit dem Urin aus dem Körper geschwemmt wird. Das sollte Ihnen ein weiteres Argument an die Hand liefern, den Salzstreuer wegzuwerfen und alle Lebensmittel auf ihren Natriumgehalt zu überprüfen.

Ballaststoffe

Ballaststoffe sorgen dafür, daß Nahrungsmittel das Verdauungssystem schneller durchlaufen. Dadurch bleibt dem Körper weniger Zeit, das darin enthaltene Kalzium über den Darm aufzunehmen. Allerdings wiegt der gesundheitliche Nutzen einer ballaststoffreichen Ernährung – zum Beispiel für die Krebsabwehr – bei weitem diesen Kalziumverlust auf. Verzichten Sie also nicht auf Ballaststoffe, sondern nehmen Sie einfach ein paar kalziumreiche Nahrungsmittel mehr in Ihren Speiseplan auf.

Phosphor

Manche Osteoporose-Experten sind der Meinung, daß es zu verstärktem Knochenabbau kommt, wenn die Aufnahme von Phosphor mit der Nahrung erheblich höher ist als die Kalziumzufuhr. Andere Wissenschaftler halten diese Sorge für unbegründet. Sie weisen darauf hin, daß Phosphor zwar den Kalziumverlust während des Verdauungsvorgangs erhöht, die mit dem Urin ausgeschiedene Menge an Kalzium jedoch *verringert*.

Daß man sich überhaupt um das Phosphor-Kalzium-Verhältnis in der Nahrung Gedanken machen muß, rührt hauptsächlich daher, daß heute in den Industrieländern – infolge des hohen Gehalts von Phosphor in dunklem Fleisch und in Erfrischungsgetränken – eine eher kalziumarme und phosphorreiche Ernährung die Regel ist. Wenn Sie also mehr kalziumreiche Lebensmittel in Ihren Speiseplan aufnehmen und auf dunkles Fleisch und Limonadengetränke (die ohnehin nicht besonders gut für Ihre Gesundheit sind) ganz oder zumindest teilweise verzichten, brauchen Sie sich keine Sorgen um das Phosphor-Kalzium-Verhältnis in Ihrer Ernährung zu machen.

Ein Wort zur Einnahme von Fluorpräparaten: Verzichten Sie darauf

In den 80er Jahren war man eine Zeitlang der Überzeugung, daß man mit der Einnahme von Natriumfluorid, dem Mineral, das die Zähne vor Karies schützt, den Knochenaufbau beschleunigen könne. Eine frühe Studie kam beispielsweise zu dem Ergebnis, daß Frauen nach der Einnahme von Fluoriden und Kalzium eine Zunahme der spinalen Knochenmasse (Knochen der Wirbelsäule) um 10 Prozent verzeichneten, während der Vergleichswert bei denjenigen, die nur Kalzium nahmen, bei 3 Prozent lag. Anfang 1990 veröffentlichte die Mayo-Klinik in Rochester, Minnesota, dann die Ergebnisse einer vierjährigen Studie zur Behandlung von spinaler Osteoporose mit Fluoriden. Mehr als 2 000 Frauen waren an der Untersuchung beteiligt, die bis heute die umfassendste ihrer Art ist. Alle Frauen erhielten eine tägliche Dosis von 1 500 mg Kalzium, die Hälfte der Testpersonen bekam zusätzlich 72 mg Fluorid.

Die Resultate waren überraschend: Die Frauen beider Versuchsgruppen erlitten gleich viele Wirbelfrakturen, aber in der Gruppe der Personen, die zusätzlich Fluorid nahmen, waren dreimal so viele Knochenbrüche an anderen Körperteilen zu verzeichnen. Diese Frauen berichteten außerdem doppelt so häufig über Nebenwirkungen der Behandlung, vor allem über Übelkeit und akute Schmerzen in den Beinen.

Fluor regt demnach zwar den Knochenaufbau an, aber das neue Knochengewebe hat offenbar nicht die normale Festigkeit. Die Autoren der Mayo-Studie kommen zu dem Schluß, daß eine Fluoridbehandlung gegen Osteoporose weder unbedenklich noch effektiv ist. Solange diese Erkenntnisse nicht durch weitere Forschungen widerlegt sind, sollten Sie Fluoridpräparate meiden.

Osteoporosebehandlung mit Östrogen

Die Behandlung mit Östrogen hat sich als überaus wirkungsvoll in der Vorbeugung gegen Knochenabbau erwiesen. Studien haben gezeigt, daß Frauen, die innerhalb von sechs Jahren nach der Menopause eine Östrogentherapie begannen, ihre Knochendichte erhalten konnten und weniger Schenkelhals- und Unterarmfrakturen erlitten als andere. Selbst wenn die Behandlung erst sechs Jahre nach der Menopause aufgenommen wird, kann sie weiteren Knochenabbau verhindern.

Wissenschaftler sind sich nicht im klaren darüber, auf welche Weise Östrogen die Knochen schützt. Sie können auch nicht angeben, warum sich der Knochenabbau bei Männern, deren Körper ja nur sehr geringe Mengen Östrogen produziert, viel langsamer vollzieht als bei Frauen. Man nimmt an, daß Östrogen die Resorption von Kalzium über den Darmtrakt sowie die Einlagerung von Kalzium in den Knochen fördert. Darüber hinaus besteht vermutlich eine positive Wechselwirkung mit anderen für die Knochenentwicklung wichtigen Hormonen.

Die Bildung von neuem Knochengewebe wird durch Östrogen nicht angeregt. Das Hormon sorgt lediglich dafür, daß die Knochen nicht weiter entkalkt und brüchiger werden. Das ist ein wesentlicher Unterschied. Es bedeutet, daß die Einnahme von Östrogenpräparaten um so weniger wirksam ist, je später nach der Menopause damit begonnen wird, weil der beschleunigte Knochenabbau kurz nach der Menopause einsetzt. In der medizinischen Welt herrscht allgemeine Übereinstimmung darüber, daß eine Osteoporoseprophylaxe mit Östrogenen innerhalb von sechs Jahren nach der letzten Menstruation begonnen werden sollte.

Man muß sich im übrigen bewußt sein, daß der Knochenabbau wieder einsetzt, sobald man das Östrogen absetzt, und zwar in derselben Geschwindigkeit wie zuvor. Aus diesem

Grund ist die Osteoporosebehandlung mit Östrogen eine Entscheidung fürs Leben. Angesichts der mit der Hormontherapie verbundenen Risiken (siehe Kapitel 3) sollte eine solche Entscheidung also nur nach sorgfältigem Abwägen aller damit verbundenen Vor- und Nachteile getroffen werden.

Um das Gesundheitsrisiko einzuschränken, empfehlen Ärzte, die kleinstmögliche Dosierung zu wählen. Die geringste Dosis, die im allgemeinen zur Erhaltung der Knochendichte verschrieben wird, liegt bei 0,625 mg täglich. Wissenschaftler des *Kaiser Permanente Medical Center* und des medizinischen Instituts der University of California in San Francisco haben allerdings herausgefunden, daß schon eine Dosierung von nur 0,3 mg ausreicht, um den Knochenabbau zu verlangsamen – wenn das Hormon in Verbindung mit einer täglichen Zufuhr von 1 500 mg Kalzium verabreicht wird.

Bevor Sie den Entschluß fassen, sich einer Östrogentherapie zu unterziehen, sollten Sie prüfen, wie hoch Ihr Risiko, an Osteoporose zu erkranken, eigentlich ist. Wenn Sie beispielsweise weiß, zierlich und von nordeuropäischer Abstammung sind, oder wenn Sie rauchen und einen unsportlichen Lebensstil haben, den Sie nicht ändern möchten, gehören Sie zu den gefährdeten Personen, und eine Hormontherapie kann für Sie von großem Nutzen sein. Sind Sie dagegen eine große, sportlich aktive Frau mit später Menopause, überlegen Sie sich vielleicht, ob Sie nicht zu natürlicheren Methoden der Osteoporosevorbeugung greifen, indem Sie beispielsweise Ihre sportlichen Gewohnheiten beibehalten und durch Ihre Ernährung die ausreichende Zufuhr von Kalzium und Vitamin D sicherstellen. Besprechen Sie in jedem Fall alle Risikofaktoren und Behandlungsalternativen mit Ihrem Arzt oder Ihrer Ärztin.

Neue Behandlungsmethoden

Gegenwärtig werden neben Östrogenen verschiedene Stoffe auf ihre Wirksamkeit bei der Behandlung von Osteoporose geprüft.

Kalzitonin

Kalzitonin, ein in der Schilddrüse gebildetes Hormon, unterstützt die Einlagerung von Kalzium in den Knochen und wirkt damit dem Knochenabbau entgegen. Mit zunehmendem Alter sinkt dann der Kalzitoninspiegel im Körper ab.

Im allgemeinen wird es als Injektion in Verbindung mit einer täglichen Gabe von 1 500 mg Kalzium und 400 IE Vitamin D verabreicht. In Form von Injektionen ist Kalzitonin ziemlich teuer. Eine preiswertere Version des Hormons in Form eines Inhalats befindet sich in den Vereinigten Staaten noch im Stadium der Erprobung.

Etidronsäure-Dinatriumsalz

Die Wirkstoffverbindung, die dafür bekannt ist, daß sie den Knochenabbau verlangsamt, wird seit über einem Jahrzehnt als Mittel gegen die Paget-Krankheit eingesetzt, die mit abnormem Wachstum der Knochen, Schwund der Knochensubstanz und Knochendeformation einhergeht. Zwei jüngere Studien, eine davon in Dänemark, eine in den USA durchgeführt, lassen darauf schließen, daß Etidronsäure sich auch als nützlich in der Osteoporosebehandlung erweisen könnte.

In der dänischen Studie wurden 66 Frauen mit postklimakterischer Osteoporose nach dem Zufallsprinzip in zwei Gruppen aufgeteilt. Die eine Gruppe wurde mit Etidronsäure-Tabletten behandelt, die andere mit Placebos. Weder die Testpersonen noch die an der Studie beteiligten Wissenschaftler wußten, wer die Etidronsäure und wer die Pla-

cebos erhielt. Die Frauen beider Gruppen nahmen zusätzlich Kalzium und Vitamin D ein.
Am Ende der über drei Jahre durchgeführten Studie war in der Gruppe der Frauen, die die Etidronsäure genommen hatten, eine erheblich geringere Zahl neuer Wirbelfrakturen festzustellen. Die amerikanische Studie, an der mehr als 400 Frauen beteiligt waren, kam zu einem übereinstimmenden Ergebnis: In der Gruppe der mit Etidronsäure behandelten Frauen lag die Zahl neuer Wirbelbrüche um die Hälfte niedriger als in der Vergleichsgruppe. Darüber hinaus wurde bei dieser Personengruppe eine Zunahme der Knochendichte der Wirbelsäule um immerhin 5 Prozent festgestellt.
In den Vereinigten Staaten ist Etidronsäure seit kurzer Zeit zur Behandlung von Osteoporose zugelassen. Die Anwendung darf nur unter ärztlicher Kontrolle durchgeführt werden und sollte auf besondere Fälle beschränkt bleiben, in denen eine schonendere, natürlichere Behandlung mit Vitaminen und Kalzium zu keinem Erfolg geführt hat.

Calcitriol

Calcitriol, auch unter dem unaussprechlichen Namen 1,25-Dihydroxycholecalciferol bekannt, ist die vom Körper verwertbare Form von Vitamin D. Das Vitamin D, das wir mit der Nahrung aufnehmen und das mit Hilfe des Sonnenlichts in der Haut gebildet wird, wird in einem zweistufigen Prozeß in der Leber und in den Nieren in Calcitriol umgewandelt. Nur in Form von Calcitriol ist Vitamin D für den Körper verwertbar.
Mit zunehmendem Alter produziert der Körper weniger Calcitriol. Einige Wissenschaftler sind der Meinung, daß der Knochenabbau aufgehalten wird, wenn der Calcitriolspiegel konstant gehalten werden kann. Offenbar erhöht Calcitriol die Kalziumaufnahme im Körper und vermindert damit die Zahl zukünftiger Osteoporosepatienten. Einer

Studie zufolge lag die Rate der Wirbelfrakturen bei Patienten, die Calcitriol einnahmen, um 50 bis 75 Prozent niedriger als bei der Vergleichsgruppe, die mit Placebos behandelt wurde. Allerdings bedarf es noch eingehenderer Forschungen, bevor eine gesicherte Aussage über die Rolle von Calcitriol in der Osteoporosebehandlung gemacht werden kann.

Gestagen

Es gibt einige Hinweise darauf, daß das Hormon Gestagen, ähnlich wie Östrogen, den Knochenabbau positiv beeinflussen kann.

Aber die meisten Forschungsergebnisse lassen darauf schließen, daß Gestagen, wenn es allein und nicht in Kombination mit Östrogen verabreicht wird, kein wirksames Mittel zur Behandlung der Osteoporose darstellt.

Andere Wirkstoffe

Unter den Wirkstoffen, die gegenwärtig auf ihre Tauglichkeit zur Osteoporose-Prophylaxe getestet werden, befinden sich *anabole Steroide* (Steroide, die die Knochen festigen, jedoch bei Frauen einen maskulinisierenden Effekt wie vermehrte Gesichtsbehaarung und eine tiefere Stimme haben); ein synthetisches *Nebenschilddrüsenhormon* (die physiologische, also die natürlich vorkommende Form dieses Hormons hilft dem Körper, das Kalziumgleichgewicht zu erhalten); *Thiazide* (Diuretika, also harnsteigernde Stoffe, die die im Urin ausgeschiedene Kalziummenge verringern).

Die Therapie mit den genannten Mitteln befindet sich noch im Stadium der Erprobung, kann also gegenwärtig nicht zur allgemeinen Anwendung empfohlen werden.

Diagnosetechniken

Durch neue *Screening*-Methoden, mit denen die Knochendichte bestimmt werden kann, ist man in der Lage, die Osteoporose in einem sehr frühen Stadium zu erkennen, in dem es noch möglich ist, ihr Fortschreiten zu verlangsamen und vielleicht zukünftigen Frakturen vorzubeugen. Die meisten dieser Untersuchungsmethoden arbeiten mit Röntgenaufnahmen oder anderen bildgebenden Verfahren zur Bestimmung der Knochendichte. Sie setzen die Patientin einer geringfügigen Strahlenbelastung aus. Obwohl eine solche Strahlenbelastung theoretisch das Krebsrisiko der Betroffenen erhöht, ist bisher kein Fall einer Krebserkrankung mit einer solchen Messung der Knochendichte in Verbindung gebracht worden, und diese Untersuchungen können, wie die Mammographie, Leben retten und Klinikbehandlungen vorbeugen. Dennoch raten viele Osteoporose-Spezialisten aufgrund des vorhandenen, wenn auch geringfügigen Risikos – und der Tatsache, daß diese Methoden teuer sind – von einer Routineuntersuchung aller Frauen mit Screening-Techniken ab.

»Gott sei Dank bin ich nicht osteoporosegefährdet. Meine 82jährige Mutter, die schon öfter gestürzt ist, weil sie immer in Eile ist, hat sich noch nie auch nur einen einzigen Knochen gebrochen. Ich baue darauf, daß es hauptsächlich Vererbung ist und ich das Problem nicht haben werde.«

Für wen empfiehlt sich also eine Screening-Untersuchung? Es herrscht offenbar Übereinstimmung darüber, daß man solche Knochenmeßverfahren nur bei Frauen anwendet, die einem erhöhten Osteoporose-Risiko ausgesetzt sind und für die eine Entscheidung darüber, ob sie sich einer Östrogentherapie oder einer anderen medikamentösen Behandlung unterziehen, weitergehenderer Informationen bedarf. Wer allerdings, unabhängig vom Ergebnis der Knochenuntersuchung, ohnehin entschlossen ist, Östrogen zu nehmen, braucht sich der Prozedur nicht zu unterziehen.

An dieser Stelle ist anzumerken, daß eine *fortgeschrittene* Osteoporose anhand jeder beliebigen Röntgenaufnahme festgestellt werden kann. Wenn Sie also innerhalb der letzten ein bis zwei Jahre eine Röntgenuntersuchung hatten, bitten Sie Ihren Arzt, die Bilder vom Radiologen anzufordern. Er kann dann entscheiden, ob die Knochendichte mit Hilfe der Aufnahmen zu bestimmen ist und Ihnen vielleicht unnötige Untersuchungen und Strahlenbelastung ersparen. Leider befindet sich die Krankheit, wenn sie auf einem Röntgenbild feststellbar ist, bereits in einem fortgeschrittenen Stadium, denn der Knochen muß bereits um ein Drittel an Dichte verloren haben, bevor er auf einem gewöhnlichen Röntgenbild schwach erkennbar ist. Herkömmliche Röntgenuntersuchungen eignen sich also nicht als Methode zur Früherkennung der Osteoporose. Man kann mit ihnen lediglich zufällig auf das Vorhandensein eines bereits fortgeschrittenen Knochenabbaus stoßen.

Single-Photon-Absorptionsmessung

Bei dieser Technik der Knochenuntersuchung wird ein radioaktiver Jodstrahl auf den Unterarmknochen der Patientin gerichtet. Ein Detektor registriert die Strahlenmenge, die den Knochen durchdringt, und mißt so seine Dichte. Man wählt den Unterarmknochen für diese Untersuchung, weil das umgebende Bindegewebe von einheitlicher Dicke ist.

Von allen Methoden der Knochenuntersuchung setzt die Single-Photon-Absorptionsmessung die Patientin der geringsten Strahlenbelastung aus: Sie beträgt lediglich 2 bis 5 Millirad, also nicht einmal ein Prozent der Strahlenbelastung durch eine Röntgenaufnahme. Sie ist im übrigen die kostengünstigste Untersuchungsmethode. Es gibt allerdings Wissenschaftler, die den Nutzen dieser Technik anzweifeln. Zur Begründung führen sie Studien an, die zeigen, daß man mit ihr die Knochendichte an den beiden bruchgefährdetsten Stellen, nämlich der Wirbelsäule und der Hüfte, nicht bestimmen kann.

Dual-Photon-Absorptionsmessung
Mit Hilfe dieser Technik, bei der zwei verschiedene Radiojodstrahlen auf einen Knochen gerichtet werden, kann man die Knochendichte in allen Bereichen des Körpers, einschließlich der Wirbelsäule und der Hüfte, messen. Die mit ihr verbundene Strahlenbelastung ist ebenfalls verhältnismäßig gering (5 bis 15 Millirad), aber die benötigte technische Ausrüstung ist so teuer, daß sie nur in wenigen großen Kliniken zur Verfügung steht.

Computer-Tomographie (CT)
Die Computer-Tomographie ist die zuverlässigste Methode, um die Knochendichte in beliebigen Körperbereichen zu messen. Anders als bei der Dual-Photon-Absorptionsmessung kann man mit der Computer-Tomographie die Dichte sowohl des gesamten Knochens als auch des schwammigen (spongiösen) inneren Teils allein gemessen werden. Das ist besonders wichtig, weil der Knochenabbau gewöhnlich in diesem schwammartigen Teil des Knochens beginnt.
Die Computer-Tomographie ist allerdings eine kostspielige und zeitraubende Prozedur. Überdies setzt sie die Patientin einer wesentlich höheren Strahlendosis (200 bis 250 Millirad) aus als die anderen Techniken. Wenn bei Ihnen in den letzten Jahren aus irgendwelchen anderen Gründen eine Computer-Tomographie vorgenommen wurde, sollte Ihr Arzt die Filme noch einmal auf Anzeichen von Osteoporose auswerten lassen. Wenn sich dadurch der Verdacht auf

eine vorhandene Osteoporose erhärtet, kann eine spezielle – billigere und weniger zeitraubende – Form der Computer-Tomographie angewendet werden, mit der die Knochendichte dann genauer festgelegt wird.

Ein paar abschließende Worte

Bei der Osteoporose ist offensichtlich die Vorsorge das Entscheidende. Sie sollten sich das Ziel setzen, bis zur Mitte des Lebens möglichst feste Knochen aufzubauen und sie dann durch knochenbelastenden Sport, eine vernünftige Ernährung und andere gesunde Lebensgewohnheiten (wie den Verzicht aufs Rauchen) zu kräftigen.
Wenn bei Ihnen bereits eine Osteoporose festgestellt wurde, können Sie immer noch einiges tun, um das Fortschreiten der Krankheit aufzuhalten. Ergreifen Sie dieselben Vorsichtsmaßnahmen, denen Sie folgen würden, um der Osteoporose vorzubeugen. Achten Sie dabei aber darauf, daß Ihr Sportprogramm zwar anstrengend genug ist, um die Knochen zu kräftigen, aber nicht so hart, daß Sie Frakturen riskieren. Beseitigen Sie nach Möglichkeit alle Gefahrenquellen im Haus, die zu Knochenbrüchen führen könnten. Sorgen Sie für eine ausreichende Beleuchtung, lassen Sie Haltegriffe an der Badewanne installieren, und legen Sie eine rutschsichere Matte hinein. Meiden Sie glatte Böden und lose Teppiche oder Läufer, und entfernen Sie andere Gegenstände, die einen Sturz provozieren könnten. Tragen Sie Schuhe mit flachem Absatz und rutschfester Sohle.
Achten Sie auch darauf, wie Sie Gegenstände hochheben. Tun Sie es nicht, indem Sie sich hinunterbücken, das könnte Ihre Wirbelsäule so sehr belasten, daß es zu Wirbelfrakturen kommt. Gehen Sie statt dessen mit gestrecktem

Rücken in die Knie, und heben Sie den Gegenstand senkrecht und mit Unterstützung der Beinmuskeln hoch. Wenn Ihre Wirbelknochen sehr schwach sind, rät Ihnen der Arzt vielleicht überhaupt davon ab, Lasten zu heben.
Halten Sie sich schließlich auf dem laufenden über neue Entwicklungen in der Osteoporosebehandlung. Fragen Sie Ihren Arzt oder Ihre Ärztin und lesen Sie die immer wieder erscheinenden Berichte über bestehende und mögliche Behandlungsmethoden in der Presse. Vielleicht gelingt es der Wissenschaft, bei einem immer besseren Informationsstand, unbedenklichere und wirkungsvollere Methoden der Osteoporosevorbeugung, -diagnose und -behandlung zu entwickeln.

7
Eigenverantwortung: Gesunde Ernährung

Sicherlich ist die Anstrengung, unverändert jung zu bleiben, obwohl der Körper ein so eindrucksvolles Zeichen der Veränderung setzt wie die Menopause, heldenhaft; aber es ist ein törichtes, selbstzerstörerisches Heldentum, das besser zu einem jungen Mann von zwanzig als zu einer Frau von fünfundvierzig oder fünfzig passen würde. Überlassen wir es den Athleten, jung und lorbeergekrönt zu sterben. Überlassen wir den Soldaten das Verdienst des Purple Heart-Ordens. Überlassen wir es den Frauen, alt, weißgekrönt und mit dem Verdienst eines menschlichen Herzens zu sterben.
Ursula K. Le Guin

Wie Sie in den Jahren des Klimakteriums aussehen und sich fühlen, hängt zu einem großen Teil davon ab, was Sie essen – oder nicht essen. Wenn es überhaupt irgendwann im Leben wichtig ist, darauf zu achten, was man ißt, dann ist dies der Zeitpunkt.

Zuallererst einmal haben die Nahrungsmittel, die Sie zu sich nehmen, einen Einfluß darauf, wie Ihr Körper auf die hormonellen Veränderungen des Klimakteriums reagiert. Indem Sie zum Beispiel auf bestimmte Speisen verzichten, kann es Ihnen gelingen, die Schwere und Häufigkeit von Hitzewallungen zu mildern.

Eine gesunde Ernährung kann auch den Alterungsprozeß verlangsamen. Je älter der Mensch wird, um so langsamer regenerieren und reparieren sich seine Zellen selbst. Durch eine vernünftige Ernährung kann man die Zellen mit einem größeren Vorrat an Vitaminen und Nährstoffen versorgen und so dazu beitragen, daß sie möglichst stark und gesund bleiben. Daraus folgt, daß Sie in Ihren mittleren Jahren und darüber hinaus besser aussehen, sich besser fühlen und daß Ihr Körper besser funktioniert.

Schließlich und endlich stärkt eine gesunde Ernährung die Abwehrkraft des Körpers gegen zahlreiche chronische Krankheiten wie Krebs, Herz-Kreislauf-Beschwerden, Arthritis und Diabetes, die in den mittleren und späten Jahren zu einer echten Bedrohung werden.

Ganz ohne Zweifel: Jetzt ist der Zeitpunkt gekommen, sich in bezug auf Ernährung und gesunde Lebensweise am Riemen zu reißen. Im vorliegenden Kapitel erfahren Sie, wie eine gute Ernährung in den Jahren des Klimakteriums und darüber hinaus aussehen sollte.

Der Kalorienbedarf läßt nach

Sicherlich haben Sie festgestellt, daß es mit vierzig oder fünfzig wesentlich schwieriger ist, das Gewicht zu halten als mit zwanzig. Das liegt daran, daß sich der Grundumsatz – die Geschwindigkeit also, mit der der Körper Energie verbrennt – verlangsamt. Der Körper eines älteren Menschen verbrennt für dieselbe Aktivität einfach weniger Kalorien als der eines jüngeren. Eine Frau mit einem Durchschnittsgewicht von 55 Kilogramm benötigt beispielsweise mit 20 Jahren täglich 2100 Kalorien, mit 50 Jahren braucht sie dagegen nur noch 1800 Kalorien am Tag.

»Ich war eigentlich immer ziemlich dünn, aber seit meine Menstruation nach der Strahlentherapie ausgesetzt hat, scheinen sich die Pfunde mehr um die Mitte zu sammeln, was ich vorher nie festgestellt habe. Ich habe das Gefühl, daß sich mein Stoffwechsel wirklich verlangsamt hat.«

Einer der Gründe für die Verlangsamung des Stoffwechsels ist der, daß sich die Proportionen des aus »magerem Gewebe«, das heißt aus Organen, Knochen und Muskeln, bestehenden Körpers verschieben. Mit zunehmendem Alter verlieren wir magere Körpersubstanz und setzen mehr Körperfett an. Das Fettgewebe verbrennt während der täglichen Aktivitäten weniger Kalorien als dasselbe Gewicht an Muskelgewebe, weil seine einzige Aufgabe in der Einlagerung von Fett besteht. Überdies neigen wir dazu, uns weniger zu bewegen, wenn wir älter werden, was ebenfalls zur Folge hat, daß wir weniger Kalorien verbrennen. (Diesen beiden Entwicklungen kann man natürlich entgegenwirken, indem man regelmäßig Sport treibt – siehe dazu Kapitel 8.) Die meisten Menschen nehmen, wenn sie die Fünfundzwanzig überschritten haben, pro Jahr durchschnittlich ein knappes Pfund zu. Zu dieser Gewichtszunahme kommt es nicht durch übermäßiges Essen, sondern lediglich dadurch, daß man *nicht weniger ißt.* Wenn man täglich nur zehn Kalorien mehr zu sich nimmt als der Körper verbrennt – das ist die in einem Streifen Kaugummi enthaltene Kalorienmenge –, kann daraus bereits eine Gewichtszunahme von einem Pfund jährlich resultieren!

Es ist jedoch nicht unbedingt von Nachteil, allmählich *etwas* an Gewicht zuzulegen! Das amerikanische Institut für Altersforschung *Gerontology Research Center* weist ausdrücklich darauf hin, daß man zum Nutzen seiner Gesundheit und eines langen Lebens nicht alles daran setzen sollte, mit 45 oder 50 Jahren noch dasselbe Gewicht mit sich herumzutragen wie mit 20. Entscheidend ist, daß sich die Gewichtszunahme in einem gesundheitlich vertretbaren Rahmen bewegt. (Die Tabelle auf Seite 190 zeigt das von dem Institut angegebene Gewichtsspektrum für unterschiedliche Körpergrößen und Altersstufen.)

Fettsucht ist bei weitem die verbreitetste Eßstörung in den

Vereinigten Staaten, besonders bei Menschen ab der Lebensmitte. Etwa ein Drittel aller Frauen zwischen 45 und 65 Jahren sind übergewichtig. Übergewicht kann eine Vielzahl gesundheitlicher Probleme wie hohen Blutdruck, Arterienverkalkung (Arteriosklerose), Diabetes, Bruchneigung (Hernia) und Herz-Kreislauf-Erkrankungen nach sich ziehen. Außerdem wurde ein Zusammenhang zwischen Fettleibigkeit und einem erhöhten Risiko, an Brust-, Darm-, Gebärmutter- oder Gallenkrebs zu erkranken, festgestellt. Übergewichtigkeit erhöht die Gefahr schmerzhafter arthritischer Gelenkveränderungen.

Zur Vorbeugung gegen diese Gesundheitsbeeinträchtigungen rät die Weltgesundheitsorganisation (WHO) mäßig aktiven Menschen, die Kalorienzufuhr ab 40 Jahren um 5 Prozent, ab 50 Jahren um weitere 5 Prozent und ab 60 Jahren dann noch einmal um 10 Prozent zu reduzieren. Im Alter von 70 Jahren sollten Sie demnach 20 Prozent weniger Kalorien zu sich nehmen als mit vierzig.

Natürlich ist das leichter gesagt als getan! Mit den Kalorien zu knausern, kann in jedem Alter lästig sein, besonders aber jetzt, da sich der Stoffwechsel verlangsamt. Wenn Sie sich jedoch einen vernünftigen Ernährungsplan aufstellen und wirklich gewillt sind, etwas Energie darauf zu verwenden, ist es sicherlich möglich. Sie werden für Ihre Anstrengungen reichlich belohnt werden. Wenn es Ihnen gelingt, Ihr Gewicht auf einem vernünftigen Stand zu halten, können Sie damit einigen schwerwiegenden Gesundheitsbedrohungen vorbeugen oder vorhandene Erkrankungen in ihrer Schwere mindern – und das bedeutet für Sie ein bequemeres und angenehmeres Leben in Ihren mittleren und späteren Jahren.

Ratschläge zur Gewichtsabnahme

- Entscheidend für den dauerhaften Erfolg der Gewichtsabnahme ist, daß sie allmählich erreicht wird. Ihr Ziel sollten maximal zwei Pfund pro Woche sein. Das klingt vielleicht mühselig und langweilig, aber Studie um Studie hat gezeigt, daß sich mit einer langsamen Gewichtsabnahme am besten ein *bleibender* Erfolg erzielen läßt. Es ist im übrigen die gesündeste Art abzunehmen, weil es den Körper nicht wie eine Gewaltdiät seiner wichtigen Nährstoffvorräte beraubt.

- Stellen Sie einen Ernährungsplan zusammen, an den Sie sich dauerhaft halten können, nicht nur, solange Sie »auf Diät sind«. Das bedeutet nicht, daß Sie für immer auf alles verzichten müssen, was Ihnen schmeckt – ein unmögliches Unterfangen selbst für die Diszipliniertesten unter uns. Aber es heißt, daß Sie lernen, die Nahrungsmittel, die Sie zu sich nehmen, vernünftig auszuwählen, und daß Sie sich klarmachen, warum Sie zu bestimmten ungesunden Nahrungsmitteln greifen. Planen Sie beispielsweise Ihre Lieblingssüßspeise einmal im Monat.

  Auf diese Weise wissen Sie, wann Sie sich auf diesen besonderen Genuß freuen können und geraten weniger in Versuchung zu *sündigen*.
- Zum erfolgreichen Abnehmen gehört auch, daß Sie sich sportlich betätigen. Wenn Sie sich nicht an diesen Grundsatz halten, ist Ihr Diätplan mit hoher Wahrscheinlichkeit zum Scheitern verurteilt. Abgesehen davon, daß beim sportlichen Training mehr Kalorien verbrannt werden, hemmt es auch den Appetit. Ob der Grund hierfür nur darin zu suchen ist, daß durch die Aktivität das Selbstwertgefühl (und damit die Willenskraft, unsere Eßgewohnheiten zu überwachen) gesteigert wird, oder ob komplexere physiologische Vorgänge dafür verantwortlich sind, ist nicht klar – und letztendlich auch nicht von Bedeutung. Fest steht jedenfalls, daß sportliche Aktivität dazu beiträgt, daß wir uns vernünftiger ernähren. Auch aus gesundheitlichen Gründen, die besonders in

der Mitte des Lebens an Bedeutung gewinnen, ist es wichtig, regelmäßig Sport zu treiben, sei es, um Hitzewallungen abzuschwächen oder um Herz-Kreislauf-Erkrankungen vorzubeugen (siehe Kapitel 8). Wenn Sie sich noch kein Trainingsprogramm zurechtgelegt haben, setzen Sie sich mit Ihrem Arzt zusammen und überlegen Sie, was Ihren gesundheitlichen Bedürfnissen und Ihrem Lebensstil entgegenkommen würde. Achten Sie darauf, daß Sie das Training langsam angehen und stufenweise steigern. Unregelmäßige oder allzu intensive sportliche Aktivität kann zu Knochenbrüchen, Muskelzerrungen, Gelenkschmerzen und sogar Herzproblemen führen.

- Legen Sie sich ein paar gute Diätbücher zu – und zwar solche, deren Schwergewicht auf einer allmählichen und dauerhaften Gewichtsabnahme in Verbindung mit einer Veränderung der Lebensgewohnheiten liegt und nicht auf schnellem Schlankwerden durch irgendwelche Wunderkuren. Meiden Sie alle Diäten, die die tägliche Energiezufuhr auf weniger als 1000 Kalorien reduzieren oder die Beschränkung auf einige wenige Nahrungsmittel oder Nahrungsmittelgruppen vorschreiben.

»Nach meiner Hysterektomie habe ich ziemlich stark zugenommen. Das liegt wahrscheinlich zum Teil an meiner sitzenden Lebensweise, aber auch daran, daß sich mein Stoffwechsel verschoben hat.«

Problemfaktor Untergewicht

Natürlich gibt es auch Menschen, die zu dünn sind. Eine Zeitlang glaubten Wissenschaftler aufgrund von Tierversuchen, daß dünne Menschen eine längere Lebenserwartung

haben als der Durchschnitt. Neuerdings sind Forscher eher vom Gegenteil überzeugt: Untergewicht kann die Gesundheit gefährden.
Eine Studie kam zu dem Ergebnis, daß Frauen, deren Gewicht 15 Prozent unter dem Durchschnitt lag, anfälliger für Lungenentzündung, Grippe und Erkrankungen des Verdauungstrakts waren als ihre schwergewichtigeren Geschlechtsgenossinnen. In einer anderen großen Studie, in der 5000 Männer und Frauen über einen Zeitraum von 24 Jahren beobachtet wurden, fand man heraus, daß die Sterblichkeitsrate bei den übermäßig schlanken Personen am höchsten lag. Und im übrigen haben sehr dünne Menschen erwiesenermaßen ein größeres Risiko, an Osteoporose zu erkranken.
Heute sind Experten davon überzeugt, daß es für Menschen, *die ansonsten gesund sind*, besser ist, ein bißchen zu viel zu wiegen als zu wenig – wobei die Betonung hier auf »ein bißchen« liegt. Wenn Sie allerdings bereits ein Gesundheitsproblem haben, zu hohen Blutdruck etwa oder Diabetes, kann sich Ihr Befinden auch durch geringfügiges Übergewicht verschlechtern. In diesem Fall müssen Sie noch sorgsamer darüber wachen, daß Sie Ihr Gewicht halten.

Wieviel darf man wiegen

Die folgende Gewichtstabelle für Männer und Frauen wurde von dem *Gerontology Research Center* des amerikanischen Instituts für Altersforschung entwickelt. Die Gewichtsangaben in Kilogramm gehen vom Wiegen ohne Schuhe und Kleider aus. Der erste Wert in jeder Kategorie bezieht sich auf Personen mit leichtem, der zweite auf Personen mit schwerem Körperbau. Im übrigen ist zu beachten, daß die Zahlen für gesunde Männer und Frauen gelten – Personen also, die weder einen erhöhten Cholesterinspiegel haben noch irgendein chronisches Leiden wie erhöhten Blutdruck, Arthritis oder Diabetes.

Größe	25	35	45	55	65 Jahre
1,47 m	38–50	42–54	45–57	48–61	52–64 kg
1,50	39–52	43–55	46–59	50–63	54–66
1,53	40–54	44–57	48–61	51–64	55–69
1,55	42–55	49–59	49–63	53–67	57–71
1,58	43–57	47–61	51–65	55–69	59–74
1,60	45–59	49–63	53–67	57–71	61–76
1,62	46–61	50–65	54–70	59–74	63–78
1,65	48–63	52–67	56–72	61–76	65–81
1,68	49–65	54–70	58–74	62–80	67–83
1,70	51–67	55–71	60–76	65–81	69–86
1,72	52–67	57–74	62–80	66–83	71–89
1,75	54–71	59–76	64–81	68–86	73–91
1,78	55–73	60–78	65–83	70–88	75–94
1,80	57–75	62–80	67–86	72–91	78–96
1,83	58–77	64–83	69–88	75–94	80–99

Die Bedeutung der Nährstoffe

Zwar benötigen wir weniger Kalorien, wenn wir älter werden, aber der Grundbedarf an Nahrungsstoffen – den chemischen Elementen und Verbindungen also, die für unsere Gesundheit entscheidend sind: Proteine, Kohlenhydrate, Fette, Minerale und Vitamine – nimmt nicht gleichzeitig ab. Ein Mensch benötigt für seinen Organismus mit fünfzig noch dieselben Grundnahrungsstoffe wie mit dreißig. Ein guter Ernährungsplan hat demzufolge, mit ein paar geringfügigen Abweichungen, im wesentlichen für alle Altersstufen Gültigkeit.

Da wir aber – und das ist ein ganz entscheidender Punkt – in den Jahren des Klimakteriums weniger Kalorien benötigen, ist es gerade jetzt außerordentlich wichtig, daß die Lebensmittel, die wir zu uns nehmen, eine höhere Konzentration an Nährstoffen und weniger Kalorien haben als einige, die wir bisher gegessen haben. Es ist vielleicht traurig, aber wahr: Wir können es uns nicht mehr leisten, Lebensmittel zu uns zu nehmen, die keinen Nährwert besitzen.
Die Wissenschaft hat etwa 50 chemische Elemente und Verbindungen als Nahrungsstoffe festgestellt, die der Körper braucht, um gesund zu bleiben. Diese Nahrungsstoffe liefern die Energie und die Rohstoffe, die notwendig sind, um körpereigene Substanzen aufzubauen, zu reparieren und gesundzuerhalten. Einige der Nährstoffe tragen zur Steuerung von biochemischen Vorgängen im Körper bei. Fast alle notwendigen Nährstoffe müssen wir mit der Nahrung aufnehmen; der Körper kann die meisten von ihnen nicht selbst herstellen, zumindest nicht in den vom Organismus benötigten Mengen.
Die Nahrungsstoffe sind in sechs Hauptgruppen unterteilt: Proteine, Kohlenhydrate, Fette, Wasser, Vitamine, Minerale und Spurenelemente. Proteine, Kohlenhydrate, Fette und Wasser werden als *Hauptbausteine der Nahrung* bezeichnet, weil sie vom Körper in relativ großen Mengen (in Gramm gemessen) benötigt werden. Vitamine und Minerale, die der Körper in geringeren Mengen braucht (in Milli- und Mikrogramm gemessen), nennt man *essentielle Bestandteile*. Für ein gesundes Aussehen, für das Wohlbefinden und für den gesamten Organismus ist es wichtig, von allen diesen Nahrungsstoffen eine ausreichende Menge, aber nicht *zuviel* aufzunehmen.

Proteine (Eiweiß): des Guten zu viel

Allgemeine Richtlinien

- Reduzieren Sie die Proteinaufnahme auf nicht mehr als 15 Prozent der gesamten Kalorienzufuhr.
- Nehmen Sie Proteine eher über pflanzliche als über tierische Lebensmittel auf.

Die meisten Amerikaner essen zwei- bis viermal so viele Proteine wie sie nach ernährungswissenschaftlichen Gesichtspunkten benötigen. Der größte Teil dieser Proteine ist tierischer Herkunft – Fleisch, Geflügel, Eier, Fisch und Milchprodukte. Diese Lebensmittel besitzen im allgemeinen auch einen hohen Anteil an unwillkommenem Fett, das die Arterien verstopft, und an Kalorien, die sich als Körperfett bemerkbar machen.

Das heißt nicht, daß wir keine Proteine brauchen. Im Gegenteil. Schließlich gehören sie zu den wichtigsten Bestandteilen aller Zellen und spielen eine wichtige Rolle beim Aufbau und bei der Gesunderhaltung der Körpersubstanzen. Aber die Menge an Proteinen, die der Organismus benötigt, um seine Funktionen zuverlässig zu erfüllen, liegt vermutlich weit unter dem, was Sie täglich mit der Nahrung aufnehmen.

Ernährungswissenschaftler geben die Empfehlung, daß Proteine nur 10 bis 15 Prozent der täglichen Kalorienzufuhr ausmachen sollten. Für eine Frau mit dem Durchschnittsgewicht von 60 Kilogramm ergeben sich damit ungefähr 45 Gramm Proteine täglich – das ist in etwa die Menge, die in zwei Tassen Hüttenkäse oder einem Hacksteak von 150 Gramm enthalten ist.

Lassen Sie nun einmal all das Fleisch, den Fisch, das Geflügel, die Eier und Milchprodukte, die sie im Laufe der letzten vierundzwanzig Stunden verzehrt haben, vor Ihrem inneren Auge passieren. Bestimmt haben Sie mehr Proteine aufgenommen als die Menge, die zwei Tassen Hüttenkäse entspricht. Und damit sind noch nicht einmal die *nichttierischen* Eiweißquellen in Ihrer Nahrung erfaßt – bestimmte Gemüsesorten, Getreide, Bohnen, Nüsse und Keime.

Zu viele Proteine – besonders tierisches Eiweiß – können Ihre Gesundheit gefährden. Überschüssige Proteine werden vom Körper in Stickstoffabfallprodukte und Zucker aufgespalten. Die meisten tierischen Proteine haben im übrigen einen hohen Gehalt an Fett, der wiederum mit Herzerkrankungen, verschiedenen Krebsarten und einer Vielzahl anderer Gesundheitsstörungen in Verbindung gebracht wird (näheres hierzu in den Abschnitten über Fette auf den Seiten 203 ff.). Eine übermäßig proteinreiche Ernährung birgt gerade für Frauen im Klimakterium ein besonderes Gesundheitsrisiko: Sie erhöht die Kalziumausscheidung mit dem Harn. Dieses Kalzium wird den Knochen entzogen, was zu beschleunigtem Knochenabbau führen kann. Darüber hinaus fördert sie die Entwicklung von Arteriosklerose oder Kalkablagerung in den Arterien, und Herzinfarkt oder Schlaganfall können die Folge sein.

Ratschläge zur Proteinzufuhr

- Essen Sie wenig dunkles Fleisch – wenn überhaupt. Wenn Sie nicht auf dunkles Fleisch verzichten wollen, kaufen Sie ganz magere Stücke und entfernen Sie alles sichtbare Fett. Bringen Sie es als kleinen Zwischengang, nicht als Hauptmahlzeit auf den Tisch.
- Nehmen Sie anstelle von dunklem Fleisch lieber Huhn, Pute oder Fisch. Sie enthalten weniger Fett, aber mehr Nährstoffe, die für ein langes, gesundes Leben wichtig sind. Entfernen Sie vor dem Verzehr von Geflügel die Haut. Gerade dort sitzt das Fett, das bekannt dafür ist, daß es die Bildung von Kalkablagerungen in den Arterien besonders fördert.
- Wenn Sie Fleisch essen, nehmen Sie kleine Portionen –

90 Gramm sind für die meisten Erwachsenen ausreichend. Füllen Sie den Teller mit Gemüse und Früchten auf, dann sieht er auch fürs Auge appetitlich aus.

- Nehmen Sie mehr vegetarische Gerichte in Ihren wöchentlichen Speiseplan auf. Probieren Sie Rezepte aus, deren Zutaten aus Bohnen, Getreide, Reis oder fettarmen Milchprodukten statt Fleisch bestehen. Es sind heutzutage viele ausgezeichnete vegetarische Kochbücher auf dem Markt.

Kohlenhydrate: zu Unrecht verpönt

Allgemeine Richtlinien

- Nehmen Sie Kohlenhydrate vor allem über Getreide, Brot, Nudeln, Bohnen, Nüsse, Reis, Gemüse und Obst auf.
- Essen Sie weniger Zucker und stark gesüßte Lebensmittel.
- Essen Sie mehr ballaststoffreiche Nahrungsmittel.

Kohlenhydrate standen lange Zeit fälschlicherweise im Verruf, dick zu machen, obwohl ihr kalorischer Wert nicht höher ist als der von Proteinen und nur halb so hoch wie der von Fetten. Leute, die auf Ihre Kalorienaufnahme achten, lassen Kartoffeln, Nudeln, Brot und andere stärkehaltige Nahrungsmittel oft zugunsten von Fleisch stehen. Sie sind sich des verborgenen Fetts in dunklem Fleisch nicht bewußt, das den Kalorienwert pro Gramm auf einen Stand treibt, der höher ist als der einer vergleichbaren Menge Kartoffeln, Gemüse oder Reis. Eine gebackene Kartoffel von 150 Gramm hat zum Beispiel 110 Kalorien (oder 145 Kalorien, wenn man ein Stückchen Butter hinzufügt); ein Rumpsteak vonn 150 Gramm hat dagegen 550 Kalorien! Zudem enthält die Kartoffel eine beträchtliche Menge ver-

schiedener Vitamine (unter anderem die Hälfte des durchschnittlichen Tagesbedarfs eines Erwachsenen an Vitamin C) und eine kleine, aber nicht unbedeutende Menge hochwertiger Proteine.
Wenn man Ihnen also einen Nachschlag an Fleisch und Kartoffeln anbietet, tun Sie gut daran, die Kartoffel zu nehmen und das Steak liegenzulassen.
Ernährungswissenschaftler raten dazu, mehr Kohlenhydrate zu essen. Ihrer Anregung zufolge sollten mindestens 60 Prozent unserer täglichen Kalorienzufuhr über Kohlenhydrate erfolgen. Gegenwärtig machen Kohlenhydrate nur etwa 45 Prozent der täglichen Kalorienaufnahme einer durchschnittlichen Amerikanerin aus.
Kohlenhydrate sind deshalb von so großer Bedeutung, weil sie die wichtigste Energiequelle des Körpers sind. Beim Verdauungsvorgang werden Kohlenhydrate in Blutzucker oder Glukose verwandelt, die das Gehirn, das Nervensystem und die Muskeln mit Energie versorgen.
Allerdings sind nicht alle Kohlenhydrate gleichwertig – oder auch nur gut für unseren Organismus. Sie sind im wesentlichen drei Gruppen zuzuordnen: raffinierter oder einfacher Zucker, Stärke und Ballaststoffe. Wenn Ernährungsspezialisten dazu raten, mehr Kohlenhydrate zu essen, dann meinen sie damit Stärke und Ballaststoffe. Zucker brauchen wir theoretisch nicht mit der Nahrung aufzunehmen, weil die Leber in der Lage ist, aus den meisten Nahrungsmitteln Glukose zu produzieren. Im Durchschnitt konsumieren wir 120 Pfund Zucker im Jahr. Stellen Sie sich 12 Zehn-Pfund-Säcke Zucker in Ihrem Vorratsschrank vor! Das ist die Menge, die wir unserem Körper im Laufe eines Jahres zuführen.

Der Zucker und seine Gefahren

Zucker wird wegen seiner einfacheren Molekularstruktur als »einfaches Kohlenhydrat« bezeichnet. Er kommt in unseren Lebensmitteln hauptsächlich als Saccharose oder Speisezucker vor und wird aus Zuckerrohr oder Zuckerrüben gewonnen. Zwei weitere Formen des Zuckers – Fruktose und Dextrose (Traubenzucker) – kommen in bestimmten Früchten und anderen Pflanzen vor. Laktose ist in der Milch enthalten.

»Bestimmte Lebensmittel lösen bei mir verstärkt Hitzewallungen aus. Käse zum Beispiel und Zucker. Wenn ich Zucker esse, was ich nicht oft tue, komme ich automatisch in Wallungen.«

Zucker ist bei weitem der gebräuchlichste Lebensmittelzusatz. Er ist natürlich in vielen der Lebensmittel zu finden, die wir als Süßigkeiten oder Süßspeisen bezeichnen, also in Bonbons, Kuchen, Marmelade und in Limonade. Darüber hinaus »versteckt« er sich aber auch in einer Vielzahl von Produkten wie Suppen, Salatsoßen, Salzgebäck und geräuchertem oder anders haltbar gemachtem Fleisch. Ein einziger Eßlöffel von einigen Ketchupsorten enthält beispielsweise einen Teelöffel Zucker. Eigentlich müssen wir keinen Zucker essen, weil der Körper Stärke in Zucker oder Glukose verwandelt und so unseren Energiebedarf mühelos abdeckt. Mit Ausnahme vielleicht der Melasse, die geringfügige Mengen von Kalzium, Eisen, Kalium und B-Vitaminen enthält, führt Zucker dem Körper keinerlei Vitamine oder Mineralstoffe zu. Auch Honig liefert, entgegen der landläufigen Meinung, *keine* Nährstoffe in nennenswerter Quantität. Wie die amerikanische Verbraucherorganisation *Consumers Union* betont, müßte man 91 Eßlöffel Honig essen, um die täglich benötigte Menge Kalium aufzunehmen, für den täglichen Phosphorbedarf wären es sogar 267 Eßlöffel! Obwohl der Zucker mit einer Vielzahl von Gesundheitsproblemen in Verbindung gebracht wird, ist dieser Zusammenhang nur in einigen wenigen Fällen wissenschaftlich verläßlich nachgewiesen. Karies und Fettsucht gehören zu den wesentlichen Gesundheitsstörungen, die man dem Zuckerkonsum zuschreibt. Zucker verursacht erwiesenermaßen Karies oder Zahnfäule, auch bei Erwachsenen. Dieser Gefahr können wir vorbeugen, indem wir nur zu den Mahlzeiten Süßigkeiten essen und die Zähne regelmäßig mit Bürste und Zahnseide reinigen.

Zucker kann dick machen. Wenn dem Organismus genügend Kalorien zugeführt werden, um seine Funktionen zu erfüllen, wird überschüssiger Zucker in Fett umgewandelt, das in Fettzellen abgelagert wird. Dasselbe gilt natürlich auch für andere Nahrungsmittel. Jedesmal, wenn wir mehr Kalorien aufnehmen als der Körper verbraucht, setzen wir Gewicht in Form von Fett an. Besonders in Süßwaren sind die Kalorien gewöhnlich zusammen mit Fetten auf verhältnismäßig »engem Raum« konzentriert. Wenn wir daher Süßes essen, insbesondere fetthaltige Süßigkeiten wie Schokolade, überschreiten wir leicht unsere Kaloriengrenze, bevor wir das Gefühl haben, gesättigt zu sein. Zu allem Überfluß regt der Zucker eine chemische Reaktion in unserem Körper an, die bewirkt, daß sich schon nach kurzer Zeit wieder ein Hungergefühl einstellt. Wir bekommen zwar dadurch, daß wir Süßes essen, keine Diabetes oder Hyperglykämie (Vermehrung des Blutzuckers), aber Personen, die unter diesen Störungen leiden, müssen im allgemeinen ihren Zuckerkonsum einschränken, um starke Schwankungen des Blutzuckerspiegels zu vermeiden. Manche Wissenschaftler sehen einen Zusammenhang zwischen übermäßigem Zuckerkonsum und Herzerkrankungen, aber die Forschung in dieser Richtung hat dies bisher nur für Menschen nachgewiesen, die aufgrund ihrer genetischen Veranlagung dazu neigen, bei zuckerreicher Ernährung hohe Blutfettwerte zu entwickeln. Abschließend eine Bemerkung zu einem spezifischen Problem des Klimakteriums, der Vaginitis in der Postmenopause. Durch überhöh-

ten Zuckerkonsum entsteht in der Vagina ein alkalisches Milieu, das für die Erreger der Scheidenentzündung günstige Bedingungen schafft. Frauen, die häufig unter Scheidenentzündungen leiden, sollten also Ihren Zuckerverbrauch überprüfen. (Weitere Informationen über Vaginitis in der Postmenopause finden Sie in Kapitel 5.)
Was wäre also grundsätzlich zum Zucker zu sagen? Meiden sie ihn, wann immer es möglich ist. Er tut Ihrem Körper nicht viel Gutes und kann, besonders wenn er im Übermaß konsumiert wird, eine Menge Schaden anrichten. Die Vorliebe für Zucker wird offenbar erworben – mit anderen Worten, je mehr wir davon essen, um so größer wird unsere Lust darauf. Zum Glück läßt sich die Aussage auch umkehren: Wir können unsere Gier nach Süßem reduzieren, indem wir einfach weniger davon essen. In der Folge erleben wir vielleicht auch weniger Stimmungs- und Antriebsschwankungen.

Ratschläge zur Reduktion des Zuckerkonsums

- Wenn Sie Lust auf etwas Süßes haben, greifen Sie zu frischem oder tiefgefrorenem Obst. Sie werden mit der Zeit feststellen, daß Ihre Gier nach Süßigkeiten nachläßt und Sie immer mehr Geschmack an der natürlichen Süße von Obst finden.
- Meiden Sie künstliche Süßstoffe. Sie sind keine gesunde Alternative zum Zucker. Die Frage, ob Saccharin das Krebsrisiko erhöht, ist bis jetzt unbeantwortet, aber man kann davon ausgehen, daß Produkte, die mit diesem Stoffe gesüßt sind, auch andere künstliche und möglicherweise gesundheitsgefährdende chemische Zusatzstoffe enthalten. Im übrigen trägt künstlicher Süßstoff nicht dazu bei, Ihre Gier nach Süßem zu dämpfen, sondern sie wird durch ihn eher genährt und aufrechterhalten.
- Backen Sie Kuchen und Plätzchen selbst und reduzieren

Sie die im Rezept angegebenen Zuckermengen um ein Drittel oder mehr. Wenn Sie Desserts zubereiten, probieren Sie Rezepte mit weniger Zucker und ernährungsphysiologisch wertvollen Zutaten wie Früchten und Gemüse, Vollkornmehl und Müsli, zum Beispiel Zucchinibrot, Karotten- und Bananenkuchen oder Apfeltaschen.

- Experimentieren Sie mit »süßen« Gewürzen und Kräutern wie Zimt, Kardamom, Koriander, Muskat und Ingwer als Geschmacksverstärker.
- Wenn Sie Fertigprodukte kaufen, achten Sie auf »versteckten« Zucker. Er verbirgt sich in den Packungsaufdrucken hinter folgenden Zutaten: Maissirup, Honig, Ahornsirup, Zuckerhirsesirup, Dextrin, Mannitol und hinter Worten mit der Endung *ose* – Saccharose, Laktose, Maltose, Dextrose und Fruktose. Das alles sind Formen von Zucker.
- Streichen Sie süße Erfrischungsgetränke aus Ihrem Speiseplan. Sie sind der Inbegriff eines wertlosen Nahrungsmittels und machen im Durchschnitt ungefähr ein Viertel unserer Zuckerzufuhr aus. Lesen Sie sich die Aufdrucke durch: Diese Getränke enthalten keinerlei Nährwerte – nur Zucker, Wasser, künstliche Farbstoffe, künstliche Aromastoffe und einige unverwertbare Köstlichkeiten mehr, wie Konservierungsmittel und, besonders die Colagetränke, Koffein, die unter anderem Hitzewallungen auslösen und die Gefahr der Koffeinsucht erhöhen können.
  Einige Hersteller bringen inzwischen gesündere Erfrischungsgetränke aus Mineralwasser mit Fruchtsaftzusätzen auf den Markt. Lesen Sie dennoch den Etikettenaufdruck sorgfältig durch, um sicherzugehen, daß keine weiteren Zusätze enthalten sind. Selbstverständlich kann man eine solche »natürliche« Limonade auch selbst machen. Man fügt einfach einem Glas Mineralwasser ein

paar Eßlöffel Orangen- oder Grapefruitsaft hinzu. Das ergibt ein leichtes, erfrischendes, gesundes und wohlschmeckendes Getränk!

Stärke: Auf der Seite der »Guten«

Stärke gehört zu den Polysacchariden, weil sie, obwohl aus denselben Elementen bestehend wie Zucker, eine kompliziertere Molekularstruktur hat. Sie enthält weniger verwertbare Kalorien als Zucker, beschert uns also nicht so viele unwillkommene Pfunde. Stärke findet sich grundsätzlich in Getreidekörnern wie Weizen, Reis, Mais, Hafer, Gerste und Hirse, und sie ist der wesentliche Bestandteil der meisten Obst- und Gemüsesorten. Essen Sie mehr stärkehaltige Nahrungsmittel! Sie sind im allgemeinen reich an Vitaminen und Mineralstoffen, und die Stärke gehört, neben den Ballaststoffen, zu den beiden Lebensmittelbestandteilen, denen man keine einzige »negative« Eigenschaft nachsagen kann.

Ballaststoffe: Gut für die Verdauung – und mehr

Ballaststoffe – diejenigen Bestandteile der Nahrung, die der Mensch nicht verdauen kann – gehören zu den hochmolekularen Kohlenstoffen oder Polysacchariden. Obwohl sie im wesentlichen unverändert vom Mund in den Dickdarm wandern, ohne daß der Körper sie in verwertbare Nährstoffe aufspaltet, spielen sie eine sehr wichtige Rolle in der menschlichen Ernährung. Sie bilden den »Ballast« – das Füllmaterial, das den Hunger befriedigt und überdies den Stofftransport im Verdauungssystem fördert und die Darmtätigkeit anregt. Ballaststoffe sind in frischem Obst, Gemüse und Vollkornprodukten enthalten. Ballaststoffe sind in vieler Hinsicht von gesundheitlichem Nutzen. Sie binden Wasser im Stuhl, der auf diese Weise mehr Volumen erhält und leichter vom Darm ausgeschieden werden kann. Sie wirken Verdauungsstörungen und ihren Folgen wie Diarrhö,

Verstopfungen und Hämorrhoiden entgegen. Sie können unter Umständen dazu beitragen Divertikulose (kleine taschenartige Ausbuchtungen des Dickdarms, die sich entzünden und infizieren können, wenn sie sich mit hartem Stuhl füllen) zu verhindern oder zu heilen. Man nimmt an, daß etwa 40 Prozent der Bevölkerung in mittleren Jahren an dieser Störung leiden, die ärztliche Behandlung und sogar eine Operation erforderlich machen kann.
Indem sie die Zeitspanne verkürzen, in der krebserzeugende Substanzen auf die Darmwände einwirken, können Ballaststoffe zur Verhütung von Darmkrebs, der dritthäufigsten tödlich verlaufenden Krebserkrankung bei Frauen in mittleren Jahren, beitragen. Zudem senken einige Ballaststoffarten – vor allem das im Obst enthaltene Pektin, das in Bohnen enthaltene Guar und die Rohfasern in der Haferkleie – den Cholesterin- und Zuckerspiegel im Blut und bieten damit einen möglichen Schutz gegen Herzerkrankungen und Diabetes.
Allerdings sollte man bei der Aufnahme von Ballaststoffen vernünftig vorgehen. Eine allzu plötzliche Steigerung der Ballaststoffzufuhr kann Diarrhö, Blähungen und die Bildung von Verdauungsgasen bewirken. Diese Symptome gehen allerdings normalerweise vorüber und können verhindert werden, indem wir die ballaststoffreichen Lebensmittel in unserem Speiseplan allmählich steigern. Eine übermäßige Zufuhr von Ballaststoffen kann allerdings zur Folge haben, daß die Aufnahme und Verwertung wichtiger Nährstoffe wie Proteine, Kalzium und Eisen gestört wird. Das geschieht zwar nur selten, aber Sie sollten sich dennoch nicht Hals über Kopf auf eine ballaststoffreiche Ernährung umstellen.
Was ist eine ausgewogene Menge? Die meisten von uns könnten ihre tägliche Ballaststoffzufuhr unbeschadet verdoppeln oder verdreifachen. Ein vernünftiges Ziel sind etwa 40 Gramm Ballaststoffe am Tag – das entspricht einer

Menge von zwei Tassen Kleieflocken. In anderen Nahrungsmitteln sind die Ballaststoffe weniger hochkonzentriert. Eine Scheibe Vollkornbrot enthält bespielsweise 2,4 Gramm Ballaststoffe, eine mittelgroße Mohrrübe 3,7 Gramm und eine halbe Tasse gekochter Erbsen 3,8 Gramm. Wie Sie sehen, ist es unwahrscheinlich, daß Sie übermäßige Mengen von Ballaststoffen mit der Nahrung aufnehmen. Sofern Sie also die Verwendung von Kleie nicht übertreiben, brauchen Sie nicht zu befürchten, daß Sie sich allzu ballaststoffreich ernähren könnten.

»Jetzt, da ich keine Blutungen mehr habe, ist mir aufgefallen, daß ich viel größere Energiereserven besitze. Es ist, als ob ich vor meiner Hysterektomie meine ganze Energie darauf verwendet hätte, Blut zu produzieren, und jetzt kann ich diese Energie für mich nutzen.«

Woran wir *echte* Vollkornprodukte erkennen

Verbraucher sind häufig fälschlich der Überzeugung, ein Brot aus Vollkornmehl zu kaufen, obwohl es sich in Wahrheit um ein Brot aus gewöhnlichem hellem Mehl handelt, das mit Karamel gefärbt ist, damit es *aussieht*, als sei es aus Vollkornmehl gebacken.

Wie können Sie diesen Irrtum vermeiden? Lesen Sie die Verpackungsaufdrucke sorgfältig. Achten Sie darauf, daß an oberster Stelle der Inhaltstoffe Vollkornmehl steht. Wenn es nur »Weizen-« oder »Roggenmehl« heißt, handelt es sich nicht um ein Vollkornprodukt – gleichgültig, welche Farbe es hat.

Ratschläge für eine ballaststoffreiche Ernährung

– Wählen Sie eine große Bandbreite ballaststoffhaltiger Lebensmittel. Denken Sie daran, daß unterschiedliche Ballaststoffarten einen unterschiedlichen gesundheitlichen Nutzen haben. So sind Vollkornprodukte gut gegen Verstopfung, Pektin und Guar (in Früchten und Gemüse enthalten) tragen zur Senkung des Cholesterinspiegels im Blut bei. Insgesamt helfen Ihnen Ballaststoffe, Ihr Gewicht zu halten.

- Trinken Sie viel Flüssigkeit. Ballaststoffe brauchen Wasser, um den Verdauungstrakt schnell und reibungslos zu passieren. Ohne die Unterstützung von Wasser können Ballaststoffe eher verstopfend als abführend auf den Organismus wirken.
- Nehmen Sie frische Früchte und Rohgemüse in Ihren Speiseplan auf. Die in ihnen enthaltenen Ballaststoffe sind für den Organismus von größerem Nutzen, und ihre natürlichen Vitamine bleiben besser in ihrer aktiven Form erhalten, wenn sie nicht gekocht oder sonstwie verarbeitet sind.
- Achten Sie auf »Vollkorn«produkte. Das bedeutet, daß das entsprechende Lebensmittel sowohl die Schale als auch den Keimling des Getreidekorns und damit die meisten Rohfasern, Vitamine und Mineralstoffe enthält.

Fette: Je weniger, desto besser

Allgemeine Richtlinien

- Reduzieren Sie Ihre Fettzufuhr auf höchstens 25 bis 30 Prozent Ihrer gesamten Kalorienaufnahme.
- Während Sie Ihren Fettverbrauch insgesamt einschränken, sorgen Sie gleichzeitig für ein günstiges Verhältnis von »guten Fetten« (mehrfach ungesättigten Fettsäuren) und »schlechten Fetten« (gesättigten Fettsäuren).

Der typische Amerikaner oder Nordeuropäer ißt viel zu viel Fett. Wir beziehen heute etwa 40 Prozent der aufgenommenen Kalorien aus dem Fett. Neuere Forschungen lassen vermuten, daß selbst die bisher empfohlene Menge von 30 Prozent der insgesamt aufgenommenen Kalorien noch zu viel ist.

Der übermäßige Genuß fetter Lebensmittel ist einer der Hauptgründe dafür, daß wir so viel Körperfett mit uns herumtragen. Fette sind die konzentriertesten Kalorienlieferanten in der Nahrung. Gramm für Gramm enthält reines Fett mehr als *doppelt* so viele Kalorien wie reine Eiweiße oder Kohlenhydrate.

Wenn Sie also weniger Fett essen, ist das eine der sichersten Methoden, das Gewicht unter Kontrolle zu halten. Auch in anderer Hinsicht kann sich eine solche Änderung der Eßgewohnheiten positiv auf die Gesundheit auswirken, denn eine fettreiche Ernährung wird mit einer ganzen Reihe von gesundheitlichen Problemen wie Herz-Kreislauf-Erkrankungen oder Darm-, Brust- und Gebärmutterkrebs in Verbindung gebracht, die gerade für Frauen im Klimakterium ein gewichtiger Grund zur Sorge sind.

Allerdings sollten wir das Fett, auch wenn wir es drastisch reduzieren müssen, nicht ganz und gar aus unserem Gebrauch verbannen. Eine *kleine* Menge Fett ist unabdingbar für unsere Gesundheit, denn es unterstützt den Transport der fettlöslichen Vitamine – A, D, E und K – durch das Verdauungssystem und ihre Aufnahme im Blut. Nahrungsfett ist überdies unser einziger Lieferant für Linolsäure, die von entscheidender Bedeutung für ein normales Wachstum und gesunde Haut ist.

Wieviel Fett benötigen wir nun tatsächlich? Nicht mehr als etwa einen Eßlöffel am Tag. Diesen Bedarf können wir mühelos durch eine ausgewogene Ernährung ohne zusätzliche Verwendung von Fetten erreichen, da alle essentiellen Fettsäuren in den hierfür verwendeten Nahrungsmitteln enthalten sind. Wenn Sie aber dem Durchschnitt der Bevölkerung entsprechen, nehmen Sie wahrscheinlich sechs bis acht Eßlöffel Fett am Tag zu sich – und das ist wesentlich mehr, als Ihrer Gesundheit guttut. Ebenso wichtig wie der maßvolle Fettkonsum insgesamt ist eine sorgsame Auswahl der Fette, die wir essen. Man unterteilt die Fette in drei verschiedene Arten von Fettsäuren: gesättigt, einfach ungesättigt und mehrfach ungesättigt. Jede Fettsäure hat eine andere chemische Zusammensetzung und bewirkt somit im Organismus etwas anderes, es ist also wichtig, zwischen den dreien zu unterscheiden.

Gesättigte Fettsäuren stehen in dem Verdacht, beträchtlichen Schaden in unserem Kreislaufsystem anzurichten. Das hängt damit zusammen, daß sie die Cholesterinkonzentration im Blut erhöhen, was zu einer Verstopfung und Unpassierbarkeit der Arterien führen kann (siehe Kasten auf Seite 207 ff.). Gesättigte Fettsäuren finden wir vor allem in Nahrungsmitteln tierischer Herkunft wie Rindfleisch, Schinken, Schweinefleisch, Butter, Vollmilch, Eiern und Käse. Dagegen sind sie in Pflanzenprodukten nur selten enthalten, dort vor allem in Palm- und Kokosöl und in hydrierten Pflanzenölen, also ungesättigten Ölen, die durch einen chemischen Prozeß in gesättigte umgewandelt wurden. Man verwendet hydrierte Pflanzenöle bei der Herstellung von Lebensmitteln gern, um deren Haltbarkeit zu erhöhen. Meiden Sie, soweit es geht, abgepackte Lebensmittelzubereitungen. *Mehrfach ungesättigten Fettsäuren* sagt man nach, daß sie Schutz gegen Herzerkrankungen bieten, weil sie die Cholesterinkonzentration im Blut reduzieren (wobei allerdings zu bedenken ist, daß sie den Cholesterinspiegel nur halb so effizient senken, wie die Zufuhr von gestättigten Fettsäuren ihn hebt). Die meisten Pflanzenöle, beispielsweise Maisöl, Sonnenblumenöl, Sesamöl und Sojaöl, haben einen hohen Anteil mehrfach ungestättigter Fettsäuren. Darüber hinaus sind sie in einigen Fischarten enthalten.

Einfach ungestättigte Fettsäuren verhalten sich neutral in bezug auf die Höhe der Blutfettwerte. Sie sind reichlich

enthalten in Erdnuß- und Olivenöl, in Avocados, Oliven und Cashewnüssen. Im Interesse eines gesunden Herzens sollten Sie besonders auf Ihren Verbrauch an gesättigten Fettsäuren achten. Versuchen Sie, so wenig wie möglich davon zu essen, indem Sie beispielsweise Butter durch Margarine, Bratfett durch Pflanzenöle ersetzen.
Greifen Sie dagegen häufiger zu Ölen, die mehrfach ungesättigte Fettsäuren enthalten, da sie sich positiv auf die Cholesterinkonzentration im Blut auswirken. Zwei Dinge allerdings sollten Sie bedenken: *Alle* Fette werden mit Krebserkrankungen, besonders der Brust, des Darms und der Gebärmutter in Verbindung gebracht, und *alle* Fette machen doppelt so dick wie andere Nahrungsstoffe. So wichtig es also ist, wann immer es geht, gesättigte durch mehrfach ungesättigte Fette zu ersetzen, kommt es doch hauptsächlich darauf an, den Konsum *aller* Arten von Fetten einzuschränken.

Ratschläge zur Reduzierung des Fettkonsums

- Essen Sie weniger Fleisch, vor allem fettes Fleisch, wie Bauchspeck, Wurst und stark durchwachsene Steaks.
- Verwenden Sie zum Braten Öle mit mehrfach oder einfach ungesättigten Fettsäuren, anstelle von Schmalz oder Bratfett.
- Streichen Sie Würstchen und Aufschnitt von Ihrem Speiseplan. Achtzig Prozent ihrer Kalorien sitzen im Fett, und beidem sind gesundheitsschädigende Nitrate zugesetzt.
- Trinken Sie Magermilch (0,3% Fett) oder fettarme Milch (1,5% Fett). In Vollmilch sind etwa 3,5 Prozent Butterfett enthalten.
- Ersetzen Sie gebratene Speisen durch gedämpfte, geschmorte oder in der Röhre gegarte Gerichte. Wenn Sie unbedingt braten müssen, verwenden Sie so wenig Fett wie möglich – oder besser noch, benutzen Sie eine spe-

zialbeschichtete Pfanne, in der fettlos gebraten werden kann. Verwenden Sie nur Pflanzenöle – lesen Sie den Flaschenaufdruck, um sicherzugehen.

- Nehmen Sie zur geschmacklichen Abrundung von Gemüse lieber Kräuter und Gewürze als Soßen, Butter oder Margarine.
- Wenn ein Rezept nach saurer Sahne oder Majonnaise verlangt, verwenden Sie statt dessen fettarmen Naturjoghurt, mageren Frischkäse oder Buttermilch.
- Verwenden Sie beim Backen lieber Margarine als Butter und Öl anstelle von Backfett. Aber achten Sie darauf, welche Margarine Sie nehmen. Hauptbestandteil sollte *flüssiges* Pflanzenöl sein, also beispielsweise Färberdistel-, Soja- oder Maisöl. Kaufen Sie keine Margarine, deren Hauptinhaltstoff »teilweise hydriertes« oder »gehärtetes« Pflanzenfett ist, beides besagt, daß sie einen hohen Anteil gesättigter Fettsäuren hat. Verwenden Sie ganz allgemein kein Fett, das bei Zimmertemperatur fest oder hart ist, denn diese Art von Fetten erhöht die Neigung zu Ablagerungen im Körper.
- Wenn Sie Lebensmittelzubereitungen kaufen, lesen Sie die Packungsaufdrucke aufmerksam. Lassen sie diejenigen, die Kokosöl, Palmöl, tierische Fette oder »Pflanzenöle« ohne nähere Spezifizierung enthalten, besser liegen.

Cholesterin: Der Begleiter der Fette

Cholesterin ist eine wachsartige, weiße, fettähnliche Substanz, die, im Übermaß vorhanden, in unserem Gefäßsystem großen Schaden anrichten kann. Das Cholesterin tut seine schmutzige Arbeit, indem es sich an den Arterienwänden ablagert und sie immer mehr verstopft, bis sie so eng und verhärtet sind, daß das Blut nicht mehr ungehindert zirkulieren kann.

Dieser bedrohliche Zustand kann sich so weit verschlimmern, daß es zum vollständigen Verschluß einer Arterie kommt und Herzinfarkt oder Schlaganfall die Folge sind. Wenn das blockierte Gefäß zu den Herzmuskeln führt, kommt es zum Herzinfarkt. Wenn die Extremitäten betroffen sind, entstehen Schmerzen in den Beinen und Behinderungen beim Laufen. Manchmal lösen sich die kristallinen Cholesterinablagerungen auch von den Arterienwänden und wandern in andere Bereiche des Körpers, beispielsweise ins Gehirn, wo sie zum Schlaganfall oder zum Erblinden führen können.

Eine gewisse Menge Cholesterin ist lebenswichtig. Der Organismus benötigt es, um Zellmembranen, Hormone, Gallensäure für die Verdauung und das schützende Häutchen um die Nervenfasern zu bilden. Aber der gesamte Bedarf an Cholesterin wird in der Leber produziert – etwa 1000 Milligramm pro Tag. Die Cholesterinzufuhr mit der Nahrung ist demnach *nicht* erforderlich; dennoch konsumieren wir im Durchschnitt zwischen 400 und 700 mg Cholesterin täglich beim Essen.

Wir nehmen zusätzliches Cholesterin ausschließlich mit tierischen Nahrungsmitteln wie Fleisch, Geflügel, Eiern, Butter, Milch und Käse auf; pflanzliche Nahrungsmittel enthalten kein Cholesterin. Der Cholesteringehalt in tierischen Produkten schwankt zwischen 5 mg in einer Tasse Magermilch und 275 mg in einem mittelgroßen Eigelb, bis hin zum schwindelerregenden Wert von 2500 mg in einer Portion (125 g) Kalbshirn. Empfohlen wird eine tägliche Aufnahme von nicht mehr als 300 mg Cholesterin mit der Nahrung. Studien haben ergeben, daß bei vollkommener Verbannung von tierischen Fetten aus unserem Ernährungsplan die niedrigste Rate an Krebs- und

Herzerkrankungen und die wenigsten Klinikbehandlungen die Folge waren.
Wir sollten nicht nur bemüht sein, weniger cholesterinhaltige Nahrungsmittel zu uns zu nehmen, sondern auch darüber wachen, wieviel Fett wir insgesamt aufnehmen, um den Cholesterinspiegel niedrig zu halten. Cholesterin transportiert das Fett in der Blutbahn. Je weniger Fett zu transportieren ist, um so weniger Cholesterin wird benötigt. Gesättigte Fettsäuren scheinen die Cholesterinproduktion der Leber anzuregen, während mehrfach ungesättigte Fettsäuren die Cholesterinkonzentration im Blut eher senken. Ersetzen Sie Öle mit gesättigten durch solche mit mehrfach ungesättigten Fettsäuren. Essen Sie ballaststoffreiche Nahrungsmittel, besonders Gemüse und Vollkornprodukte, die ebenfalls eine positive Wirkung auf die Cholesterinkonzentration im Blut haben.

Wasser: Der vernachlässigte Nährstoff

Obwohl die meisten nicht einmal wissen, daß es zu den Nährstoffen zählt, ist das Wasser der allerwichtigste unter ihnen. Wir können länger ohne Nahrung überleben als ohne Wasser. Für manche Menschen sind drei Tage ohne Wasser bereits lebensbedrohlich.
Unser Körper enthält mehr Wasser als irgendeinen anderen Stoff. Der Körper eines durchschnittlichen Erwachsenen besteht zu zwei Dritteln aus Wasser – bei Frauen sind es 60, bei Männern 70 Prozent. Die Differenz entsteht dadurch, daß der weibliche Körper einen höheren Fettanteil hat als der männliche. Wasser wird vom Fett weniger gebunden als von anderem Gewebe. Das Wasser hat im Organismus ein

paar lebenswichtige Funktionen zu erfüllen. Es ist der Hauptlastenträger des Körpers, der Nährstoffe, Sauerstoff, Hormone (unter anderem Östrogen) und Antikörper über die Blutbahn und das Lymphsystem in die Zellen der einzelnen Organe transportiert. Es schmiert die Gelenke, gibt Haut und Schleimhäuten Feuchtigkeit, schwemmt Abfallprodukte aus dem Blut in den Urin und unterstützt die Darmtätigkeit.

Beim Schwitzen dient das Wasser als natürliches Kühlsystem des Körpers. Damit der Schweiß verdunsten kann, muß der Körper etwas von seiner eigenen Wärme abgeben. Auf diese Weise sorgt das Schwitzen dafür, daß sich die inneren Körperorgane nicht überhitzen können.

Wir benötigen etwa zwei bis drei Liter Wasser täglich, um die Menge, die über Urin, Stuhl, Haut und Atmung ausgeschieden wird, zu ersetzen. Die Hälfte des benötigten Wassers nehmen wir mit der Nahrung auf. Der Wasseranteil in den meisten Früchten und Gemüsesorten ist erstaunlich hoch: Bei Bananen sind es 76, bei Karotten 88 und bei Zucchini 95 Prozent. Fleisch und Geflügel haben einen Wassergehalt von einer Hälfte bis zwei Dritteln. Selbst Brot besteht zu einem Drittel aus Wasser. Ernährungswissenschaftler raten dazu, zusätzlich zu der mit der Nahrung aufgenommenen Flüssigkeit täglich einen bis zwei Liter Wasser zu trinken.

Das kann Leitungswasser sein (sofern die Wasserqualität in Ihrem Versorgungsgebiet gut ist) oder Sie können es in Form von Fruchtsäften oder fettarmer Milch zu sich nehmen. Koffein- und alkoholhaltige Getränke eignen sich nicht zur Versorgung des Organismus mit Wasser, weil sie eine harntreibende Wirkung haben und dafür sorgen, daß mehr Wasser mit dem Urin ausgeschieden wird. Auch süße Limonade ist kein geeigneter Wasserlieferant; der darin enthaltene Zucker kann den Wasserbedarf des Körpers noch erhöhen.

An heißen Tagen oder wenn Sie körperlich sehr aktiv sind, sollten Sie sogar mehr als die empfohlenen ein bis zwei Liter Wasser trinken. Auch wenn Sie unter Hitzewallungen leiden, ist es ratsam, mehr Wasser zu trinken, da der Körper bei seiner Anstrengung, sich im Anschluß daran wieder abzukühlen, zusätzliches Wasser verbraucht.
Um Ihrem Körper rasche Kühlung zu verschaffen, wählen Sie lieber kalte als warme Getränke. Kalte Getränke erwärmen sich im Magen auf Körpertemperatur und entziehen dem System zu diesem Zweck Wärme. Außerdem verlassen sie den Magen schneller wieder, und das bedeutet, daß das Wasser auch schneller ins Blut gelangen und dort einer Austrocknung entgegenwirken kann. Wenn der Urin permanent sehr konzentriert, also von einem dunklen Gelb ist, bedeutet das im allgemeinen, daß Sie zu wenig Wasser trinken (außer, es handelt sich um die Gelbfärbung, die durch die Einnahme von Vitamin-B-Präparaten entsteht). Sie sollten so viel Wasser trinken, daß die Farbe des Urins hellgelb ist – mindestens jedoch einen Liter am Tag.

Vitamine und Mineralstoffe: Klein, aber Oho

Zwar werden Vitamine und Mineralstoffe vom Organismus nur in kleinen Mengen benötigt – insgesamt weniger als ein Teelöffel am Tag –, aber sie haben einen entscheidenden Einfluß auf unsere Gesundheit. Sie erfüllen eine Unzahl wichtiger Aufgaben, indem sie den Körper bei der Verarbeitung anderer Hauptnährstoffe (Fette, Kohlenhydrate und Proteine) unterstützen und an der Bildung von Hormonen, Blutzellen und sogar genetischem Material beteiligt sind.
Aufgrund ihrer entscheidenden Rolle bei den Regenera-

tionsvorgängen im Körper können sie sogar den Alterungsprozeß selbst beeinflussen. Die Vitamine A, C, E, B1 (Thiamin), B6 (Pyridoxin) und B5 (Panthothensäure) beispielsweise schützen offenbar die Zellen vor Schädigungen durch übermäßige Oxidation. Überdies scheinen einige essentielle Spurenelemente – vor allem Vitamin A und Vitamin E sowie die B-Vitamine – direkten Einfluß auf die physiologischen Veränderungen zu nehmen, die das Klimakterium mit sich bringt. Neuere Studien lassen zudem darauf schließen, daß mit zunehmendem Alter selbst ein geringfügiger Mangel – insbesondere der Vitamine C, B1, B12 und Folsäure – unsere Gehirnfunktion beeinträchtigen und zu Störungen des Erinnerungsvermögens und des abstrakten Denkens führen kann. Obwohl alle Vitamine und Mineralstoffe für unser Wohlbefinden wichtig sind, haben einige unter ihnen eine besondere Bedeutung für Frauen in mittleren Jahren. Diese Stoffe besprechen wir eingehend auf den folgenden Seiten.

Vitamin A: Für eine gesunde Haut

Vitamin A kommt in verschiedenen Formen vor. Als Retinol ist es Bestandteil tierischer Nahrungsmittel und kann in dieser Form vom Körper direkt verarbeitet werden. *Karotin* (oder β-Karotin) ist sein Provitamin, das fast ausschließlich in pflanzlichen Lebensmitteln enthalten ist. Karotin muß vom Körper in Vitamin A umgewandelt werden, und es hat möglicherweise eine krebsvorbeugende Wirkung, die dem Retinol fehlt.

Vitamin A ist wichtig für die Gesundheit der Haut, der Haare und der Augen. Es erhält der Haut ihre Elastizität und schafft manchmal Abhilfe gegen ein altersbedingtes Austrocknen. Vitamin A unterstützt außerdem den Regenerationsprozeß des inneren Bindegewebes, unter anderem der Gebärmutter, des Muttermundes, der Vagina und der Harnwege. Zudem übernimmt es eine Schlüsselfunktion als

Antioxidationsmittel. Das heißt, es verhindert, daß sich bestimmte harmlose chemische Stoffe im Körper in schädliche umwandeln. Studien haben erwiesen, daß insbesondere das β-Karotin die Entstehung krebserzeugender Chemikalien im Körper verhindern kann.
Die empfohlene Tageszufuhr für einen Erwachsenen beträgt bei Vitamin A 5000 bis 8000 IE oder 1,7 bis 2,7 mg. Einige Ernährungswissenschaftler raten allerdings dazu, bis zu 20 000 IE täglich zu nehmen. Der Bedarf an Vitamin A steigt mit dem Körpergewicht. Auch Frauen, die Östrogenpräparate einnehmen, haben unter Umständen einen erhöhten Bedarf, da sich in verschiedenen Versuchen gezeigt hat, daß Östrogen die Funktionsfähigkeit des Vitamins im Organismus herabsetzt. Sie sollten jedoch niemals die Dosis von 25 000 IE am Tag überschreiten; eine Überversorgung kann Kopfschmerzen, Haarausfall, Sehstörungen, Gefühlsstörungen und eine Vielzahl anderer Gesundheitsbeeinträchtigungen zur Folge haben. Gute β-Karotin-Lieferanten unter den Lebensmitteln sind grüne Blattgemüse, gelbe Gemüse wie Mohrrüben, Süßkartoffeln und Kürbis sowie orangefarbene Früchte wie Zuckermelonen, Aprikosen und Papayas. Retinol ist in Lebertran enthalten, und Rinderleber ist ein ausgezeichneter Lieferant für Vitamin A, sollte aber wegen ihres hohen Giftstoffgehalts nur in Maßen genossen werden.

Vitamin E: Gegen Hitzewallungen

Ebenso wie das Vitamin A wirkt Vitamin E als Oxidationsschutz im Organismus. Es verhindert, daß Nährstoffe durch Oxidation zerstört werden und spielt möglicherweise auch eine Rolle in der Krebsvorbeugung, obwohl noch wesentlich eingehendere Studien notwendig sind, um die wenigen vorliegenden Forschungsergebnisse zu untermauern, die diese Vermutung bisher nahelegen.
Vitamin E wurde immer wieder nachgesagt, es könne den

mit dem Altern verbundenen Veränderungsprozeß verlangsamen, indem es der Verschlechterung der Zellsubstanz entgegenwirkt. Für diese Behauptung gibt es allerdings bis jetzt keine schlüssigen Beweise. Aber es spricht immerhin einiges dafür, daß Vitamin E zur Behandlung von bestimmten krankhaften Veränderungen der Brust, Symptomen des prämenstruellen Syndroms und anderer, weniger häufiger, Erkrankungen erfolgreich eingesetzt werden kann. Vitamin E spielt eine wichtige Rolle bei der Produktion der Sexualhormone, was vielleicht erklärt, warum es offenbar vielen Frauen, die im Klimakterium unter starken Hitzewallungen leiden, Erleichterung verschafft. Bevor Sie jetzt jedoch einen Vorrat an Vitamin-E-Präparaten anlegen, sollten Sie wissen, daß es bisher keine wissenschaftlichen Erkenntnisse gibt, die diese Vermutung bestätigen. Beweise kennt man bisher nur vom Hörensagen. Da aber die Dosis, die zur Linderung von Hitzewallungen erforderlich ist, von den meisten Erwachsenen problemlos vertragen wird und überdies die Einnahme von Vitaminen geringere Gesundheitsrisiken birgt als eine Hormontherapie, können Sie vielleicht versuchsweise zu Vitamin E greifen, wenn Ihnen Hitzewallungen allzu sehr zu schaffen machen.
Nähere Informationen zur Einnahme von Vitamin E als Mittel gegen Hitzewallungen finden Sie im zweiten Kapitel.

Vitamin C: Für das allgemeine Wohlbefinden
Kein anderes Vitamin ist vermutlich wegen seiner vielen gesundheitlichen Vorzüge so sehr gepriesen worden wie das Vitamin C. Leider ist der Beweis für viele Behauptungen – beispielsweise Vitamin C wirke vorbeugend gegen Krebs oder könne vor Herzerkrankungen schützen – noch zu erbringen. Es ist nicht einmal bewiesen, daß es Schutz gegen ganz gewöhnliche Erkältungen bietet, obwohl es die Sym-

ptome einer Erkältung bei manchen Menschen lindern *kann.*
Nichtsdestoweniger übernimmt das Vitamin C viele lebenswichtige Funktionen im Organismus. Tatsächlich ist es eines der vielseitigsten Vitamine. Hier nur einige der zahlreichen Aufgaben des Vitamins, die besonders für Frauen in der Lebensmitte von Bedeutung sind:

- Vitamin C fungiert als Oxidationsschutz.
- Es unterstützt die Bildung von Kollagen – dem Protein, das für gesunde Haut, Blutgefäße, Muskeln und Knochen sorgt.
- Es fördert die Gesundheit der Nebennieren (in denen nach der Menopause das Östrogen produziert wird).
- Es beschleunigt den Heilungsprozeß bei äußeren Verletzungen und Knochenbrüchen.
- Es dient der Abwehr von Infektionen.
- Es fördert die Eisenverwertung.
- Es wirkt sich positiv auf die Gesundheit von Zahnfleisch und Zähnen aus.

Die empfohlene Tageszufuhr für Vitamin C beträgt 75 mg. Das entspricht in etwa der Menge, die in einem Viertelliter Orangensaft oder einer halben Tasse Broccoligemüse enthalten ist. Wenn wir uns in einer Streßsituation befinden, wenn wir regelmäßig rauchen (oder passiv dem Rauch anderer ausgesetzt sind) oder wenn wir eine Operation hinter uns haben, kann sich der Bedarf an diesem Vitamin vorübergehend steigern. Viele Ernährungswissenschaftler sind im übrigen der Meinung, daß Frauen, die mit Hormonpräparaten behandelt werden, eine höhere Dosis Vitamin C mit der Nahrung aufnehmen sollten.
Die besten Vitamin-C-Lieferanten sind Zitrusfrüchte und grüne Gemüse wie Broccoli, Spinat und Grünkohl. Erdbeeren, schwarze Johannisbeeren, Tomaten, Paprika und Kartoffeln haben ebenfalls einen hohen Vitamin-C-Gehalt. Das in Nahrungsmitteln enthaltene Vitamin C hat den

Nachteil, daß es überaus instabil ist und durch Erhitzen oder die Berührung mit Licht, Luft und Wasser (zum Beispiel durch zu lange Lagerung) zerstört werden kann. Aus diesem Grund wird häufig dazu geraten, eine ausgewogene Ernährung durch ein zusätzliches Vitamin-C-Präparat zu ergänzen.

Wenn Sie sich zur Einnahme von Vitamin C entschließen, achten Sie darauf, daß Sie es nicht überdosieren. Obwohl es nur selten zu bedenklichen Nebenwirkungen kommt, sind doch einige bekannt geworden, unter anderem Diarrhö, Magenkrämpfe, Erschöpfungszustände und Sodbrennen. Hohe, über lange Zeitspannen hinweg eingenommene Dosen des Vitamins sind zudem mit der Entstehung von Nierensteinen und einem Absinken des Kupferspiegels im Blut in Verbindung gebracht worden. Allerdings liegen hierfür keine endgültigen Beweise vor. Was ist nun eine zu hohe Dosis? Die amerikanische Ernährungswissenschaftlerin Patricia Hausman plädiert in ihrem Buch *The Right Dose* überzeugend für eine tägliche Zufuhr von 500 mg Vitamin C als angemessene und unbedenkliche Dosierung. Personen, die eine Tageszufuhr von 1000 mg überschreiten, sollten ihren Kupferserumgehalt in regelmäßigen Abständen überprüfen lassen, und Megadosierungen des Vitamins – 2000 mg täglich oder mehr – sollten grundsätzlich nur nach ärztlicher Anweisung genommen werden.

Von der Einnahme des Vitamins in Form von Kautabletten ist abzuraten, weil sie den Zahnschmelz angreifen können.

Der Vitamin-B-Komplex: Für die Gesundheit im allgemeinen

Die acht Vitamine, die zum B-Komplex gehören, spielen in den Jahren des Klimakteriums eine entscheidende Rolle für die körperliche Verfassung. Sie sind notwendig für die Gesunderhaltung der Nebenniere und des Nervensystems sowie für die Umwandlung von Kohlenhydraten in die Glukose, die uns Energie liefert.

Thiamin (B1), Riboflavin (B2), Niacin (Nikotinsäureamid), Pyridoxin (B6) und Folsäure sind die Vitamine des B-Komplexes, die in mittleren Jahren unmittelbar Einfluß auf die Gesundheit und das Wohlbefinden nehmen.

Thiamin hält die Schleimhäute – auch die der Vagina – gesund. Es fungiert außerdem als Oxidationsschutz, besonders, wenn es mit Vitamin C zusammenwirkt.

Riboflavin ist an der Ausschüttung und Aktivierung zahlreicher Hormone, darunter Östrogen, beteiligt, und es wird für gesunde Zähne, Nägel und Haare gebraucht.

Niacin unterstützt die Produktion von Östrogen und anderen Sexualhormonen. Es wirkt senkend auf den Cholesterinspiegel und erweiternd auf die Blutgefäße, weshalb es auch manchmal als Mittel gegen prämenstruelle Kopfschmerzen verschrieben wird.

Pyridoxin ist harntreibend und daher wirksam gegen Wassereinlagerungen und möglicherweise gegen Depressionen und andere Symptome, die mit dem prämenstruellen Syndrom verbunden sind (und die zum Teil auf Wassereinlagerungen zurückzuführen sein können). Gemeinsam mit Vitamin C ist Pyridoxin an der Bildung von Serotonin beteiligt, das unter anderem im Zentralnervensystem vorkommt und für eine ausgeglichene Verfassung und ruhigen Schlaf von Bedeutung ist. Darüber hinaus besteht eine noch nicht endgültig geklärte Wechselwirkung zwischen Östrogen und Pyridoxin im Organismus.

Folsäure unterstützt die Herstellung und Verwertung von Östrogen. Es ist wichtig für die Bildung gesunder roter Blutkörperchen. Aus einem Mangel an diesem Vitamin kann Anämie resultieren.

Im allgemeinen sind die B-Vitamine in Nahrungsmitteln gemeinsam enthalten. Die besten Lieferanten dafür sind Vollkornprodukte, Haferflocken und Hülsenfrüchte. Bierhefe hat einen hohen Gehalt an allen Vitaminen des B-Komplexes, mit Ausnahme von Vitamin B12. Leber, Nüsse, Eier und Getreidekeimlinge sind gute Vitamin-B-Lieferanten, sollten aber, wie an anderer Stelle in diesem Kapitel vermerkt, wegen gesundheitlicher Bedenken nur in Maßen genossen werden.

Des weiteren kommen Niacin, Pyridoxin und Folsäure reichlich im weißen Fleisch von Geflügel und Fisch vor, besonders im Huhn und Thunfisch.

Man nimmt an, daß die Einnahme von Östrogen den Vitamin-B-Bestand im Körper – besonders den von Pyridoxin und Folsäure – dezimiert. Aus diesem Grund wird Frauen, die sich einer Hormonsubstitutions-Therapie unterziehen, häufig dazu geraten, ein Präparat zu nehmen, das einige oder alle Vitamine des B-Komplexes enthält. Beispielsweise besteht der Verdacht, daß Frauen, wenn sie eine Östrogenbehandlung abbrechen, stärkere Hitzewallungen erleben, weil sich der Folsäuregehalt im Organismus durch die Einnahme des Hormons reduziert hat. Manche Ärzte verschreiben Frauen, die nicht mit Hormonen behandelt werden, auch B-Vitamine in Verbindung mit Vitamin E zur Behandlung von Hitzewallungen.

Wenn Sie ein Vitamin-B-Präparat einnehmen, sollten Sie darauf achten, daß es alle zum B-Komplex gehörenden Vitamine in Höhe der empfohlenen Tageszufuhr enthält, um das richtige Gleichgewicht dieser Vitamine im Organismus sicherzustellen. (Die empfohlene Tageszufuhr aller B-Vitamine finden Sie im Kasten auf Seite 219.) Achten Sie im übrigen darauf, daß Sie Niacin in Form von Nikotinamid einnehmen. Andere Formen dieses Vitamins haben eine gefäßerweiternde Wirkung, was Hitzewallungen auslösen und verstärken kann – ein Effekt, den Sie ja gerade *nicht* wünschen!

Empfohlene Tageszufuhr der B-Vitamine	
Thiamin (B1)	1,1–1,4 mg
Riboflavin (B2)	1,5–1,7 mg
Niacin (B3)	15–18 mg
Panthothensäure (B5)	8 mg
Pyridoxin (B6)	1,6–1,8 mg
Folsäure (B9)	0,4 mg
Cobalamin (B12)	5 µg
Biotin *	

* Empfehlungen für die Zufuhr gibt es nicht.
(Die Werte sind der Vitamin- und Mineralstofftabelle, Dr. Helmut Oberritter, Deutsche Gesellschaft für Ernährung e. V., entnommen.)

Kalzium: Für den Knochenaufbau
Es ist bekannt, welche entscheidende Rolle dem Kalzium, dem im Körper am üppigsten vorhandenen Mineralstoff, beim Aufbau gesunder Knochen und Zähne zukommt. Eine kalziumreiche Ernährung oder die zusätzliche Einnahme eines Kalziumpräparats kann unter Umständen sogar vor der Entkalkung der Knochen durch Osteoporose schützen oder ihr Fortschreiten verlangsamen. Zu den weiteren wichtigen Aufgaben von Kalzium gehört, daß es die Gerinnungsfähigkeit des Blutes sowie die Fähigkeit der Muskeln, einschließlich des Herzmuskels, sich anzuspannen und zu entspannen, beeinflußt. Jüngste Studien legen auch die Vermutung nahe, daß eine kalziumreiche Diät blutdrucksenkend wirken kann und kolorektalen (Darm und Mastdarm betreffenden) Krebserkrankungen vorbeugen kann.
Milch und andere Molkereiprodukte sind die natürlichen Hauptlieferanten für Kalzium, aber nicht die einzigen. Auch Grüngemüse wie Broccoli und Grünkohl enthalten beträchtliche Mengen des Minerals. Eine Liste der Nah-

rungsmittel mit hohem Kalziumgehalt sowie eine eingehende Erläuterung der Zusammenhänge zwischen Kalzium, Östrogen und Osteoporose finden Sie im sechsten Kapitel.

Eisen: Gegen menstruationsbedingte Blutarmut

Eisen ist als Baustein des roten Blutfarbstoffs Hämoglobin wichtig für die Blutbildung und den Sauerstofftransport im Blut. Bei einem Mangel an Eisen muß das Herz schwerer arbeiten, um die Gewebe mit Blut zu versorgen, und in der Folge kann weniger Sauerstoff in die Gewebe gelangen. Dieser als Anämie bezeichnete Zustand ist durch ausgeprägte Müdigkeit, Schwäche und Krankheitsanfälligkeit gekennzeichnet. Eisenmangel durch einseitige Ernährung ist in den Vereinigten Staaten die am weitesten verbreitete Mangelerkrankung; schätzungsweise ein Viertel der Bevölkerung leidet daran. Frauen sind, vor allem wenn Sie starke Menstruationsblutungen haben, in ihren fruchtbaren Jahren häufiger davon betroffen als Männer, weil dem Körper mit jeder Blutung Eisen verlorengeht. Manche Frauen erleben heftigere Monatsblutungen, wenn sie sich der Menopause nähern, wodurch sich das Risiko einer durch Eisenmangel verursachten Anämie vergrößert.

Die empfohlene Tageszufuhr an Eisen beträgt für Frauen 18 mg, solange sie menstruieren, und 12 mg nach der Menopause. Die besten natürlichen Eisenlieferanten sind Nahrungsmittel mit hohem Proteingehalt wie Leber, Fleisch, Geflügel, Fisch, Hülsenfrüchte und Grüngemüse. Wenn Sie neben eisenreichen Lebensmitteln auch solche zu sich nehmen, die einen hohen Gehalt an Vitamin C besitzen, kann das Mineral wesentlich besser vom Körper resorbiert werden. Auch, indem Sie Ihre Speisen in eisernen Pfannen und Töpfen zubereiten, können Sie Ihre Eisenzufuhr erhöhen.

Mangan: Für kräftige Knochen

Neuere Studien weisen darauf hin, daß Manganmangel eine wichtige Rolle bei der Entstehung von Osteoporose spielen könnte. Eine belgische Studie fand beispielsweise heraus, daß die Mangankonzentration im Blut von Frauen, die an Osteoporose erkrankt waren, nur ein Viertel des Wertes betrug, den das Blut von gleichaltrigen Frauen aufwies, die nicht an Osteoporose litten.

Darum sind manche Wissenschaftler davon überzeugt, daß der derzeit gültige Wert von 2,5 bis 5 mg als empfohlene Tageszufuhr für einen Erwachsenen nicht ausreicht. Die Dosis sollte ihrer Meinung nach auf mindestens 3,8 mg täglich festgesetzt werden, damit der Körper nicht anfängt, seine Manganvorräte anzugreifen.

Ironischerweise enthalten gerade die Nahrungsmittel, die reich an Mangan sind – wie Weizenkleie, Tee und Spinat – auch andere Stoffe, wie das Tannin im Tee beispielsweise, die eine Verwertung des Minerals durch den Körper unmöglich machen. Empfehlenswerter sind daher als Manganlieferanten Nüsse, Gemüse und Obst, Fleisch, Milch und Eier. Die in diesen Lebensmitteln enthaltenen Manganmengen sind zwar geringer, aber für den Körper leichter erschließbar.

Einige ganz spezielle Stoffe

Salz, Koffein und Alkohol sind drei Bestandteile unserer Ernährung, die wir in den Jahren des Klimakteriums mit besonderer Vorsicht genießen sollten. Alle drei Stoffe fördern die Neigung zu Hitzewallungen und können zur Entstehung von etlichen typischen Erkrankungen der zweiten Lebenshälfte einen wesentlichen Beitrag leisten.

Salz

So unschuldig sie aussehen mögen, wenn wir sie bei Tisch über die Speisen streuen, sind diese weißen Kristalle, die wir als Salz kennen, doch an zahlreichen gesundheitlichen Problemen beteiligt, die uns während des Klimakteriums das Leben schwer machen können.

Vor allem ist das Kochsalz – oder, genauer gesagt, das darin enthaltene Natrium – einer der Hauptverursacher für überhöhten Blutdruck, eine Situation, die sich mit zunehmendem Alter häufig verschlimmert und zu Nierenversagen, Schlaganfall und Herzerkrankungen führen kann. Salz hat zudem die Eigenschaft, daß es große Mengen Wasser im Körper bindet. Abgesehen davon, daß ein Zusammenhang zwischen solchen Wassereinlagerungen und Bluthochdruck besteht, kommen sie als möglicher Auslöser von Hitzewallungen in Frage und können unter Umständen prämenstruelle Kopfschmerzen, Reizbarkeit und Niedergeschlagenheit intensivieren.

Unsere Empfänglichkeit für die negativen Auswirkungen des Salzkonsums steigert sich mit dem Älterwerden, wenn die Nieren langsamer arbeiten und der Körper das Natrium nicht mehr so schnell ausscheiden kann wie in jungen Jahren. Dadurch bleibt das Salz, das wir mit der Nahrung aufnehmen, länger im Organismus, und es besteht die Gefahr, daß es zu überhöhtem Blutdruck und anderen durch Natriumüberschuß bedingten Störungen kommt.

Es ist also gerade in mittleren Jahren wichtig, weniger Salz und salzhaltige Produkte zu essen. Empfohlen ist eine maximale Aufnahme von 5 g täglich, die nicht überschritten werden sollte. Gegenwärtig nehmen wir im Durchschnitt die doppelte Menge mit der Nahrung zu uns. Tun Sie also einen ersten Schritt, indem Sie Ihre Salzstreuer wegwerfen oder zumindest so verstauen, daß sie schwerer zugänglich sind!

Der Geschmack am Salz ist eine erworbene Vorliebe: Je

mehr wir davon essen, um so mehr brauchen wir. Zum Glück gilt auch die umgekehrte Weisheit: Wenn wir den Salzkonsum allmählich reduzieren, verringert sich auch das Verlangen danach.

Ratschläge zur Reduktion des Salzkonsums

- Reduzieren Sie nach und nach die Salzmenge, die Sie zum Kochen und Backen verwenden. Geben Sie Ihren Speisen statt dessen mit Kräutern, Gewürzen, Knoblauchpulver (kein Knoblauchsalz), Zwiebelpulver (kein Zwiebelsalz) oder Zitronensaft – mit allem außer Kochsalz – Geschmack.
- Schränken Sie den Kauf stark salzhaltiger Lebensmittel – Kartoffelchips, Brezeln, gesalzene Nüsse, Pökelfleisch und marinierte Lebensmittel – ein, und kaufen Sie im Kino kein gesalzenes Popcorn.
- Prüfen Sie die Verpackungsaufdrucke der Lebensmittel, die Sie kaufen, auf verborgenes Natrium. Salz ist die führende Nahrungsmittelzutat nach dem Zucker und verbirgt sich in einer Vielzahl von Fertiggerichten und Nahrungsmittelzubereitungen, unter anderem im Käse, im Brot, in Dosensuppen und Müslimischungen. Bringen Sie in Erfahrung, welche Produkte einen niedrigen Salzgehalt haben und geben Sie diesen den Vorzug vor salzhaltigeren Lebensmitteln.

Koffein

Koffein, das in Kaffee, Tee, Mate, manchen Colagetränken und aspirinhaltigen Schmerzmitteln enthalten ist, wirkt anregend auf das Gehirn und harntreibend auf die Nieren. In kleinen Mengen genossen, kann Koffein ein wirkungsvolles Aufputschmittel sein, das die Denkfähigkeit fördert, die Sinneswahrnehmung schärft und das Reaktionsvermögen erhöht. Eine Überdosierung führt dagegen – besonders bei Menschen, die sehr empfindlich auf den Wirkstoff reagieren – zu Erregung und ängstlicher Nervosität, dem Zustand, der uns nach allzu vielen Tassen Kaffee bekannt ist.

Wenn Sie ohnehin mit Hitzewallungen zu kämpfen haben, kann auch eine geringe Menge Koffein bereits problematisch sein. Es bewirkt ein Zusammenziehen oder eine Verengung der Blutgefäße in der Haut und kann so ein Ansteigen der Körpertemperatur, eine Erhöhung des Blutdrucks und möglicherweise auch Hitzewallungen auslösen. Durch die harntreibende Wirkung kann es zu einer vermehrten Ausscheidung von Vitamin C, einigen Vitaminen der B-Gruppe, Kalzium, Kalium und Zink – alles Stoffe, die gerade im Klimakterium von großer Bedeutung sind – kommen. Überdies regt Koffein die Bauchspeicheldrüse an, mehr Insulin freizusetzen. Eine Senkung des Blutzuckerspiegels, Müdigkeit und vermehrte Hungergefühle sind die Folge, was uns wiederum unsere Bemühung, das Gewicht zu halten, erschweren kann.

Koffein kann physische und psychische Abhängigkeit erzeugen. Dazu genügen schon drei bis vier Tassen Kaffee am Tag. Wegen dieser suchterzeugenden Wirkung kann der Versuch, den Kaffee von einem Tag auf den anderen vollkommen vom Speiseplan zu streichen, zu Entzugserscheinungen wie Kopfschmerzen, Übelkeit, Niedergeschlagenheit, Verstopfung und Schwindelgefühlen führen. Aus diesem Grunde raten Experten dazu, sich den Kaffeekonsum allmählich abzugewöhnen – indem Sie beispielsweise über eine Woche oder länger jeden Tag eine Tasse weniger trinken. Selbst mit diesem gemäßigten Entwöhnungsprogramm müssen Sie damit rechnen, daß Sie sich ein paar Tage lang, während Ihr Körper sich daran gewöhnt, kein Koffein mehr zu bekommen, müde und gereizt fühlen. Achten Sie darauf, daß Sie sich ballaststoffreich ernähren und viel Wasser trinken, um Verstopfungen vorzubeugen, und verschaffen Sie sich ausreichend Bewegung. Aber bleiben Sie in jedem Fall standhaft; auf lange Sicht werden Sie sich wohler fühlen.

Ratschläge zur Reduzierung des Koffeinkonsums

- Benutzen Sie zur Kaffeebereitung ein Gemisch aus normalem und koffeinfreiem Kaffee und steigern Sie allmählich den Anteil des entkoffeinierten Produkts, bis Sie den koffeinhaltigen Anteil ganz weglassen können. Vergessen Sie dabei aber nicht, daß selbst entkoffeinierter Kaffee einen geringen Prozentsatz Koffein enthält. Wenn Sie Koffein also ganz aus ihrem Repertoire streichen wollen, müssen Sie auch darauf verzichten.
- Probieren Sie Kaffee-Ersatz aus Getreide. Er mag Ihnen am Anfang eigenartig schmecken – aber sicherlich nicht eigenartiger als jene allererste Tasse Kaffee, die Sie vor so vielen Jahren getrunken haben!
- Sie können koffeinhaltige Getränke auch durch heiße oder kalte Kräutertees ersetzen. Trinken Sie aber auch diese nur in Maßen. Einige Kräutertee-Sorten – solche beispielsweise, die Sennesblätter oder Kreuzdornrinde enthalten – können schwere Diarrhöen verursachen. Tees aus Kamille, Goldrute und Schafgarbe wiederum können bei Menschen, die empfindlich auf bestimmte Korbblütler reagieren, Allergien auslösen. Kamillen- und Baldriantees können Benommenheit bewirken, und manche Beutelteesorten aus Kräutern enthalten außerdem Koffein. Sie müssen also auf die Angabe der Inhaltsstoffe achten.

Alkohol

Der Alkohol hat grundsätzlich zwei Seiten. Wenn man ihn in mäßigen Mengen trinkt – das heißt ein bis zwei Glas Wein oder Bier oder ein bis zwei Gläschen Schnaps –, kann Alkohol für manche Menschen durchaus gut sein. Einige ausschließlich mit Männern durchgeführte Studien haben ergeben, daß mäßige Trinker eine längere Lebenserwartung haben als Abstinenzler. Diese Tatsache wird darauf zurückgeführt, daß geringe Alkoholmengen die Konzentration der Lipoproteine hoher Dichte (HDL) steigern, der Bluteiweiße also, die vor Herzerkrankungen schützen. Die Ergebnisse dieser nur mit Männern durchgeführten Forschungen wurden häufig auf Frauen übertragen; es gibt jedoch keine wissenschaftlichen Beweise dafür, daß der Stoffwechsel der Frauen, der sich ja wesentlich von dem der Männer unterscheidet, in ähnlicher Weise reagiert. Einige derzeit durchgeführte Studien sollen endlich Klarheit über die Wirkung des Alkohols auf den weiblichen Organismus bringen.

»Ich habe vieles im Leben akzeptiert, und dazu gehört das Älterwerden. Das ist der Grund, warum ich versuche, mich gesund und fit zu halten, denn erst wenn man nicht mehr gesund ist, verändert sich die Einstellung zum Leben. Vernünftige Ernährung, Sport, keine Zigaretten und vorsichtigen Umgang mit Alkohol finde ich sehr wichtig. Ich trinke nur noch sehr wenig oder gar nichts. Ich habe einigen Grund, dankbar zu sein – ich bin in guter körperlicher Verfassung und neige nicht dazu, krank zu werden.«

Der Alkohol hat jedoch auch eine weniger positive Seite. Er ist ein Nährstoff-Antagonist, der dem Körper Vitamin C, Kalzium und einige B-Vitamine, insbesondere Niacin, Thiamin und Folsäure, entzieht. Er kann Depressionen und Schlaflosigkeit verursachen und die Immunreaktion des Körpers beeinträchtigen und uns so anfälliger machen für bakterielle und andere Infektionen. Übermäßiger Alkoholkonsum erhöht das Risiko, an bestimmten Krebsformen zu erkranken, und kann zu einer lebensbedrohlichen Zerstörung der Leber führen. Und im Gegensatz zum mäßigen Alkoholgenuß, der, wie wir gesehen

haben, den HDL-Spiegel hebt, führt ein Übermaß an Alkohol zu einem Anstieg des Blutdrucks, der das Herz erheblich belastet.
Für Frauen in mittleren Jahren ist es wichtig zu wissen, daß Alkohol bekanntermaßen Hitzewallungen auslöst. Er beschleunigt zudem die Oxidationsvorgänge im Körper, was eine vorzeitige Faltenbildung der Haut zur Folge haben kann, und er verstärkt unter Umständen die Symptome des prämenstruellen Syndroms. Wer gern Alkohol trinkt, sollte darauf achten, daß er es in Maßen tut. Im übrigen dürfen wir nicht vergessen, daß der Alkohol ein wertloser Kalorienlieferant ist, der 7 Kalorien pro Gramm enthält (also mehr als Kohlenhydrate und Proteine) und so gut wie keine Nährstoffe.

Die richtige Ernährung: eine Zusammenfassung

Der Schlüssel zu einer gesunden Ernährung heißt Ausgewogenheit und Mäßigung. Das gilt für jede Lebensphase, ganz besonders aber für die Lebensmitte, wenn der Körper so viele Veränderungen durchmacht. Wenn Sie sich gerade jetzt bewußt um gesunde Ernährung bemühen, können Sie sich die Übergangsjahre des Klimakteriums beträchtlich erleichtern. Im folgenden nennen wir einige allgemeine Richtlinien:

- Ernähren Sie sich abwechslungsreich, mit besonderem Schwergewicht auf Obst, Gemüse und Vollkornprodukten.
- Nehmen Sie genügend Kalzium mit der Nahrung auf.
- Reduzieren Sie den Konsum von Fett im allgemeinen und gesättigten Fetten und Cholesterin im besonderen.
- Essen Sie viele Ballaststoffe.
- Meiden Sie Zucker und andere nährstoffarme Kalorienbomben.

– Essen Sie nicht zu viel Salz.
– Reduzieren Sie Ihren Kaffeekonsum.
– Trinken Sie Alkohol nur in Maßen.

Es kann schwierig sein, unsere Ernährungsmuster zu ändern, besonders, wenn wir mit anderen Personen im Haushalt leben, die nicht gewillt sind, an ihren liebgewonnenen Gewohnheiten zu rütteln. Einige Umstellungen sind verhältnismäßig einfach – den Salzverbrauch einzuschränken und mehr Kalzium zu essen beispielsweise. Andere Veränderungen fallen schwerer, weil sie voraussetzen, daß wir das Essen und unseren Bezug dazu mit völlig neuen Augen betrachten. »Mir wurde klar, daß ich das unmöglichste Zeug aß, wenn ich unter großem Streß stand«, erzählt eine Frau. »Ich mußte mir erst einmal darüber klar werden, was ich da eigentlich tat, und dann bewußt meine Eßgewohnheiten ändern – und das war nicht einfach.«

»Ich fing an zuzunehmen, weil es mich beruhigte, zu essen, wenn ich mich über irgend etwas aufregte. Dann saß ich da mit all meinen Pfunden! Jetzt trainiere ich einfach härter, wenn ich frustriert bin; das hilft auch, und ich nehme nicht zu davon.«

Oft ist es das beste, in kleinen Schritten vorzugehen. »Das Wichtigste, was ich nach meiner Hysterektomie getan habe, war der Verzicht auf Öl und Butter«, erklärt eine andere Frau. »Ich habe es vor allem meiner Haut zuliebe getan. Ich stellte fest, daß ich sofort einen unangenehmen Ausschlag über der Oberlippe bekam, wenn ich zu viel Öl aß. Vor der Operation hatte ich damit keine Probleme. Ein paar Jahre später habe ich mir dann das Kaffeetrinken abgewöhnt, einerseits natürlich wegen des Koffeins, aber andererseits auch, weil ich jedesmal Hunger bekam, wenn ich Kaffee trank. Ich stellte nämlich fest, daß mein Gewicht mir allmählich Probleme zu bereiten begann.« Manchmal geht die

Umstellung auf eine gesunde Ernährungsweise nicht ohne professionelle Hilfe. Das gilt besonders für Menschen, die extrem übergewichtig sind oder an einer chronischen Krankheit leiden. Die meisten von uns sind jedoch in der Lage, ihre Eßgewohnheiten aus eigener Kraft zu verändern. Aber damit es zu diesen Veränderungen kommt, müssen wir zuerst erkennen, welchen Einfluß die Ernährung auf unsere psychische und physische Gesundheit hat und dann die persönliche Entscheidung treffen, unsere Ernährung auf aktive, lebensbejahende Weise umzustellen.

8
Eigenverantwortung: Körperliche Fitneß

Ich fühle mich stärker denn je. Ich habe Vertrauen in mich und meine geistigen Fähigkeiten. Ich habe das Gefühl, ich könnte beinahe alles zustande bringen. Aber nachdem ich zwanzig Jahre hart trainiert und so viele meiner Ziele erreicht habe, treibt mich weniger die Sorge um das Älterwerden als das Bedürfnis, neue Herausforderungen und ein abwechslungsreicheres Leben zu finden.
Jojo Starbuck, ehemalige olympische Eiskunstläuferin

Von Frauen, die in mittleren Jahren beginnen, regelmäßig Sport zu treiben, hört man häufig, daß es das Beste sei, was sie je für sich getan haben.
»Es hat meine Einstellung zum Leben grundlegend verändert«, berichtet eine Vierundfünfzigjährige, die jeden Morgen gemeinsam mit einer Freundin zwei Meilen weit läuft und an drei Abenden in der Woche schwimmen geht. »Ich hatte immer das Gefühl, daß mir so vieles im Leben entgleitet. Aber jetzt, da ich so viel Selbstdisziplin aufgebracht habe, ein Fitneßprogramm durchzuhalten, finde ich, daß ich auch in anderen Dingen viel selbstbestimmter bin.«
»Bevor ich mit dem Joggen anfing«, erzählte eine andere Frau, die diesen Sport mit zweiundvierzig aufnahm, »sehnte ich mich jeden Tag nach einem Mittagsschläfchen. Es war unglaublich, wie müde ich mich fühlte. Heute habe ich viel mehr Energie. Und seltsamerweise schlafe ich nachts auch besser.«
Wenn Sie nicht bereits die Gewohnheit haben, regelmäßig Sport zu treiben, dann ist es jetzt an der Zeit, damit zu

beginnen. Sportliche Betätigung hält Sie körperlich in Form, und das bringt Ihnen für die zweite Lebenshälfte beträchtlichen gesundheitlichen Nutzen.
Wenn Sie also auf der Suche nach einem »Jugendelexier« sind, haben Sie mit einem Fitneßprogramm genau das Richtige getroffen. Man kann die Funktion, die der Sport in bezug auf eine Verlangsamung des Alterungsprozesses hat, gar nicht genug betonen. Studie um Studie hat gezeigt, daß viele der physischen und psychischen Veränderungen, die das Älterwerden – und das Klimakterium – mit sich bringt, im Grunde genommen von einem Mangel an körperlicher Aktivität herrühren.
Im nächsten Abschnitt werden wir die Vorzüge, die ein sportlich aktives Leben besonders in den Jahren der Lebensmitte hat, näher beleuchten. Wir werden im Anschluß daran die drei Grundbestandteile eines Fitneßprogramms erläutern und erklären, warum jeder für sich eine wichtige Rolle in dieser Lebensphase spielt, und aufzeigen, wie Sie alle drei mit Ihrer Tages- und Wochenplanung vereinbaren können.

Welchen Nutzen hat Sport

Sportliche Aktivität ist ein wahres Wundermittel. Sie kann unser Leben mit einer Vitalität füllen, zu der uns keine Arznei verhelfen kann.
In den folgenden Abschnitten erfahren Sie, warum.

Ausdauer und Energie

Körperliche Fitneß steigert nicht nur Ihre physische, sondern auch Ihre psychische Leistungsfähigkeit. Sie werden feststellen, daß Ihr Geist klarer ist und daß Sie sich am Ende eines Tages körperlich nicht mehr so zerschlagen füh-

len. Auch Ihre Kraft- und Energiereserven nehmen zu, auf die Sie in Krisenzeiten, wenn das Leben vermehrten Streß für Sie bereithält, zurückgreifen können.
Dieses Mehr an Ausdauer und Vitalität hat seine Ursache in der Stärkung des Herz-Kreislauf-Systems. Regelmäßige sportliche Betätigung trainiert das Herz und versetzt es in die Lage, kräftiger zu pumpen. Die Lungenkapazität erhöht sich, so daß mehr Sauerstoff in die Muskeln transportiert wird – und das bedeutet, daß der Körper weniger schnell ermüdet.

Ein gesunderes Herz

Sport, über lange Zeit betrieben, bietet Schutz gegen Herzerkrankungen, für die wir nach der Menopause bekanntlich anfälliger werden. Durch die körperliche Anstrengung erhöht sich die Konzentration von Lipoproteinen hoher Dichte (HDL) im Blut, die verhindern, daß sich Fett in den Arterien ablagert und sie verstopft. Sie wirkt außerdem blutdrucksenkend, so daß in manchen Fällen regelmäßige sportliche Betätigung bereits ausreicht, um den Blutdruck unter Kontrolle zu halten.

Linderung von Hitzewallungen

Durch sportliche Aktivität wird das Hormonsystem in Schwung gebracht und sichergestellt, daß Nebenniere und Eierstöcke gesund bleiben und reibungslos funktionieren. Sie trägt vielleicht sogar dazu bei, die Intensität und Häufigkeit von Hitzewallungen zu mindern, indem sie Spannungen abbaut und die Wärmeregulierung des Körpers durch Schwitzen verbessert. Eine schwedische Studie kam zu dem Ergebnis, daß 79 Frauen im Klimakterium, die sich einer Gymnastikgruppe angeschlossen hatten, nur halb so viele starke Hitzewallungen zu verzeichnen hatten wie dieselbe Anzahl Frauen einer zufällig ausgewählten Vergleichsgruppe. Zwar behaupten die Verantwortlichen der

Studie nicht, damit den Beweis erbracht zu haben, daß sportliche Aktivität die Häufigkeit von Hitzewallungen reduziert, aber sie betonen, daß die Wahrscheinlichkeit groß ist und fordern weitere Forschungen in dieser Richtung. Im übrigen könnte die Tatsache, daß wir uns durch den Sport an das Schwitzen gewöhnen, zur Folge haben, daß wir Hitzewallungen mit mehr Gleichmut und weniger Verlegenheit über uns ergehen lassen.

Stärkung der Knochen und Gelenke

Wie bereits im sechsten Kapitel erläutert, können Übungen, die das Skelett belasten, besonders in Verbindung mit einer kalziumreichen Ernährung, einen gewissen Schutz gegen Osteoporose bilden. Durch den Sport werden Stützmuskulatur und Bänder der Gelenke und des Rückens gestärkt, so daß die Wahrscheinlichkeit von Verletzungen, sei es beim Sport oder bei alltäglichen Beschäftigungen, zurückgeht.

Ein natürliches Beruhigungsmittel und Antidepressivum

Sportliche Aktivität wirkt niedergeschlagenen Stimmungen und ängstlicher Nervosität entgegen. Sie bietet die Möglichkeit, Spannungen abzubauen, Wut und Enttäuschung zu zerstreuen, Langeweile zu vertreiben und das Selbstvertrauen zu stärken. Bei der Behandlung leichterer Depressionen haben sich sportliche Aktivitäten als mindestens ebenso erfolgreich erwiesen wie Therapien. Im übrigen verhilft die sportliche Betätigung zu besserem, ruhigerem Schlaf und einer längeren Tiefschlafphase, was mit zunehmendem Alter, wenn Schlafstörungen für viele zum Problem werden, von großer Bedeutung ist.

Sport kann sogar die Kreativität fördern. Eine Studie, die mit 120 Frauen durchgeführt wurde, stellte fest, daß Versuchspersonen, die soeben ein Aerobic-Programm von 20 Minuten Dauer absolviert hatten, in der Lage waren, Problemstellungen einfallsreicher und kreativer zu lösen als die Personen der Vergleichsgruppe, die sich nicht bewegt hatten. Die Wissenschaftler nehmen an, daß das Endorphin und Adrenalin, das während der Übung ausgeschüttet wird, die rechte Gehirnseite, die für die Kreativität zuständig ist, aktiviert.

Abhilfe gegen den Speck der mittleren Jahre

Sport kann Ihnen helfen, Ihr Wunschgewicht zu erreichen und zu halten und den Speck, den wir häufig in mittleren Jahren ansetzen, abzuwehren. Studien haben ergeben, daß sportlich aktive Frauen 30 Prozent weniger wiegen als solche mit bewegungsarmer Lebensweise, *auch wenn beide Gruppen dieselbe Menge Nahrung zu sich nehmen*! Der Grund für den Gewichtsunterschied liegt auf der Hand: Beim Sport verbrennen wir Energie und verbrauchen überflüssige Fettreserven. Dieser Kalorienverbrauch hört nicht auf, wenn Sie Ihr tägliches Übungsprogramm beendet haben, sondern der Körper verbraucht nach einem anstrengenden sportlichen Training noch einige Stunden lang zusätzliche Energie. Da Sporttreiben außerdem den Blutzuckerspiegel stabilisiert, haben wir weniger häufig im Laufe eines Tages Hungergefühle, und dadurch, daß der Verdauungsvorgang beschleunigt wird, bleibt dem Körper weniger Zeit, die zugeführte Nahrung in Fett umzuwandeln.

Auch wenn sie dasselbe wiegen, wirken sportlich aktive Personen häufig schlanker als ihre inaktiven Mitmenschen, was daran liegt, daß die Muskulatur einen höheren Prozentsatz ihres Gewichts ausmacht als das Fett und Muskelgewebe dichter ist als Fettgewebe.

Glattere, gesundere Haut

Sportliche Aktivität fördert die Durchblutung der Haut, die dadurch eine bessere Farbe und eine gesunde Ausstrahlung bekommt. Sie unterstützt die Haut bei der Produktion von Kollagen, dem Gerüsteiweiß, das für die Elastizität der Haut notwendig ist. Je mehr Kollagen in unseren Zellen enthalten ist, um so dicker und fester ist die Haut und neigt infolgedessen weniger zur Faltenbildung. Aber erwarten Sie keine Wunder. Auch das beste Fitneßprogramm kann die Spuren jahrelanger Sonneneinwirkung, die als Hauptursache der Faltenbildung anzusehen ist (siehe Kapitel 9), nicht völlig verwischen.

Steigerung der Libido

Ein sportlich aktives Leben kann auch unsere Sexualität bereichern. Indem wir beim Sport Spannungen und depressive Verstimmungen abbauen, werden wir offener für das sexuelle Erleben, und auch die Tatsache, daß wir körperlich in Form sind, kann unsere sexuelle Bereitschaft erhöhen.

In einer Studie wurde festgestellt, daß Freizeitschwimmer über vierzig ein ebenso aktives Liebesleben führten wie eine Vergleichsgruppe von Zwanzig- und Dreißigjährigen. Eine überwältigende Mehrheit der Personen, die regelmäßig schwammen – 94 Prozent – berichteten, daß ihnen der Sex nach wie vor großen Spaß mache.

Und vieles mehr

Als wäre all das oben Genannte noch nicht genug, hat ein sportlich aktives Leben eine Vielzahl weiterer gesundheitlicher Pluspunkte für sich zu verzeichnen. Sport sorgt dafür, daß der Körper die Nährstoffe, insbesondere Proteine, Vitamin C, Vitamin B6 und Eisen, besser verwerten kann. Er fördert die Verdauung und beschleunigt die Ausscheidung von Abfallstoffen. Er beugt der Versteifung arthritischer Gelenke vor, und er kann vorbeugend gegen Diabetes wirken, die in der zweiten Lebenshälfte vermehrt auftritt und häufig mit Fettleibigkeit einhergeht.

Wir sehen also, daß sich die Frage, ob sportliche Aktivität notwendig ist, eigentlich erübrigt. Wir können es uns nicht leisten, *keinen* Sport zu treiben. Es ist von entscheidender Bedeutung für unsere Gesundheit und unser Wohlbefinden.

Vorbereitung

Bevor Sie mit dem Fitneßprogramm beginnen, sollten Sie Ihr Herz-Kreislauf-System vom Arzt untersuchen lassen, auch wenn Sie bisher keine Anzeichen einer Herzerkrankung festgestellt haben. Es gibt Herz-Kreislauf-Störungen, wie Bluthochdruck und Aortenstenose (Herzklappenfehler mit Verengung der Öffnungsfläche der Aortenklappe), die, besonders bei Menschen mit sitzender Tätigkeit, über lange Zeit keine Symptome zeigen. Sie können also an einer »heimlichen« Herzerkrankung leiden, ohne es zu wissen. In diesem Fall würde ein anstrengendes Trainingsprogramm ein beträchtliches Risiko für Sie bedeuten. Zusätzlich zu einer routinemäßigen Allgemeinuntersuchung wird der Arzt oder die Ärztin vielleicht ein Belastungs-EKG mit Ihnen durchführen wollen, bevor er Ihnen grünes Licht für Ihre sportlichen Aktivitäten gibt. Zu diesem Test wird er Sie auf ein Trainingsrad bitten, und Sie werden, während Sie darauf strampeln, durch Elektroden mit einem EKG-Gerät verbunden, das die bei der Herztätigkeit entstehenden elektrischen Vorgänge (Aktionsströme bzw. -spannungen) aufzeichnet. Auch Pulsfrequenz, Blutdruck und andere Werte, die Indizien für eine mögliche Störung des Herz-Kreislauf-Systems liefern könnten, werden während des Tests gemessen. Die Geschwindigkeit und der Widerstand des Fahrrades wird allmählich gesteigert, so daß Sie immer kräftiger in die Pedale treten müssen. Ein solcher

Belastungstest dauert in der Regel nicht länger als 15 Minuten. Am Ergebnis können Sie und Ihr Arzt ablesen, wie Ihr Herz auf die zusätzliche Belastung einer sportlichen Betätigung reagieren wird.
Lassen Sie sich nicht durch ein bestehendes gesundheitliches Problem, sei es eine Herzerkrankung, Bluthochdruck oder Diabetes, davon abbringen, etwas für Ihre Fitneß zu tun. Heute werden sogar Herzinfarkt-Patienten im Zuge ihres Rehabilitationsprogramms ermutigt, eine regelmäßige sportliche Aktivität aufzunehmen. Bei Diabetes ist Sport ebenfalls ein wichtiger Bestandteil der Behandlung. Nur sollten Sie es, wenn Sie zu den Betroffenen gehören, behutsam und unter der Kontrolle Ihres Arztes oder Ihrer Ärztin angehen.

Das ›Ich brauche keinen Sport, ich habe auch so genug Bewegung‹-Syndrom

Viele Menschen neigen dazu, sich selbst als aktiver wahrzunehmen, als sie eigentlich sind. Sie sind überzeugt, daß sie genug Bewegung haben, weil sie beruflich den ganzen Tag auf den Beinen oder im Haushalt beschäftigt sind.
Ein hektischer Tagesablauf hat jedoch nichts mit einem körperlich aktiven Leben zu tun. Die meisten von uns überschätzen die körperliche Anstrengung, die ihnen die alltäglichen Tätigkeiten abverlangen.
Um zu einer realistischeren Einschätzung zu gelangen, wieviel Bewegung Sie tatsächlich am Tag bekommen, versuchen Sie, drei Tage lang über Ihre Aktivitäten »Buch zu führen«. Schreiben Sie genau auf, wieviel Zeit Sie damit verbringen, zu sitzen, zu stehen und herumzulaufen. Oder tragen Sie ein paar Tage lang einen Schrittzähler bei sich – das ist ein

Gerät, das die zu Fuß zurückgelegten Distanzen aufzeichnet. Eine Krankenschwester stellte anhand eines solchen Geräts fest, daß die sieben bis acht Kilometer, die sie täglich bei der Arbeit zurückzulegen glaubte, in Wahrheit nicht einmal zwei Kilometer waren!

Die Wahl eines geeigneten Sportprogramms

Die Planung eines geeigneten Fitneß-Programms erfordert mehr, als daß Sie den Entschluß fassen, zu joggen oder radzufahren, und dann hinausgehen und es tun. Ein gutes Fitneß-Programm muß den gesamten Körper einbeziehen. Das heißt, es müssen die drei Komponenten körperlicher Fitneß – Biegsamkeit, Kraft und Ausdauer – beachtet werden.

Mit einer einzigen Sportart erreichen Sie vielleicht eines oder auch zwei dieser Ziele, aber selten alle drei. Joggen beispielsweise steigert die Ausdauer und kräftigt die unteren Extremitäten, tut aber nichts für die Kräftigung des Oberkörpers oder eine Verbesserung der Biegsamkeit. Die einzigen Sportarten, die annähernd alle drei Komponenten erfüllen, sind Skilanglauf und Schwimmen.

Am besten wählen Sie als Einstieg eine sportliche Betätigung, die das Herz-Kreislauf-System stärkt und damit Ihre Ausdauer steigert. Dann können Sie diese Aktivität durch Krafttraining und Dehnungsübungen ergänzen.

Konditionstraining: Der Kern des Ganzen

Übungen, die das Herz-Kreislauf-System kräftigen, werden als aerobe Übungen bezeichnet. *Aerobic* heißt »Sauerstoff enthaltend«. Diese Übungen dienen der Konditionssteigerung und erfordern über eine längere Aktivitätsphase hinweg eine höhere Sauerstoffversorgung. Das bedeutet, daß die Herz- und Atemfrequenz für eine gewisse Zeit beträchtlich über dem Normalwert liegt. Joggen ist eine gute Konditionsübung, ebenso das Radfahren, solange Sie kräftig in die Pedale treten und sich nicht allzu lange einfach rollen lassen. Tennis ist keine geeignete Konditionsübung für eine Anfängerin – dazu entstehen während des Spiels zu viele Bewegungspausen. Dasselbe gilt im allgemeinen für das Gewichtheben, gleichgültig wie schwer die Gewichte sind, die Sie stemmen.

Konditionstraining ist die beste Methode, um in Form zu kommen und zu bleiben. Es sind Übungen, die das Herz darauf programmieren, effektiver zu arbeiten, damit mehr Sauerstoff in die Muskelzellen gelangt. Und genau das ist es, was Ausdauer und Energie schafft und dafür sorgt, daß wir uns rundum wohl fühlen, ein Zustand, den die sportliche Aktivität mit sich bringt.

Wenn wir älter werden und Herz, Muskeln und Gefäße den alterungsbedingten Veränderungen unterworfen sind, läßt unser aerobes Potential allmählich nach. Aber durch regelmäßigen, sinnvoll gewählten Sport können Sie einen großen Teil der verlorenen Kondition wiedergewinnen. Vielleicht stellen Sie sogar fest, daß Sie sich mit fünfzig fitter fühlen als mit dreißig!

Bestimmung der Pulsfrequenz

Eine Konditionsübung muß, damit sie etwas nützt, so intensiv ausgeführt werden, daß Herz und Lunge dabei in vernünftigem Maße belastet werden. Was aber ist »vernünftig«? Das können wir entscheiden, indem wir unsere Pulsfrequenz messen. Sie sollte während einer guten Konditionsübung etwa bei 70 bis 85 Prozent ihres Maximalwertes liegen. Dieser Wert stellt die sogenannte *Trainings-Herzfrequenz* dar, und es ist die Leistung, die Sie anstreben sollten.

Um Ihre Trainings-Herzfrequenz zu bestimmen, gehen Sie folgendermaßen vor:

- Sie finden Ihre maximale Herzfrequenz heraus, indem Sie Ihr Alter von der Zahl 220 subtrahieren. Mit 50 Jahren haben Sie beispielsweise eine geschätzte maximale Herzfrequenz von 170 Schlägen in der Minute.
- Multiplizieren Sie jetzt diesen Wert sowohl mit 0,7, als auch mit 0,85. Die beiden Ergebnisse geben die untere und obere Grenze Ihrer Trainings-Herzfrequenz an. Sie sollten also mit anderen Worten, wenn Sie fünfzig sind, bei der Konditionsübung einen Puls zwischen 119 (170 mal 0,7) und 144,5 (170 mal 0,85) Schlägen in der Minute haben.

Wenn Sie lange Zeit inaktiv waren, empfiehlt es sich, die Trainings-Herzfrequenz bei 70 Prozent oder niedriger anzusetzen. Arbeiten Sie langsam, über einen Zeitraum von mehreren Monaten hinweg, auf den oberen Wert zu.

Um die Intensität Ihres Trainings zu prüfen, messen Sie am besten unmittelbar nach Beendigung der Übung Ihren Puls. Messen Sie den Puls zehn Sekunden lang, und multiplizieren Sie die Zahl der Schläge mit 6, um herauszufinden, wie schnell Ihr Herz während der Übung geschlagen hat. Sie können den Puls entweder am Handgelenk oder an der Halsschlagader (beiderseits der Luftröhre und des Kehlkopfes verlaufend) messen.

Wenn Ihnen das zu kompliziert erscheint, gibt es auch eine weniger wissenschaftliche Methode, um festzustellen, ob Sie mit Ihrer Übung tatsächlich den gewünschten, die Herztätigkeit kräftigenden Effekt erzielt haben: Wenn Sie während des Trainings in Schweiß geraten sind und sich danach noch etwa eine Viertelstunde lang ein wenig außer Atem fühlen, können Sie davon ausgehen, daß Sie ihre Trainings-Herzfrequenz erreicht haben. Sie können auch den »Konversations«-Test machen: Sofern Sie sich während der Übung mit einem Partner unterhalten (oder laut vor sich hin singen) können, bewegen Sie sich vermutlich innerhalb Ihrer angestrebten Grenzen.

Dreißig Minuten, drei- bis fünfmal pro Woche

Bei einem Konditionstraining, das seinen Zweck erfüllen soll, muß der erhöhte Pulswert mindestens 15 bis 30 Minuten lang gehalten werden. Je intensiver die Übung ist, um so mehr strengt sich das Herz an – und um so kürzer ist die Zeit, die Sie darauf verwenden müssen, um einen Nutzen für das Herz-Kreislauf-System daraus zu ziehen. Wenn Sie sich das Ziel gesetzt haben abzunehmen, sind längere Trainingseinheiten von 40 bis 60 Minuten erforderlich. Der Körper fängt erst an, nennenswerte Mengen Fett zu verbrennen, wenn Sie mindestens eine halbe Stunde lang intensiv Sport getrieben haben. Um einen guten Effekt zu erzielen, sind im übrigen mindestens drei, besser noch fünf Trainingseinheiten pro Woche notwendig. Aber übertreiben Sie es nicht. Wenn Sie Ihr Training auf mehr als fünf Einheiten pro Woche ausdehnen, verbessern Sie nicht Ihre Kondition, sondern erhöhen lediglich Ihr Verletzungsrisiko.

Auswahl der geeigneten Sportart

Welche Sportart Sie betreiben wollen, hängt sicher wesentlich mit davon ab, wie praktikabel ihre Durchführung für Sie ist. Vergessen Sie nicht, daß mindestens drei Trainingseinheiten notwendig sind. Wenn Sie sich beispielsweise eine halbe Stunde lang durch dichten Verkehr quälen müssen, um das nächste Hallenbad zu erreichen, ist die Gefahr groß, daß Sie nach kurzer Zeit anfangen, das Schwimmen ausfallen zu lassen. Auch die Kosten spielen vermutlich eine Rolle. Einige Sportarten erfordern eine hohe Anfangsinvestition, wie zum Beispiel beim Radfahren der Kauf eines guten Rades; andere sind auf Dauer mit Ausgaben verbunden, wie die Mitgliedschaft in einem Fitneß-Club. Die billigsten Konditionssportarten sind sicherlich Joggen, Gehen und Seilspringen, Aktivitäten, für die Sie lediglich von Zeit zu Zeit in ein Paar gute Schuhe investieren müssen.

Im folgenden sind die besten Konditionssportarten aufgezeigt. Auch wenn Sie es anfangs vorziehen, sich auf eine einzige Sportart zu konzentrieren, stellen Sie vielleicht nach einiger Zeit fest, daß es interessanter ist, zwischen zwei oder drei Aktivitäten zu wechseln. Beispielsweise könnten Sie sich entschließen, abwechselnd zu gehen und zu schwimmen oder das Joggen im Winter durch Skilanglauf zu ersetzen. Man nennt diese Praxis »Wechsel-Training«, und es verhindert, daß Sie sich physisch und psychisch auslaugen.

Gehen ist die bequemste, natürlichste und ungefährlichste Konditionsübung, die Sie wählen können. Es erfordert keine spezielle Ausrüstung – außer bequemen Schuhen – und kann eigentlich überall praktiziert werden. Es bringt nicht nur das Herz in Form und hilft beim Abnehmen (beim Gehen verbrauchen wir ebenso viele Kalorien wie beim Joggen über dieselbe Distanz, es dauert lediglich länger), sondern verbessert auch die Durchblutung der Beine. Gehen regt die Darmtätigkeit an und beugt so Verstopfungen vor. Außerdem ist es ein großartiges Nervenelixier, das Spannungen und nervöse Unruhe abbaut. Da wir beim Gehen wenig für den Oberkörper tun, empfiehlt es sich, es mit einer anderen Sportart im Wechsel zu betreiben. Wenn das Gehen seinen Zweck erfüllen soll, müssen wir ein forsches

Tempo vorlegen. Wenn Sie lange inaktiv waren, fangen Sie langsam an und steigern Sie allmählich Tempo und Distanz.

Joggen ist die Sportart, die Sie am schnellsten in Form bringt. Fangen Sie jedoch langsam an, und lassen Sie Ihrem Organismus Zeit, sich auf die vermehrte Belastung einzustellen. Es ist das beste, mit einem kombinierten Programm zu beginnen, indem Sie alle paar Minuten zwischen Gehen und Joggen wechseln. Gute Laufschuhe sind notwendig, um Verletzungen zu vermeiden. Kaufen Sie unbedingt ein Paar, bevor Sie mit dem Joggen beginnen.
Ebenso wie das Gehen, kräftigt das Joggen die Muskulatur in den unteren Extremitäten, tut aber wenig für den Oberkörper und sollte daher mit einer Sportart kombiniert werden, die die Muskelgruppen des Oberkörpers fordert. Wegen der starken Belastung der Gelenke ist Joggen nicht gut für die Knie. Wenn Sie also irgendwelche Probleme mit den Knien haben, konsultieren Sie einen Arzt, bevor Sie mit dem Laufen beginnen, oder entscheiden Sie sich stattdessen für das Gehen oder das Schwimmen.

Schwimmen wird häufig als der »ideale« Sport bezeichnet. Abgesehen davon, daß das Schwimmen die Belastbarkeit des Herz-Kreislauf-Systems steigert, bezieht es alle großen Muskelgruppen des Körpers – Arm-, Bein-, Rücken-, Bauch- und Brustmuskulatur – ein und verbessert außerdem die Elastizität des Körpers. Es belastet weder Knochen noch Gelenke und Muskeln und ist dadurch die ideale Sportart für Menschen, die Probleme mit dem Rücken oder den Gelenken haben, also beispielsweise unter Arthritis leiden. Aber gerade weil das Schwimmen das Skelett nicht belastet, sollten Sie es im Wechsel mit einem Lauf- oder Gewichtstraining betreiben, um Ihre Knochen zu kräftigen und das Osteoporoserisiko zu verringern.

Radfahren kann, wenn es intensiv betrieben wird, eine ebenso positive Wirkung auf die Herz-Kreislauf-Kondition haben wie das Joggen. Es kräftigt die Oberschenkel, die Hüften und, in geringerem Maße, die Waden. Es beansprucht dagegen nicht die Muskulatur des Oberkörpers und tut auch nichts für die allgemeine Elastizität.
Radfahren können Sie im Freien – am besten auf einem Radweg – oder mit einem Trainingsgerät im Haus. Das hat nicht nur den Vorteil, daß Sie wetterunabhängig sind und keine Abgase einatmen, sondern Sie können auch lesen, fernsehen oder Musik hören, während Sie trainieren. Zudem braucht man keine geübte Radfahrerin zu sein, um auf einem solchen Gerät das Gleichgewicht zu halten.

Seilspringen steigert die Herzfrequenz nicht so konstant wie das Joggen, ist aber dennoch eine gute Möglichkeit, das Herz-Kreislauf-System in Form zu bringen. Sie können es bei schlechtem Wetter oder auf Reisen anstelle von Gehen oder Joggen betreiben. Wenn Sie eine schlechte Kondition haben, gehen Sie es langsam an. Beim Seilspringen steigt die Herzfrequenz sehr schnell, und es ist außerordentlich belastend für die Knie. Am besten beginnen Sie das Seilspringen im Wechsel mit Gehen, bis Sie in der Lage sind, eine Übungseinheit dreißig Minuten lang durchzuhalten. Tragen Sie dabei gut gepolsterte Schuhe, und springen Sie nicht auf Asphalt oder anderen harten Böden.

Aerobic ist eine Sportart, die großen Spaß machen und Ihren Kreislauf in Schwung bringen kann. Ein gut choreographierter Aerobic-Tanz verbessert die Elastizität und kräftigt die gesamte Körpermuskulatur. Eine Trainingseinheit, ob mit einer Übungsleiterin in einem Kurs oder zu Hause unter Anleitung eines Videos durchgeführt, muß mindestens eine Aufwärmphase am Anfang, 30 Minuten intensiver Bewegung und eine Entspannungsphase am Ende umfassen.

Rudern kräftigt die Muskulatur und steigert die Belastungsfähigkeit des Herz-Kreislauf-Systems. Es nimmt die meisten großen Muskelgruppen in Anspruch und setzt die Gelenke keiner nennenswerten Belastung aus. Wenn Sie in der Nähe eines offenen Gewässers leben und diese Sportart im Freien betreiben wollen, treten Sie am besten in einen Ruderclub ein. Die meisten Clubs bieten Trainerstunden an und stellen ihren Mitgliedern Boote zur Verfügung. Die meisten Menschen, die Rudern als Konditionstraining betreiben, benutzen jedoch Rudermaschinen, die den Wasserwiderstand mit Zugvorrichtungen simulieren.

Skilanglauf erfordert eine größere Lungenkapazität als die meisten anderen Sportarten und ist darum eine hervorragende Konditionsübung. Es schont außerdem die Knie und andere Gelenke und ist eine ausgezeichnete Alternative zum Gehen oder Joggen für den Winter.

Schlittschuh- und Rollschuhlaufen kann ebenfalls ein geeignetes Konditionstraining sein – sofern Sie es gut beherrschen und dreißig Minuten oder länger ein gleichmäßiges, forsches Tempo durchhalten können.

Ballsportarten wie Tennis, Badminton, Squash oder Handball helfen uns, Kalorien zu verbrauchen und die Muskulatur zu kräftigen, wirken sich aber nur dann positiv auf die Kondition aus, wenn der Ball über längere Phasen im Spiel gehalten wird.
Denken Sie daran, daß es am besten ist, wenn Sie verschiedene konditionsfördernde Sportarten im Wechsel betreiben. Dadurch mindern Sie nicht nur Ihre Verletzungsgefahr, sondern es macht das Trainieren auch interessanter und abwechslungsreicher. Und Langeweile wird immer wieder als einer der Hauptgründe angeführt, wenn jemand die sportliche Aktivität wieder aufgibt.

Krafttraining: Stärkung der Muskeln und der Knochen

Ob wir nun Wäschekörbe heben oder eine schwere Aktentasche nach Hause schleppen, viele unserer alltäglichen Beschäftigungen erfordern Muskelkraft. Aber wenn wir unsere Muskeln nicht gezielt trainieren, verlieren wir mit jedem Jahrzehnt unseres Erwachsenenlebens 3 bis 5 Prozent an Muskelsubstanz. Dieser Verlust kann bewirken, daß aus Routinebeschäftigungen plötzlich unbewältigbare Herausforderungen werden. Er kann Müdigkeit und steife Gelenke mit sich bringen und unsere Aktivität so einschränken, daß wir uns vor der Zeit alt fühlen.

Diese Entwicklung können Sie aufhalten oder sogar rückgängig machen, indem Sie ein Krafttraining in Ihren Wochenplan aufnehmen. Das sind Übungen, in denen Muskeln gegen einen Widerstand, der allmählich gesteigert wird, arbeiten. Sie basieren auf dem Prinzip, daß die Muskeln überfordert werden, so daß Sie während einer Übungseinheit an die Grenzen Ihrer Leistungsfähigkeit kommen. Die Muskeln reagieren auf die Herausforderung, indem sie größer und kräftiger werden. Um sich zu regenerieren, brauchen die Muskeln mindestens eine Ruhephase von 48 Stunden zwischen den Trainingseinheiten – richten Sie Ihren Trainingsplan also danach ein. Viele Frauen finden es angenehm, Konditions- und Kraftübungen im wechselnden Tagesrhythmus anzusetzen.

»Ich habe viel darüber gelesen, daß Joggen den Knochenabbau verlangsamen kann, also habe ich mein Trainingsprogramm umgestellt. Ich bin immer viel gelaufen, aber jetzt habe ich die Distanz noch gesteigert und dafür das Schwimmen eingeschränkt, das nicht so viel für meine Knochen tut. Außerdem ernähre ich mich sehr bewußt. Ich achte genau auf die Menge Kalzium, die ich esse, und nehme sogar zusätzlich ein Kalziumprodukt.«

Machen Sie sich keine Sorgen, Sie könnten durch das Krafttraining eine muskulöse, maskuline Figur entwickeln. Für die Muskelpakete, die Männer bekommen, wenn sie Gewichte heben, ist das Hormon Testosteron verantwortlich. Männer sondern davon täglich 30 bis 200 µg ab, Frauen dagegen nur 5 bis 20 µg. Sie werden also durch das Krafttraining Muskelkraft und -spannung gewinnen, aber sicherlich kein weiblicher Schwarzenegger werden.
Mit einem Effekt können Sie jedoch sicher rechnen: Sie werden besser aussehen. Das Krafttraining wirkt sich positiv und straffend auf die Figur aus. Und es unterstützt, wie schon weiter oben erwähnt, die Gewichtabnahme, weil Muskelgewebe mehr Kalorien verbrennt als Fettgewebe.

Krafttraining und Osteoporose

Das Krafttraining stärkt neben der Muskulatur auch die Knochen und wirkt so der Entstehung von Osteoporose entgegen. Indem sich die Muskeln während der Übungen anspannen, regen sie offensichtlich die Knochen an, Kalzium einzulagern, wodurch das Knochengewebe dichter und kräftiger wird. Eine Profitennisspielerin hat beispielsweise nicht nur stärkere Muskeln, sondern auch kräftigere Knochen in dem Arm, mit dem sie den Schläger führt.
Gehen, Joggen und andere Ausdauersportarten stärken die Muskeln und Knochen ebenfalls, aber im allgemeinen nur im unteren Teil des Körpers. Im Klimakterium ist es besonders wichtig, alle Muskelgruppen – Schultern, Brust, Rükken und Arme – zu kräftigen, damit die Knochen in allen Körperbereichen stark bleiben. Und das können Sie mit regelmäßigem Krafttraining erreichen.
Wenn es bei Ihnen bereits zu osteoporosebedingten Frakturen gekommen ist, sollten Sie bei Ihrem Arzt Rat einholen, bevor Sie mit dem Krafttraining beginnen. In diesem Fall ist es im übrigen ratsam, mit anderen Übungen zu beginnen, um die Muskeln und Knochen zu stärken.

Wie beginne ich mit dem Krafttraining

Am besten werden Sie Mitglied in einem Fitneß-Club. Er verfügt in der Regel über eine Auswahl freier Gewichte (die altgewohnten Hanteln) und komplizierter Maschinen, an denen Sie jeweils eine Muskelgruppe für sich trainieren können. Wenn Sie noch keine Erfahrung mit Gewichtstraining haben, beginnen Sie an den Maschinen, das ist für den Anfang einfacher und sicherer. Lassen Sie sich unbedingt von ausgebildeten Übungsleitern zeigen, wie man die Geräte benutzt.

Wenn Sie es vorziehen, beim Training für sich zu sein, können Sie eine Heimanlage kaufen und zu Hause mit Gewichten arbeiten. Eine solche Anlage bekommen Sie allerdings nicht unter einem Preis von mehreren hundert Mark, und es steht Ihnen kein Übungsleiter zur Verfügung, der Ihre Fragen beantwortet und Ihnen hilft, Ihre Fortschritte auszuwerten. Es kann durchaus gefährlich sein, ohne Anleitung Gewichte zu heben, besonders, wenn sie relativ schwer sind. Unbedenklich ist dagegen ein leichtes Gewichtstraining in den eigenen vier Wänden. Beginnen Sie mit zwei kleinen 2,5-Pfund-Hanteln. Mit diesen Gewichten in je einer Hand beginnen Sie, die verschiedenen Muskeln des Oberkörpers zu beugen und zu strecken. Wiederholen Sie die Übung, bis Sie ein leichtes Brennen in dem belasteten Muskel spüren, dann gehen Sie weiter zur nächsten Muskelgruppe. Diese Beugungswiederholungen erhöhen die Ausdauer der Muskeln, im Gegensatz zur Arbeit mit schwereren Gewichten, die Muskelmasse bildet.

Krafttraining ist natürlich auch ohne jedes technische Gerät möglich. Einfache Übungen gegen einen Widerstand – sich gegen eine Tür stemmen, ein Buch oder einen Stuhl anheben, um nur ein paar Beispiele zu nennen – helfen Ihnen bereits, starke Muskeln und Knochen zu entwickeln. Die meisten guten Fitneß-Ratgeber enthalten einige dieser Übungen als Teil des vorgeschlagenen Trainingsprogramms. Suchen Sie ein Buch aus, das Ihnen gefällt, und ein Programm, das Ihren Bedürfnissen entgegenkommt.

Allgemeine Beweglichkeit

Dehnungsübungen, die die Elastizität unseres Körpers erhöhen, sind besonders wichtig, denn unsere Muskeln werden zunehmend steifer, je älter wir werden. Diese Steifheit rührt von chemischen Kopplungen oder Seitenketten her, die sich um das Muskelgewebe herum bilden. Solange wir jung und im Wachsen begriffen sind, werden diese Seitenketten beständig aufgebrochen, aber wenn wir älter werden, braucht es dazu Bewegung. Die Ketten können sich buchstäblich über Nacht bilden – deshalb fühlen wir uns oftmals so steif, wenn wir morgens aufwachen.
Um unsere Gelenke gesund zu erhalten, müssen wir unsere Muskeln von Zeit zu Zeit beugen und strecken. So werden die chemischen Kopplungen, die die Steifheit verursachen, aufgebrochen. Andernfalls kann sich die Biegsamkeit der Gelenke allmählich so einschränken, daß die Knorpelmasse irreparabel geschädigt wird.

Vergessen Sie nicht Ihre Bauchmuskulatur
Eine starke Bauchmuskulatur ist nicht nur deshalb wünschenswert, weil sie den Bauch flacher macht, sondern sie ist auch wichtig für die Unterstützung der inneren Organe und des Rückens. Der Erfolg ist ein erhöhter Schutz gegen Blaseninkontinenz (die Unfähigkeit, Harn zurückzuhalten) und Rückenschmerzen. Zur Stärkung der Bauchmuskulatur empfehlen sich Sit-ups mit gebeugten Knien. Legen Sie sich dazu

mit angezogenen Knien und hinter dem Kopf verschränkten Händen auf den Rücken. Drücken Sie dann das Kinn auf die Brust, richten Sie sich in sitzende Position auf und führen Sie dabei die Ellbogen zu den Knien. Dann lassen Sie sich langsam wieder in die Ausgangsposition zurücksinken. Diese Übung wiederholen Sie neunmal. Versuchen Sie, sich allmählich auf fünfzig Wiederholungen hochzuarbeiten.

Sie können zur Erhöhung der Biegsamkeit kaum etwas Besseres tun als Yogaübungen. Belegen Sie entweder einen Yogakurs oder lesen Sie eines der vielen guten Bücher, die es zu dem Thema gibt. Aerobicprogramme enthalten im allgemeinen yogaähnliche Dehnübungen als Teil der Aufwärm- und Entspannungsphase. Dasselbe gilt für jedes gewöhnliche Tanztraining, vom klassischen Ballett bis zum Bauchtanz. Im Grunde sollte jedes intensive körperliche Training mit Aufwärmübungen beginnen und mit Entspannungsübungen ausklingen. Nehmen Sie eine mindestens fünfzehnminütige Phase mit Dehnungsübungen in Ihr tägliches Trainingsprogramm auf. Dadurch dehnen sich die Muskeln, die durch Konditions- oder Kraftübungen angespannt sind, wieder aus und sind weniger verletzungsanfällig. Außerdem werden Sie auf diese Weise weniger unter Muskelkater zu leiden haben. Sie werden feststellen, daß Dehnungsübungen eine ausgezeichnete Methode sind, streßbedingte Spannungen abzubauen. Machen Sie sie am Morgen, um den Tag angenehm zu beginnen, und am Abend, um sich zu entspannen und ruhiger zu schlafen.

Bleiben Sie am Ball

Beginnen Sie langsam und gemächlich mit Ihrem Trainingsprogramm, damit Sie sich nicht allzusehr verausgaben und möglicherweise verletzen. Lassen Sie es langsam angehen. Am besten planen Sie ein Programm für einen Monat. Halten Sie Ihre Fortschritte in einem Trainingsjournal fest. Am Ende des Monats überprüfen Sie Ihr Programm und nehmen – falls notwendig – Änderungen vor.
Aber seien Sie realistisch mit Ihren Erwartungen. Kein Training der Welt wird Ihnen über Nacht zu Fitneß verhelfen. Gewöhnlich dauert es etwa sechs Wochen, bevor die ersten Erfolge spürbar werden. Auch die Gewichtabnahme geschieht nicht von einem Tag auf den anderen. Es kann sogar passieren, daß Sie anfangs eine leichte *Zunahme* registrieren, wenn Ihre Muskeln kräftiger werden und mehr Substanz bekommen. (Das bedeutet jedoch nicht, daß Sie dicker aussehen, da das Muskelgewebe, wie bereits erwähnt, dichter ist als Fettgewebe).

Die Bedeutung einer guten Körperhaltung
Die Körperhaltung hat nicht nur Einfluß darauf, wie Sie aussehen, sondern auch darauf, wie Sie sich fühlen. Eine schlechte Haltung kann die Verdauung und die Darmtätigkeit behindern, zu Leistenbrüchen, Hämorrhoiden und Blaseninkontinenz führen und arthritische Veränderungen der Wirbelsäule fördern. Achten Sie stets auf Ihre Haltung, im Sitzen wie im Stehen. Und nehmen Sie unbedingt Übungen in Ihr Trainingsprogramm auf, die die Bauch-, Rücken- und Brustmuskulatur stärken. Das sind die Muskelgruppen, die für eine aufrechte Haltung verantwortlich sind.

»Gehen ist alles, was ich schaffe. Ich nehme an, ich habe im Laufe meines Lebens so viel geraucht, daß meine Lunge hinüber ist, aber nach fünfzehn Minuten Gehen fühle ich mich wohl und müde. Also tue ich das jeden Tag.«

Sie müssen damit rechnen, am Anfang Muskelkater zu bekommen. Schließlich verlangen Sie Ihrem Körper Anstrengungen ab, die er seit Jahren nicht mehr unternommen hat! Aber nach ein paar Wochen werden Ihnen die Übungen leichter fallen, und Sie fangen an, sich wohler zu fühlen – stärker, geschmeidiger und energiegeladener.
»Ich habe im Mai mit dem Laufen begonnen«, erzählt eine Frau. »Ich war so übergewichtig und außer Form, daß ich kaum einen Kilometer laufen konnte, ohne außer Puste zu geraten. Bis zum Ende des Sommers schaffte ich bereits fünf Kilometer am Tag und konnte es kaum fassen, wie gut ich aussah und mich fühlte. Jetzt überlege ich, ob ich mir nicht ein Paar Laufschuhe kaufen soll.«
Für welche Aktivitäten Sie sich auch entscheiden mögen, achten Sie darauf, daß sie Ihren ganzen Körper beanspruchen.
Es ist wirklich nicht schwer, sich in Form zu halten. Es erfordert nichts weiter als ein wenig Anstrengung und Entschlossenheit und die Geduld, das Programm lange genug durchzuhalten, um die Früchte der Bemühungen ernten zu können. Und diese Früchte sind, wie Sie im vorangegangenen Kapitel gesehen haben, reichlich und lohnend. Regelmäßige sportliche Aktivität kann nicht nur Ihr Leben verlängern, sondern auch dazu beitragen, daß Sie sich über das Klimakterium hinaus Ihren jugendlichen Schwung erhalten. Geben Sie sich also einen Ruck, und fangen Sie damit an!

9
Eigenverantwortung: Die Pflege der Haut

Jeder Mensch, der sich von der Selbstverleugnung und der Angst frei macht, die der überkommene Mythos des Alterns auslöst, ist auch frei von dem Wunsch, die Jugend festzuhalten und das Alter zu verleugnen. Dann treten erstaunliche Dinge zutage, Stärken, für die es bis jetzt noch keinen Namen gibt.
Betty Friedan

Unsere Haut ist die Verpackung, in der wir uns der Welt präsentieren. Kein Wunder also, daß wir uns darum Gedanken machen, wie diese Verpackung aussieht. In den Vereinigten Staaten werden jährlich 3 Milliarden Dollar für Cremes, Seifen, Reinigungslotionen und andere Mittel zur Pflege der Haut ausgegeben. Weitere Millionen wechseln für Schönheitsoperationen zum Liften und Glätten erschlaffter Haut den Besitzer.
Leider wird in unserer heutigen, jugendorientierten Kultur zuviel Gewicht auf eine reine, glatte, straffe, mit anderen Worten *jugendliche* Haut gelegt. Aber es wäre töricht, zu erwarten, daß die Haut einer Fünfzigjährigen genauso aussieht wie die einer Zwanzigjährigen. Schließlich haben wir in den dazwischenliegenden drei Jahrzehnten 30 Jahre Leben hinter uns gebracht! Und selbst wenn wir ein relativ angenehmes Leben hatten, wird unsere Haut doch die normalen Verschleißspuren des Alltags nicht verleugnen können.
Sie sollten als Ziel also nicht eine jugendliche Haut anstreben, sondern eine gesunde Haut, die durch ihre Beschaf-

fenheit und Farbe Vitalität ausstrahlt. Natürlich sollten Sie auch bemüht sein, ein vorzeitiges Altern der Haut zu verhindern – am besten, indem Sie sie nicht der Sonneneinwirkung aussetzen. In diesem Kapitel sehen wir uns an, was mit unserer Haut – und unseren Haaren – geschieht, wenn wir älter werden und was diese Veränderungen mit dem Klimakterium zu tun haben. Wir benennen auch einige der medizinischen Möglichkeiten für Frauen, die die Falten, Altersflecken und sonstigen Veränderungen der Haut, die mit dem Älterwerden zusammenhängen, in Grenzen halten möchten.

»Ich benutze eigentlich nur noch dann Make-up, wenn ich mich richtig in Schale werfe. Dann nehme ich Rouge und Wimperntusche und vielleicht ein bißchen Lippenstift. Ich glaube, man braucht kein Make-up, wenn man sich selbst mehr akzeptiert, und das ist ein Gefühl, das mit dem Älterwerden eintritt. Die meisten Frauen, die ich kenne und die mit sich im reinen sind, benutzen kein Make-up.«

Ein paar elementare Bemerkungen zur Haut

Um zu verstehen, welche Veränderungen die Haut durchmacht, wenn wir älter werden – und was wir tun können, um diese Veränderungen in Grenzen zu halten –, müssen wir über ein paar elementare Kenntnisse zur Anatomie der Haut verfügen. Die Haut setzt sich aus zwei Hauptschichten zusammen – der dünnen oberflächlichen Oberhaut (Epidermis) und der dickeren, darunterliegenden Lederhaut (Corium). Die Oberhaut befindet sich in einem ständigen Regenerationsprozeß. Ihre untersten Zellen wandern an die Oberfläche, wo sie sterben und abgestoßen werden. In der unteren Schicht der Epidermis befinden sich die Me-

lanozyten, die pigmentbildenden Zellen, die unsere Hautfarbe bestimmen und dafür verantwortlich sind, daß wir bei Sonneneinwirkung braun werden (mehr über Sonnenbräune im nächsten Abschnitt).
In der Lederhaut, die etwa 85 Prozent der gesamten Hautdicke ausmacht, befindet sich ein kompliziertes Netz von Nervenendungen, Blutgefäßen, Schweißdrüsen, Fettdrüsen und Haarwurzeln. Ihre Hauptbestandteile sind jedoch Kollagen und Elastinfasern. Das Kollagen, ein Protein, das überall im Körper in reichem Maße vorkommt, ist für die Dehnbarkeit und Reißfestigkeit der Haut verantwortlich. Das Elastin, ebenfalls ein Protein, sorgt dafür, daß sich die Haut, wenn sie gedehnt wird, spontan wieder in ihre ursprüngliche Form zusammenzieht. Gemeinsam sorgen Kollagen und Elastin dafür, daß die Haut straff, glatt und elastisch bleibt.

Die Veränderungen der Haut

Wenn wir älter werden, läßt die Qualität der Kollagen- und Elastinfasern in der Haut nach. Sie verlieren ihre Elastizität. Die Lederhaut wird insgesamt dünner, und ihre Fähigkeit, Wasser einzulagern, nimmt ab. Die Unterschicht der Gesichtshaut speichert weniger Fett, wodurch das Gesicht hagerer und faltiger wirkt. Die Schweiß- und Fettdrüsen in der Lederhaut verlangsamen ihre Produktion: allmähliches Austrocknen, Faltenbildung und ein Erschlaffen der Haut ist die Folge.
Diese Veränderungen sind offenbar die unvermeidlichen Begleiterscheinungen des Alterns. Aber stimmt das wirklich? Ja und nein, sagen die Wissenschaftler. Denn obwohl es der natürliche Alterungsprozeß mit sich bringt, daß die Haut trockener und faltiger wird, sind die meisten Verände-

rungen, die wir an unserer Haut feststellen, wenn wir älter werden, auf einen einzigen schädigenden Faktor zurückzuführen: auf die Einwirkungen der Sonne. Dermatologen schätzen sogar, daß nicht weniger als 70 Prozent aller Schädigungen der Haut auf Sonneneinwirkung zurückzuführen sind. Die Schäden sind kumulativ, und sie nehmen bereits in der Jugend ihren Anfang. Wenn wir unsere Haut von klein auf vor direkter Sonnenbestrahlung schützen würden, könnten die meisten von uns bis hoch in die Sechziger glatte, reine, faltenfreie Haut haben – wie wir sie an geschützten Körperpartien, etwa an der Unterseite der Brust oder des Oberarms, finden.

»Ich hatte schon immer ziemlich trockene Haut, aber in den letzten zehn Jahren ist es wirklich schlimm geworden. Ich benutze heute Unmengen von Fettcreme für mein Gesicht.«

Manche Frauen machen fälschlicherweise das Klimakterium für die Faltenbildung verantwortlich, wahrscheinlich, weil beide Ereignisse etwa um die selbe Zeit in der Lebensmitte eintreten. Obwohl Östrogen einen gewissen Einfluß auf den biologischen Aufbau der Haut zu haben scheint, weisen die meisten Wissenschaftler darauf hin, daß die Auswirkungen des Östrogens auf den Alterungsprozeß der Haut minimal sind im Vergleich mit den Veränderungen, die Sonnenbestrahlung und Umwelteinflüsse bewirken. Die Einnahme von Östrogen wird Ihrer Haut also keine verlängerte Jugend bescheren. Amerikanische Pharmahersteller müssen auf Anweisung der Lebens- und Arzneimittelbehörden der Vereinigten Staaten ihre Kundinnen sogar eigens auf dem Waschzettel ihrer Hormonprodukte auf diese Tatsache hinweisen.

Die Schädigung der Haut durch Sonneneinwirkung

Es sind die ultravioletten Strahlen der Sonne, die die Haut am nachhaltigsten schädigen. Sie zerstören die Kollagen- und Elastinfasern, so daß die Haut mit der Zeit ihre Fähigkeit, sich nach einer Dehnung wieder zu straffen, einbüßt. Sie erschlafft – und wird faltig. Wiederholte Bräunung und Sonnenbrände führen zu einer Verdickung der Zellen, wodurch die Haut eine harte, lederartige Struktur entwickelt. Durch häufige Sonnenbestrahlung können sich überdies bleibende braune Flecken bilden, die im Fachjargon als Lentigo bezeichnet werden (und im allgemeinen Sprachgebrauch Altersflecken oder Leberflecken heißen).

Noch gewichtiger ist die Tatsache, daß die ultravioletten Strahlen das DNA-Material der Haut schädigen können. DNA ist der Träger der Erbinformation eines Menschen, und seine Schädigung kann die Entwicklung von Krebszellen bewirken. Sonnenbestrahlung ist eine der Hauptursachen für die Entstehung von Basalzellen- und Schuppenzellenkarzinomen, den beiden häufigsten Krebserkrankungen der Haut. Jährlich erkranken in den Vereinigten Staaten etwa 500 000 Menschen an einer dieser Krebsformen. Glücklicherweise sind beide Krebsarten gewöhnlich heilbar, wenn sie frühzeitig erkannt und behandelt werden. Andere Krebsarten haben dagegen einen negativeren Verlauf, besonders das maligne Melanom, das jährlich etwa 23 000 Menschen in den Vereinigten Staaten trifft und in 40 bis 50 Prozent aller Fälle tödlich verläuft. Man nimmt an, daß ungefähr 40 Prozent der Melanomerkrankungen durch Sonnenbestrahlung verursacht werden.

Hautkrebs ist eine Sache, die Sie nicht auf die leichte Schulter nehmen sollten. Die Wahrscheinlichkeit, daran zu erkranken, steigt mit zunehmendem Alter. Für manche Menschen ist das Risiko größer als für andere. Es hängt davon ab, welcher Hauttyp Sie sind und wie schnell Sie braun werden. Hellhäutige Menschen, die zu Sommersprossen und Sonnenbränden neigen, erkranken häufiger an Hautkrebs als Schwarze oder Dunkelhäutige, weil sie weniger Melanin, das Pigment, das die Haut vor den schädlichen ultravioletten Strahlen schützt, besitzen. Manche Frauen stellen auch fest, daß sie mit dem Älterwerden leichter einen Sonnenbrand bekommen. Ganz unabhängig davon sollte jeder Mensch, wenn er sich in der Sonne aufhält, geeignete Vorsichtsmaßnahmen treffen.

Sonnenbrand und Hitzewallungen
Wenn Sie einen Sonnenbrand haben, empfinden Sie Hitzewallungen vermutlich als noch unangenehmer als üblich. Der Grund? Der sonnenverbrannten Haut fällt es schwerer, den gewohnten Wärmeausgleich zu leisten, und es dauert unter Umständen zwei Wochen – oder bis sie vollständig geheilt ist –, bis sie wieder normal schwitzen kann.
Wenn Sie also unter Hitzewallungen leiden, achten Sie darauf, daß Sie keinen Sonnenbrand bekommen. Er würde ihr Befinden nur verschlimmern.

Wie wir unsere Haut schützen

Die beste Vorbeugungsmaßnahme gegen ein vorzeitiges Altern und Krebserkrankungen der Haut besteht darin, direkte Sonnenbestrahlung so weit wie möglich zu meiden. Wenn Sie Ihr Leben lang eine Sonnenanbeterin waren, empfinden Sie diesen Ratschlag vielleicht als ketzerisch. Die gesunde »Bräune« ist schließlich für Millionen von Menschen zu einem sommerlichen Ritual geworden. Sie ist jedoch auch dafür verantwortlich, daß sich die Hautkrebsrate in den Vereinigten Staaten seit 1960 verdoppelt hat und daß unsere Haut lange vor der Zeit alt aussieht.

Wenn Sie unter keinen Umständen auf die gewohnte Sonnenbräune verzichten wollen, beherzigen Sie wenigstens die folgenden Ratschläge, um Ihrer Haut ein gewisses Maß an Schutz zu bieten:

- Lassen Sie sich nicht von der Sonne verbrennen. Meiden Sie Sonnenbäder zwischen 10 und 14 Uhr; das ist die Zeit, in der die ultraviolette Strahlung am intensivsten ist.
- Lassen Sie sich Zeit zum Bräunen. Sonnen Sie sich in den ersten Tagen nicht länger als jeweils 15 Minuten, da die Haut besonders leicht verbrennt, wenn sie noch nicht an die Sonne gewöhnt ist. Wenn Sie bereits eine Grundbräune haben, können Sie die Sonnenbäder um täglich 30 Minuten verlängern. Vergessen Sie nicht, die Zeit, die Sie im Wasser verbringen, dazuzurechnen; ultraviolette Strahlen können Wasser mühelos durchdringen. Selbst ein T-Shirt schützt Sie nicht vollkommen vor der Sonnenbestrahlung. Durch ein nasses Baumwollhemd gelangen 20 bis 30 Prozent der ultravioletten Strahlung zur Haut durch.
- Bräunen Sie sich nicht auf einer Sonnenbank. Die Betreiber von Bräunungsstudios behaupten häufig, ihre Geräte seien ungefährlich, weil die Lampen den größten Teil der ultravioletten Strahlen ausfiltern und nur die ungefährlichen »Bräunungsstrahlen« durchlassen. *Aber es gibt keine ungefährlichen Strahlen.* Und wenn Sie die Bräunungsgeräte ohne Schutzbrille benutzen, kann die Hornhaut Ihrer Augen ernste und bleibende Schäden davontragen.
- Benutzen Sie einen guten Sonnenblocker oder Sonnenschutz. Sonnenblocker sind Cremes oder Pasten, die Zinkoxid oder Titandioxid enthalten. Sie verhindern, daß die Sonnenstrahlen auf die Haut gelangen, indem sie

sie abblocken. Sonnenblocker sind zwar etwas unangenehm und schmierig in der Anwendung, aber außerordentlich nützlich für Nase, Lippen und andere sonnenempfindliche und besonders exponierte Stellen der Haut. Sonnenschutzmittel, die es als Öl, Lotion oder Creme gibt, enthalten chemische Verbindungen, die ultraviolette Strahlen herausfiltern. Entgegen der landläufigen Überzeugung verhindern Sonnenschutzmittel dabei nicht die Bräunung der Haut; sie verlangsamen den Prozeß lediglich.

Die meisten Dermatologen empfehlen ein Mittel mit Breitbandfilter mit einem Sonnenschutzfaktor von mindestens 15. Diese Zahl besagt nichts weiter, als daß Sie fünfzehn Mal länger in der Sonne bleiben können als ohne Schutz. Reiben Sie sich regelmäßig und häufig ein. Wenn Sie viel schwimmen oder stark schwitzen, empfiehlt es sich, ein wasserfestes oder wasserabweisendes Produkt zu benutzen. Und vergessen Sie den Sonnenschutz nicht, wenn Sie skilaufen oder anderen Wintersportaktivitäten nachgehen; die Wintersonne kann ebenfalls Sonnenbrände verursachen.

Andere Faltenverursacher

Nicht nur durch Sonnenbestrahlung bekommen wir vor der Zeit Falten. Auch Wind und Hitze können unserer Haut schaden. Übergewichtige Menschen, die in kurzer Zeit stark abnehmen, bekommen häufig Falten, weil sich die überdehnte Haut den neuen Körperkonturen nicht vollkommen anpassen kann.

Gewohnheitsmäßiges Mienenspiel, etwa wenn wir häufig blinzeln oder die Stirn runzeln, kann zu Faltenbildung führen – besonders wenn die Haut durch Sonneneinwirkung bereits geschädigt ist. Der Mund von Rauchern ist oft von bleibenden feinen Linien umzogen – weil sie die Lippen beim Rauchen spitzen. Und manche Menschen entwickeln »Knitterfalten« weil sie das Gesicht im Schlaf Nacht für Nacht in derselben Position ins Kissen drücken.

Das Mienenspiel kann Falten verursachen und vertiefen, weil die Muskulatur des Gesichts unmittelbar mit der Haut verbunden ist, und nicht, wie in anderen Körperbereichen, mit Sehnen und Knochen. Immer, wenn Sie einen Gesichtsmuskel zusammenziehen, bildet die darüberliegende Haut Falten. Junge Haut strafft sich mühelos wieder, wenn sich der Muskel entspannt, aber ältere Haut ist weniger elastisch und hat mehr Mühe, sich wieder zu glätten, besonders, wenn Kollagen- und Elastinfasern bereits durch die Sonne geschädigt sind. Und allmählich, nach jahrelangen und millionenfachen Muskelkontraktionen, werden aus den vorübergehenden Falten des Mienenspiels dauerhafte Runzeln. Das heißt natürlich nicht, daß Sie plötzlich mit steinernem Gesicht herumlaufen sollen, um Faltenbildung zu vermeiden! Ein lebhaftes und ausdrucksvolles Gesicht hat Charakter und Persönlichkeit – und es ist schön. Dennoch können Sie ein paar Dinge tun, um Falten, die durch das Mienenspiel verursacht werden, zu vermeiden oder zumindest hinauszuzögern:

- Geben Sie das Rauchen auf. Dadurch vermeiden Sie die typischen Runzeln um den Mund.
- Wenn Sie morgens mit verknittertem Gesicht aufwachen, versuchen Sie, in einer anderen Position oder ohne Kissen zu schlafen.
- Tragen Sie im Freien einen Hut oder eine Sonnenbrille, um das Blinzeln zu vermeiden, das die Entstehung von Krähenfüßen um die Augen beschleunigen kann.
- Machen Sie keine Gesichtsmuskel-Gymnastik. Entgegen den Ratschlägen, die wir in einigen Schönheitsratgebern finden, bietet sie keinen Schutz gegen Faltenbildung im

Gesicht. Eher ist das Gegenteil der Fall. Abgesehen davon, daß sich die Haut während der Übung zusammenschiebt, kann sie sich auf lange Sicht ausdehnen, weil der darunterliegende Muskel größer wird. Wenn Sie älter werden und Knochen- und Muskelgewebe im Gesicht abnehmen, wird die Haut gedehnt bleiben und allmählich schlaff werden.

»Ich finde, daß sich meine Haut nach der Hysterektomie verändert hat. Sie ist um die Augen herum so trocken, wie sie es nie zuvor war, und irgendwie ist sie auch ein bißchen schlaffer als früher.«

Trockene Haut

Trockene Haut ist nicht die Ursache für Faltenbildung, kann sie aber sichtbarer machen. Manche Frauen haben ihr ganzes Leben lang trockene Haut. Andere bekommen sie erst in der zweiten Lebenshälfte. Vielleicht sind die Veränderungen im Hormonhaushalt verantwortlich für dieses altersbedingte Austrocknen der Haut, obwohl gesagt werden muß, daß Männer ebenfalls in der Lebensmitte zu trockener Haut neigen. Was können Sie gegen dieses Austrocknen der Haut und das damit verbundene unangenehme Spannungsgefühl tun? Einiges. Vor allem vermeiden Sie allzu häufiges Duschen und Baden. Übertrieben gründliches Waschen kann die Haut austrocknen, weil es ihr Fett entzieht. Gehen Sie sparsam mit Seife um; Seife entzieht der Haut sowohl Fett als auch Wasser. Nach Ansicht vieler Dermatologen brauchen wir Seife eigentlich nur, wenn wir uns unter den Armen und zwischen den Beinen waschen, zwei Körperregionen, in denen Kohlenhydrate, Fett und Proteine mit dem Schweiß ausgeschieden werden. An anderen Stellen des Körpers sondern die Schweißdrüsen lediglich Salz und Mineralstoffe ab, zwei Stubstanzen, die sich problemlos mit Wasser abspülen lassen. Für trockene Haut eignen sich am besten sehr fetthaltige und pH-neutrale Seifen.

Dermatologen empfehlen Menschen mit trockener Haut außerdem die Verwendung einer Feuchtigkeitscreme. Sie bildet einen Film auf der Haut, der verhindert, daß aus der Hornschicht, der obersten Schicht der Epidermis, Wasser verdunstet. Je mehr Wasser die Haut speichern kann, um so glatter und weicher wirkt sie. Am besten verwenden Sie die Creme nach dem Baden oder Duschen, wenn die Haut noch feucht ist. Produkte, die mehr Fett als Wasser enthalten, sind denjenigen mit höherem Wassergehalt in der Wirkung überlegen. Leider sind die stark fetthaltigen Cremes wie Vaseline und Lanolin auch besonders unangenehm in der Anwendung. Manche Frauen benutzen sie für die Nacht und nehmen tagsüber ein weniger fetthaltiges Produkt.

Lassen Sie sich bei der Auswahl einer geeigneten Feuchtigkeitscreme nicht durch den Preis täuschen. Warentests haben ergeben, daß der Preis eines Hautpflegepräparats im allgemeinen wenig mit seiner Effektivität zu tun hat; einige ganz preiswerte Produkte gehörten zu denen, die am besten abschnitten. Fallen Sie im übrigen nicht auf irgendwelche abenteuerlichen Wirkstoffangaben herein. Keine Creme und keine Lotion – ob sie nun Kollagen, Elastin, Vitamin E oder sonst einen speziellen Wirkstoff enthält – kann die Hornschicht durchdringen und geschädigte Haut »heilen«, »nähren« oder »verjüngen«. Und genau das müßte ein Produkt tun, sollte es den Alterungsprozeß der Haut aufhalten oder rückgängig machen.

»Nach der Menopause habe ich keine Ausschläge mehr im Gesicht bekommen. Das war ein großer Gewinn.«

Altersflecken

Altersflecken werden auch als *Leberflecken* bezeichnet, obwohl sie nichts mit der Leber zu tun haben. Zutreffend wäre die Bezeichnung *Sonnenflecken*, denn sie sind unmittelbar das Ergebnis wiederholter Sonnenbestrahlung der Haut. Sie befinden sich gewöhnlich im Gesicht, auf den Handrücken und im Ausschnittbereich des Halses, den Körperstellen, die der Sonne am meisten ausgesetzt sind. Altersflecken sind flach, hell- bis mittelbraun und von runder oder ovaler Form. Sie kommen in allen Größen vor.

Manche Frauen neigen, wenn sie sich einer Hormonbehandlung unterziehen, zu Hyperpigmentierungen der Haut. Das sind den Altersflecken ähnliche, bräunliche Flecken, die bleibend sind, wenn sie nicht durch eine geeignete Behandlung entfernt werden. Man kann Altersflecken »beseitigen«, indem man die entsprechenden Hautstellen mit flüssigem Stickstoff vereist, was die Melanozyten daran hindert, überschüssige Pigmente zu bilden. Sie können auch mit einer hydrochinonhaltigen Bleichcreme, die ebenfalls die Pigmentproduktion der Melanozyten drosselt, aufgehellt werden. Beide Prozeduren wirken nicht über Nacht.

Bei Verwendung von Flüssigstickstoff dauert es mindestens einen Monat, bei Bleichcreme drei bis vier Monate, bis sich ein sichtbares Ergebnis feststellen läßt. Das Mittel muß auch nach dem Verschwinden oder Hellerwerden der überpigmentierten Stelle weiter angewendet werden, sonst taucht der Fleck wieder auf.

Was tun gegen Falten

Als man ihr nahelegte, ihr Gesicht liften zu lassen, entgegnete eine berühmte Schauspielerin: »Was? Und sechzig Jahre Leben ausradieren?«

Viele Frauen teilen die Ansicht dieser Schauspielerin. »Ich würde nie im Leben einen Arzt in meinem Gesicht herumpfuschen lassen«, lautet die Aussage einer Fünfzigjährigen. »Ob ich mit mir zufrieden bin, hängt nicht von meiner Haut ab, sondern von etwas, das in mir drinnen ist. Meine einundachtzigjährige Mutter hat extrem runzelige Haut, aber sie ist eine so lebensprühende Persönlichkeit, daß sie oft für sechzig gehalten wird. Schönheit oder Häßlichkeit ist eine Bewußtseinsfrage. Manchen ältere Frauen haben eine wunderbare Haut, eine großartige Figur, und sie fühlen sich trotzdem häßlich.« Manchen Frauen fällt es jedoch schwer, die Veränderungen zu akzeptieren, die sie zu Beginn der zweiten Lebenshälfte in ihrem Gesicht feststellen, besonders in einer Gesellschaft, die der jugendlichen Erscheinung der Frauen eine so große Bedeutung beimißt. Sie sehen jedes Fältchen und jede Linie als unwillkommenes Zeichen des Alters – Zeichen, die sie am liebsten auslöschen möchten.

Wenn Sie zu diesen Frauen gehören, sollten Sie wissen, daß es heute etliche Techniken gibt, mit deren Hilfe das Erscheinungsbild alternder Haut verbessert werden kann. Diese Methoden stellen wir in den folgenden Abschnitten vor. Sie müssen sich aber auch darüber im klaren sein, daß jede dieser Techniken ihre Risiken birgt – und keine Garantien bietet. Informieren Sie sich gründlich und möglichst bei einem Arzt, der sich auf dem Gebiet auskennt, bevor Sie sich für irgendeine Behandlungsart entscheiden.

Retinoide

»Vor einem Jahr habe ich die Behandlung mit Tretinoin begonnen. Ich hatte gemerkt, daß meine Haut furchtbar trokken wurde, so trocken, daß mein ganzes Gesicht spannte. Ich ging zum Hautarzt, und er schlug mir die Behandlung mit Tretinoin vor. Die ersten Wochen waren wirklich schwierig. Die Haut im Gesicht wurde rot und wund. Wenn ich Sport trieb, brannte der Schweiß wie Säure. Nach zwei oder drei Wochen ging es mir besser. Meine Haut beruhigte sich. Die Falten um die Augen und auf der Stirn schwanden, und meine Haut war nicht mehr trocken und schuppig, sondern schön weich und glatt.«

Die neueste Entdeckung auf dem Gebiet der Faltenbekämpfung sind Retinoide, synthetische Derivate der Vitamin-A-Säure (Tretinoin). Obwohl schon lange zur Behandlung von Akne eingesetzt, trat Tretinoin erst 1988 als Faltenmittel hervor, nachdem das *Journal of the American Medical Association* über eine Studie berichtet hatte, in der die verjüngende Wirkung des Mittels auf die Haut untersucht worden war. In dieser Studie hatten 30 Patienten zwischen 35 und 70 Jahren einmal am Tag den Unterarm mit Tretinoin und den anderen mit einem Placebo eingerieben. Nach vier Monaten hatten alle Testpersonen an dem mit Tretinoin behandelten Arm weniger dünne Fältchen und rosigere Haut. Die eine Hälfte der am Test beteiligten Personen rieb sich auch das Gesicht mit dem Wirkstoff ein, mit demselben, allerdings weniger ausgeprägten Effekt. Das Tretinoin wirkt sich offenbar vor allem auf die feinen Linien positiv aus. Im Gesicht haben wir im allgemeinen tiefer eingegrabene Falten.

Obwohl die Ergebnisse der Studie vielversprechend sind, läßt sie doch noch viele Fragen offen. Die Wissenschaftler können nicht sagen, wie lange der Effekt des Mittels anhält oder ob seine langfristige Anwendung mit gesundheitlichen

Risiken verbunden ist. Abgesehen davon hat Tretinoin Nebenwirkungen–Hautrötungen, Ausschläge, Schwellungen–, die bei einigen Patienten unangenehme Ausmaße annehmen. Diese Nebenwirkungen können zwei Wochen bis einige Monate lang anhalten.
Auch haben die Fachleute keine klare Vorstellung davon, auf welche Weise das Tretinoin die geschädigte Haut wiederherstellt, obwohl alles darauf hindeutet, daß es die Neuentstehung winziger Blutgefäße anregt und so vielleicht die Haut ermutigt, neue Zellen zu bilden.
Aufgrund all dieser ungeklärten Fragen ist Tretinoin bis heute in der Bundesrepublik nicht als Mittel zur Faltenbehandlung zugelassen. Es werden weitere Studien abgewartet. Aber die Ärzte haben natürlich die Möglichkeit, ein zugelassenes Mittel für einen nicht zugelassenen Zweck zu verschreiben, und genau das tun sie auch mit Tretinoin. Wer sich entschließt, Tretinoin anzuwenden, sollte sich genau an die Anweisungen seines Arztes halten. Besonders wichtig ist es, daß Sie sich keiner Sonnenbestrahlung aussetzen, solange Sie das Mittel benutzen, da es die Gefahr eines Sonnenbrandes – und damit einer Hautkrebserkrankung – erheblich erhöhen kann. Begehen Sie schließlich nicht den Fehler, Tretinoin mit Vitamin A zu verwechseln. Einige Kosmetikfirmen versuchen, aus dem öffentlichen Aufsehen um die Wirkung von Tretinoin Kapital zu schlagen und bieten Gesichtscremes mit Vitamin A an. Diese Produkte haben keine bessere Wirkung für Ihre Gesichtshaut als jede andere Feuchtigkeitscreme – könnten allerdings ein größeres Loch in Ihr Kosmetik-Budget reißen.

Injektionsbehandlung

Wenn Sie Ihre Haut mit Kollagencreme einreiben, wird das nichts gegen vorhandene Falten nützen, mit Kollageninjektionen kann man dagegen sehr wohl einen Erfolg erzielen. Kollageninjektionen werden vor allem zur Beseitigung von

Stirnfurchen und tiefen Lachfalten, die sich von der Nase zu den Mundwinkeln ziehen, eingesetzt. Das Kollagen füllt den Bereich um die Falten herum aus und bläst die Haut praktisch auf wie Luft einen Luftballon. Die Behandlung, bei der die Patientin ein leichtes Brennen spürt, dauert nicht einmal eine halbe Stunde. Danach klopft das Gesicht vielleicht ein wenig und ist einen Tag lang gerötet.
Das Kollagen, das man für diese Injektionsbehandlungen benutzt, wird aus der Haut von Kühen gewonnen. Etwa 7 Prozent aller Patientinnen sind allergisch gegen den Wirkstoff und entwickeln bei wiederholter Anwendung schwere Reaktionen, wie etwa Rindfleischallergien, Schwellungen im Gesicht, Abszesse und Narbenbildungen, die mehr als sechs Monate anhalten. Aus diesem Grund muß vor Beginn der Behandlung unbedingt ein Allergietest gemacht werden. Aber auch, wenn der Test negativ verlaufen ist, besteht die Möglichkeit, daß eine verzögerte allergische Reaktion eintritt und winzige Beulen im Gesicht entstehen, die unter Umständen erst nach sechs Monaten wieder verschwinden. Frauen, die unter Ekzemen, Psoriasis (Schuppenflechte) oder Schilddrüsenerkrankungen leiden, sowie diejenigen, deren Anamnese eine Autoimmunerkrankung wie rheumatoide Arthritis oder Lupus aufweist, sprechen möglicherweise ebenfalls negativ auf die Kollagenbehandlung an. Kritiker der Methode vermuten sogar, daß das Kollagen das Potential besitzt, bei empfindlichen Personen Autoimmunerkrankungen *auszulösen.* Kollageninjektionen sind keine dauerhafte Lösung gegen Gesichtsfalten, ihre Wirkung hält nur sechs bis achtzehn Monate an. Dann löst sich das Kollagen auf und wird von der Haut resorbiert. Viele Frauen lassen sich erneut Injektionen verabreichen, wodurch neue Kosten entstehen und die mit der Behandlung verbundene Gefahr gesundheitlicher Schäden steigt.
Eine andere Behandlungsmethode, die sich wachsender Beliebtheit erfreut, nennt sich Mikrolipoinjektion oder

Fettinjektion. Bei dieser Prozedur wird überschüssiges Fett vom Bauch oder der Hüfte der Patientin entnommen und in die Gesichtsfalten injiziert. Dabei treten seltener allergische Reaktionen auf als bei der Verwendung von Kollagen, weil es sich um körpereigenes Gewebe handelt. Dennoch hat auch diese Behandlungsmethode ihre Risiken. Es kann zu Infektionen und Überdosierungen kommen, was zu Hautunebenheiten führt. Und im übrigen ist auch die Wirkung der Fettzellenbehandlung nur von vorübergehender Dauer. Das einzige dauerhaft wirkende Mittel, das man gegen Falten injizieren kann, ist flüssiges Silikon. Da aber gerade in jüngerer Zeit ernsthafte Bedenken gegen die Ungefährlichkeit dieser Behandlungsmethode erhoben worden sind, ist sie in den Vereinigten Staaten nicht offiziell zugelassen.

Chemische Schälkuren (Chemabrasion)

Das Abschälen der obersten, durch Wetter und Umwelteinflüsse verbrauchten Hautschicht wird schon seit Urzeiten praktiziert. Die alten Ägypter verwendeten für ihre Schälkuren Alabaster, Bimsstein, Salz und Auszüge von Tierfett. Heute wird von Dermatologen meistens eine Phenollösung in destilliertem Wasser, Krotonöl und Flüssigseife empfohlen. Das Phenol verbrennt die oberste Hautschicht, die sich daraufhin abschält. Wenn die Schälprozedur beendet und die Haut vollständig verheilt ist, kommt eine reinere, weniger faltige Oberfläche zum Vorschein.

Aber auch wenn mit chemischen Schälkuren oft erstaunliche Erfolge bei der Beseitigung von Falten erzielt werden, sollten Sie das Für und Wider sehr sorgfältig gegeneinander abwägen. Die Prozedur – die immerhin mit einer Verbrennung zweiten Grades verbunden ist – hat etliche unangenehme Nebeneffekte. Wenn das Phenol vom Körper resorbiert wird, kann es zu Herzrhythmusstörungen kommen, und es ist gelegentlich über Fälle von Herz- und Atemstillstand berichtet worden. Es werden etliche Todesfälle mit chemischen Schälkuren in Verbindung gebracht. Auch kann es während des Heilungsprozesses zu Infektionen kommen, die bleibende Narben verursachen. Die häufigste unwillkommene Nebenwirkung sind jedoch Depigmentierungen: An den behandelten Stellen ist die Haut, wenn sie nach der Schälkur verheilt ist, heller als in den angrenzenden Bereichen. Reden Sie über all diese möglichen Komplikationen mit Ihrem Arzt, bevor Sie sich zu der Behandlung entschließen.

Mechanische Schälkuren (Dermabrasion)

Wie bei der Chemabrasion wird bei dieser Methode die oberste Hautschicht abgeschält und so eine glattere, weniger angegriffene Oberfläche geschaffen. Die Haut wird in diesem Fall mit einer Hochgeschwindigkeitsfräse abgeschmirgelt, die wie eine elektrische Schleifmaschine funktioniert. Die Anwendung dieser Abrasionsmethode empfiehlt sich vor allem für feine Linien, flache Falten und Altersflecken. Sie ist im allgemeinen nicht ganz so wirksam wie eine chemische Schälkur, aber weniger bedenklich, weil sie das Herz nicht gefärdet. Zu Infektionen, Vernarbungen und Depigmentierungen kann es allerdings auch bei der Dermabrasion kommen.

Gesichts-Lifting

Die einzige wirklich effektive Behandlung von erschlaffter Haut, sofern Sie sie als störend genug empfinden, um etwas dagegen zu unternehmen, ist ihre operative Straffung. Das bedeutet, daß überschüssige Haut entfernt und die verbliebene so über die darunterliegende Knochen- und Muskelstruktur gezogen wird, daß sie sich wieder besser den Konturen anschmiegt. Der Eingriff dauert etwa drei Stunden. Oft können die Patientinnen noch am Tag der Operation wieder nach Hause gehen, obwohl es viele Frauen vorziehen, über Nacht im Krankenhaus zu bleiben. Es dauert im allgemeinen einige Wochen, bis Sie sich vollständig von dem Eingriff erholt haben, und die Haut erlangt ihre normale Beschaffenheit oft erst nach drei bis sechs Monaten wieder.

»Ich hatte immer einen schönen Teint. Ich habe nie Seife für mein Gesicht verwendet, nur klares Wasser, ein rauhes Handtuch und eine Lotion. In dreißig Jahren nichts anderes. Einige meiner Freundinnen haben wirklich viele Falten, aber bei mir ist das anders. Die schlaffe Haut am Hals stört mich aber neuerdings, und ich überlege, ob ich sie mir durch eine Operation ein bißchen straffen lassen soll. Aber das Problem habe ich erst in den letzten drei oder vier Jahren – seit ich sechzig geworden bin.«

Es kommt zwar bei diesem Eingriff selten zu Komplikationen, aber wenn es doch passiert, sind sie oft schwerwiegender Natur, wie zum Beispiel die Verletzung von Nerven und Blutgefäßen, die zu bleibenden Lähmungserscheinungen im Gesicht und Blutgerinnseln führen kann. Raucherinnen sollten von einer Lifting-Operation absehen. Durch das Rauchen vermindert sich die Durchblutung und Sauerstoffversorgung der Gesichtshaut, was den Heilungsprozeß verlangsamen kann. Studien haben gezeigt, daß die Nähte nach dem Lifting bei Raucherinnen zwanzigmal häufiger schlecht verheilen. Die Folge sind breite Narben und Pigmentstörungen der Haut. Für ein erfolgreiches Gesichts-Lifting bedarf es eines geschickten Schönheitschirurgen. Ziehen Sie eingehende Erkundigungen ein, bevor Sie sich zu einem solchen Eingriff entschließen, und vergewissern Sie sich, daß der Arzt, dem Sie sich anvertrauen, ausreichend Erfahrung auf diesem Gebiet hat.

Veränderungen des Haarwuchses

In den Jahren des Klimakteriums stellen viele Frauen fest, daß sich die Behaarung am ganzen Körper zu verändern beginnt. Die Veränderungen sind geradezu paradox: Das Kopf- und Schamhaar wird schütter, während auf dem Kinn, über der Oberlippe, am Hals und um den Hof der Brustwarzen herum unerwünschtes Haar zu sprießen beginnt.

Diese Behaarung hängt offenbar mit den hormonellen Veränderungen zusammen: Wenn die Östrogenproduktion im Klimakterium zurückgeht, stehen dem Körper weniger Östrogene zur Verfügung, um dem Einfluß des in den Eierstöcken gebildeten »männlichen« Hormons Testosteron auf den Haarwuchs entgegenzuwirken. Folglich beginnen Haare an Stellen zu wachsen, die bisher unbehaart waren – wie zum Beispiel über der Oberlippe. Diese Art von Behaarung tritt bei Frauen, denen die Eierstöcke vor dem Klimakterium entfernt wurden, weniger ausgeprägt auf.

Die Tatsache, daß Kopf- und Schamhaar lichter wird, scheint dagegen nicht mit hormonellen Veränderungen, sondern mit dem natürlichen Alterungsprozeß zusammenzuhängen.

Tatsächlich beginnen die Haare bei allen Menschen – Männern wie Frauen – vom Alter von 25 Jahren an dünner zu werden. In der Vergangenheit war man davon überzeugt, durch Einreiben mit Östrogencremes oder Einnahme von Östrogenpräparaten den Haarverlust bei Frauen aufhalten zu können. Neuere Studien haben jedoch gezeigt, daß eine solche Behandlung selten den gewünschten Erfolg zeigt. Ob wir im Alter dünneres oder dichteres Haar haben, hängt offenbar eher von Vererbungsfaktoren als von hormonellen Bedingungen ab.

Im übrigen dürfen wir das Klimakterium auch nicht dafür verantwortlich machen, wenn unser Haar ergraut. Der Verlust der Haarpigmente, der für den Prozeß verantwortlich ist, ist, ebenso wie die Glatze bei Männern, vererbt. Wenn das Grauwerden einmal eingesetzt hat, ist es durch nichts mehr aufzuhalten.

Wie werden wir unerwünschtes Haar los

Schon seit Jahrhunderten bemühen sich Frauen, unerwünschte Körperbehaarung loszuwerden. Zu den frühen Methoden der Haarentfernung gehörte das Auszupfen mit Pinzetten aus geschliffenen Muschelschalen und die Benutzung von Enthaarungsmitteln aus Kräutern, die mit einem Schuß Arsen versetzt waren.

Heute müssen wir glücklicherweise keine Muscheln mehr schleifen oder uns mit Arsen einreiben, um unerwünschte Behaarung zu entfernen. Aber auch die modernen Methoden der Haarentfernung sind nicht ausnahmslos angenehm. Die folgenden Möglichkeiten bieten sich gegenwärtig:

Rasieren geht schnell und ist schmerzlos. Aber obwohl viele Frauen nichts dagegen haben, Beine und Achselhöhlen zu rasieren, scheuen sie davor zurück, dieselbe Methode für das Gesicht anzuwenden, weil es ihnen zu maskulin erscheint. Dermatologen können allerdings keinen Grund dafür finden, warum Frauen nicht auch unerwünschte Gesichtshaare auf diese Weise entfernen sollten. Die überkommene Meinung, nach der Rasur wachse das Haar stärker und störrischer nach, entspricht einfach nicht der Wahrheit. Es sieht lediglich dicker aus, weil anfangs, wenn es wieder herauszuwachsen beginnt, nur das stumpfe Ende des Haares sichtbar ist.

Auszupfen einzelner Haare ist eine langwierige und manchmal schmerzhafte Prozedur. Sie eignet sich am besten zum Entfernen weniger, vereinzelter Gesichtshaare. Nach dem

Auszupfen dauert es eine Weile, bis die Spitze des Haares die Hautoberfläche erreicht und nachwächst, ein Effekt, der natürlich durchaus willkommen ist.
Beim Enthaaren mit *Wachs* wird geschmolzenes Wachs auf die Haut aufgebracht und mit einem schnellen Ruck abgezogen, wenn es fest geworden ist. Die Haare, die mit dem Wachs verschmolzen sind, werden restlos mit ausgezogen. Die auf diese Weise enthaarten Hautstellen bleiben einige Wochen lang frei von Haaren, die Methode empfiehlt sich jedoch im allgemeinen nicht für das Gesicht, weil dabei die oberste Hautschicht mit entfernt wird. Wenn das Wachs nicht vorschriftsmäßig abgekühlt und entfernt wird, kann es Verbrennungen und damit bleibende Narben verursachen. Die Wachsmethode führt manchmal auch dazu, daß einzelne Haare einwachsen, wodurch es zu Infektionen kommen kann. Außerdem müssen die Haare zwischen den Behandlungen ein ganzes Stück herauswachsen, so daß Sie das Gesicht mit dieser Methode nicht dauerhaft haarfrei halten können.
Enthaarungscremes, die bewirken, daß sich die chemische Struktur des Haares auflöst, so daß es leicht abgewischt werden kann, sind ebenfalls nicht für die Anwendung im Gesicht zu empfehlen, sofern ihre Unbedenklichkeit nicht ausdrücklich auf dem Packungsaufdruck bestätigt ist. Die Gesichtshaut reagiert auf die meisten der verwendeten chemischen Wirkstoffe zu empfindlich. Selbst wenn von einem Produkt behauptet wird, es sei für die Anwendung im Gesicht geeignet, sollten Sie es zuerst an einer unauffälligen Hautstelle am Bein testen.
Bei der *Elektrolyse* wird in den Haarfollikel ein dünner Drahtfaden eingeführt, durch den elektrischer Strom geleitet und so die Haarwurzel tief im Follikel zerstört wird. Die Elektrolyse ist ein langwieriger, kostspieliger Prozeß. Der Erfolg der Behandlung hängt weitgehend vom Geschick des Ausführenden ab, achten Sie also darauf, daß Sie sich

an jemanden wenden, der Erfahrung auf diesem Gebiet aufzuweisen hat. Selbst in diesem Fall können Sie damit rechnen, daß 40 bis 60 Prozent der entfernten Haare nachwachsen, machen Sie sich also auf einige Folgebehandlungen gefaßt.

Hautpflege von innen

»Die Leute haben seltsame Erwartungen. Ich hatte vor kurzem Geburtstag. Es war mein neunundvierzigster. Die Leute sagten: ›Du siehst überhaupt nicht wie 49 aus‹. Und ich antwortete dann: ›Ich habe eine Neuigkeit für euch. So sieht man mit 49 aus.‹ Zumindest gilt das für mich. Für jemand anderen gilt etwas anderes. Wo ist denn die Vorschrift, die besagt, daß man mit 49 so und so auszusehen hat und mit 35 so und so? Woher kommt das? Es kommt aus der Werbung, es kommt daher, daß sich die Leute nicht gegen die Werbung wehren, es kommt von denen, die der Werbung alles glauben, und es kommt vom Kino und vom Fernsehen. Aber es ist dumm, und es ist falsch, und es ist eine Lüge.«

»Nichts ist so zuträglich für einen schönen Teint wie regelmäßige Wanderungen und Klettertouren im Gebirge, die uns in Schweiß und außer Atem bringen; eine einfache Ernährung ohne Alkohol und Fleisch, statt dessen frisches Obst und Schlaf in luftigen Hütten«, schrieb die Ärztin Anna Fischer-Dueckelmann zu Anfang unseres Jahrhunderts. Was damals ein guter Ratschlag war, gilt auch noch heute. Die beste Hautpflege in den Jahren des Klimakterium betreiben wir, indem wir den gesamten Menschen pflegen. Das bedeutet: Gut essen, Sport treiben und uns viel Ruhe gönnen. (Auch wenn Sie nicht unbedingt eine Berghütte brauchen, um erholsamen Schlaf zu finden!)

Achten Sie besonders darauf, daß die Lebensmittel, die Sie zu sich nehmen, reich an Vitamin A, Vitamin C und dem B-Vitamin Riboflavin sind. (Welche Lebensmittel gute Lieferanten dieser Vitamine sind, können Sie im siebten Kapitel nachlesen.) Trinken Sie im übrigen reichlich Wasser, es schützt die Haut vor dem Austrocknen. Denken Sie zu guter Letzt daran, daß Alkohol und Zigaretten vorzeitige Faltenbildung fördern. Trinken Sie Alkohol also, wenn Sie nicht ganz darauf verzichten wollen, nur gelegentlich. Und werfen Sie die Zigaretten weg!

Glossar

Anämie – krankhafter Mangel an rotem Blutfarbstoff, der unter anderem durch hohen Blutverlust bei starken Menstruationsblutungen verursacht werden kann.
Androgene – Sammelbegriff für die männlichen Sexualhormone. Das wichtigste Androgen ist das Testosteron.
Antidepressiva – zu den Psychopharmaka zählende Medikamente, die zur Behandlung von Depressionen eingesetzt werden. Sie wirken mit verschiedener Schwerpunktbildung antriebssteigernd, angstdämpfend und stimmungshebend.
Antazida – Pharmaka zur Neutralisierung der Magensalzsäure.
Arteriosklerose (Atherosklerose) – Arterienverkalkung; häufigste krankhafte Veränderung der Arterien mit Verhärtung und Verdickung der Arterienwände, an deren Innenseite es zu Fett- und Kalkablagerungen kommt. Die Folge ist unter Umständen der vollständige Verschluß und, je nach Lage der betroffenen Arterie, ein Schlaganfall oder Herzinfarkt.
Arthritis – Gelenkentzündung; die akute Erkrankung geht häufig in ein chronisches Stadium über.
Bioverfügbarkeit – der Wert, der die Geschwindigkeit und das Ausmaß charakterisiert, womit der Wirkstoff eines Medikaments freigesetzt und am Wirkort verfügbar wird.
Biopsie – Entnahme von Gewebe zu Untersuchungszwekken durch Punktion, mit dem Skalpell oder mit einer Biopsiezange, die durch ein Endoskop, also ein Instrument mit Lichtquelle und Spiegelvorrichtung, eingeführt wird.
Blaseninkontinenz – siehe Harninkontinenz.

Computer-Tomographie – röntgendiagnostisches Verfahren, das eine direkte Darstellung von Weichteilstrukturen auf dem Fernsehbildschirm ermöglicht und mit einer relativ geringen Strahlenbelastung verbunden ist. Das Verfahren dient vor allem der Früherkennung von Tumoren des Gehirngewebes, der Nieren, des Oberbauchs und des Lymphsystems im Brustraum.

Durchbruchblutung – oft während einer Hormonbehandlung auftretende Blutungen bei gleichbleibendem, aber für die Erhaltung einer intakten Gebärmutterschleimhaut nicht ausreichendem Ovarialhormonspiegel. Schwächere Blutungen dieser Art werden als *Spotting* bezeichnet.

Endokrine Drüsen – Drüsen, die ihr Sekret nach innen, ins Blut oder in die Lymphen abgeben (Hormon-Drüsen).

Endometriose – außerhalb der Gebärmutterhöhle, auf irgendeinem anderen Organ auftretendes Gebärmutterschleimhautgewebe.

Endometrium – Schleimhaut des Gebärmutterkörpers, eingeteilt in die der Muskulatur benachbarte Basalis und die den zyklischen Veränderungen unterworfene Funktionalis.

Endometriumkarzinom – Gebärmutterkörperkrebs, Genitalkarzinom bei älteren Frauen, macht etwa 15–25 Prozent aller Genitalkarzinome aus. Die Heilungschancen sind besser als beim Gebärmutterhalskrebs.

Fibromyom – siehe Myom.

Follikel – Eibläschen mit Eizelle; bei der Geburt sind etwa 400 000 davon in den Eierstöcken angelegt.

Follikelstimulierendes Hormon (FSH) – Follikelreifungshormon, das im Hypophysenvorderlappen gebildet wird und bei der Frau die Reifung des Eierstockfollikels bewirkt und die Östrogenproduktion steuert.

Gestagene – Stoffklasse synthetischer Hormone, die ähnliche Eigenschaften besitzen wie das im Körper gebildete Gelbkörperhormon Progesteron.

Harninkontinenz – Unvermögen, Harn willkürlich zurückzuhalten.

Hormonsubstitutions-Therapie – in verschiedener Form verabreichte Hormonpräparate zum Ausgleich fehlender, normalerweise im Körper vorkommender Hormone.

Hyperplasie – Vergrößerung eines Organs oder Gewebes durch Vermehrung der organspezifischen Zellen.

Hysterektomie – Entfernung der Gebärmutter durch Öffnen der Bauchhöhle oder von der Scheide her.

Kardiovaskuläre Erkrankungen – Erkrankungen des Herz- und Gefäßsystems.

Kollagene – Gerüsteiweiße (Skleroproteine), die den Hauptbestandteil des Bindegewebes und der organischen Knochensubstanz bilden. Im Gegensatz zu den meisten Proteinen des menschlichen Organismus werden sie nicht laufend erneuert, nehmen nicht am Stoffwechsel teil und altern deshalb.

Laktoseintoleranz (Kohlenhydrat-Malabsorption) – angeborene oder erworbene Unfähigkeit des Organismus, Milchzucker zu verwerten.

Lipoproteine – unterteilt in Lipoproteine sehr geringer Dichte (VLDL), geringer Dichte (DL) und hoher Dichte (HDL). Zusammengesetzte Eiweißstoffe, die für den Transport der wasserunlöslichen Fettstoffe im Zell- und Blutplasma verantwortlich sind.

Luteinisierendes Hormon (LH) – Gelbkörperbildungshormon, das bei der Frau den Eisprung auslöst und Funktion und Lebensdauer des Gelbkörperhormons reguliert.

Mammographie – zur Krebsdiagnostik eingesetzte röntgenologische Untersuchung der Brust mit weichen Röntgenstrahlen.

Myom – gutartige Geschwulst aus Muskel- und Bindegewebe (Fibromyom).

Östrogene – weibliche Sexualhormone, die in den Eierstökken, vor allem in den Follikeln, gebildet werden, daneben in der Plazenta und in geringerem Maße in der Nebennierenrinde. Sie steuern zusammen mit Gestagen sämtliche Vorgänge der weiblichen Reproduktion von der Eireifung über den Eitransport zum Aufbau der Gebärmutterschleimhaut in der ersten Zyklushälfte.

Östrogene, konjugierte – aus Stutenharn gewonnene Ausscheidungsprodukte der Östrogene, die zur Behandlung klimakterischer Beschwerden eingesetzt werden.

Osteoporose – Verminderung des Knochengewebes durch Knochenabbau oder verminderten -aufbau, die bei Frauen häufig im Klimakterium einsetzt. Entscheidend für die Disposition ist die Ausgangsmasse an Knochengewebe. Die Knochen werden brüchiger, und es kommt häufig schon bei geringer Belastung zu Frakturen.

Ovaretomie – operative Entfernung der Eierstöcke.

Ovarien – Eierstöcke

Ovulation – Eisprung

Polyarthritis – an mehreren Gelenken gleichzeitig auftretende, häufig schmerzhafte, manchmal zur völligen Versteifung führende Gelenkentzündung.

Prämenopause – die ersten Jahre des Klimakteriums, in denen die Perioden unregelmäßig zu werden beginnen, gewöhnlich nach dem vierzigsten Lebensjahr.

Prämenstruelles Syndrom (PMS) – körperliche und psychische Veränderungen, die etwa 7 bis 10 Tage vor der Menstruationsblutung auftreten und mit ihrem Beginn verschwinden: schmerzhafte Spannung und Schwellungen der Brust, Völlegefühl und Verdauungsbeschwerden, Kopf- und Rückenschmerzen, Hautveränderungen und Hitzewallungen, Gewichtszunahme und Gelenkschwellungen, Reizbarkeit und Nervosität.

Perimenopause – etwa zwei Jahre vor und zwei Jahre nach der letzten Menstruation. Dies ist die Phase, in der die meisten Frauen die einschneidendsten physischen Veränderungen erleben.

Postmenopause – die Zeit nach der letzten Menstruation, überschneidet sich teilweise mit der Perimenopause.
Progesteron – weibliches Sexualhormon, das vom Gelbkörper, in der Plazenta und in der Nebennierenrinde gebildet wird. Es bewirkt die Aufnahmebereitschaft der Gebärmutterschleimhaut für das befruchtete Ei und wirkt schwangerschaftserhaltend.
Rheumatoide Arthritis – chronische Polyarthritis
Sedativa – auf das Zentralnervensystem wirkende Beruhigungsmittel
Sexualhormone (Geschlechtshormone) – Hormone, die der Fortpflanzung dienen und für die Ausbildung der weiblichen und männlichen Geschlechtsmerkmale verantwortlich sind. Sie werden in den Hoden, in den Eierstöcken, in der Plazenta und in der Nebennierenrinde gebildet. Weibliche Sexualhormone: Östrogene und Progesteron (Gestagene); männliche Sexualhormone: Androgene, insbesondere Testosteron.
Testosteron – wichtigstes männliches Sexualhormon, wird in den Leydigschen Zwischenzellen des Hodens gebildet. Es bewirkt die Entwicklung der primären und sekundären Geschlechtsmerkmale.
Tuben – Eileiter
Uterus – Gebärmutter
Vaginitis – Scheidenentzündung
Vasektomie – Sterilisation des Mannes, bei der ein 2 bis 3 Zentimeter langes Stück aus dem Samenleiter herausgeschnitten wird
Zervix – Gebärmutterhals, der unterste Abschnitt der Gebärmutter
Zervizitis – Muttermundentzündung
Zystitis – Blasenkatarrh, Blasenentzündung

Dank

Ein Buch zu schreiben, ist wie eine Reise, und wie eine gute Reise führt es uns oft auf unverhoffte Wege und konfrontiert uns mit neuen Gedanken und Menschen. Wir möchten den vielen großartigen Menschen danken, die wir beim Schreiben dieses Buches kennengelernt und die uns in so mannigfaltiger Weise geholfen haben.

Zuerst gilt unser Dank den Dutzenden von Frauen, die so offen mit uns über ihre Erfahrungen im Klimakterium gesprochen haben. Ihre Äußerungen ziehen sich durch das ganze Buch und haben dazu beigetragen, dem von uns Geschriebenen Gestalt zu geben. Darüber hinaus möchten wir den Wissenschaftlerinnen und Wissenschaftlern danken, die uns ihre Zeit und ihr Wissen zur Verfügung gestellt haben: unter ihnen besonders Sonja McKinlay, Sidney M. Wolfe, John La Rosa, Arthur Balin, Louise Brinton, Catherine De Lorey, Kathleen MacPherson, Deb Boehm und Patricia Hausman. Unser spezieller Dank gilt auch Virginia Morgan vom National Institute on Aging und Cindy Pearson vom National Women's Health Network, und wir danken Judy Lutter und dem Melpomene Institute, daß sie uns ihre Forschungsunterlagen zur Verfügung gestellt haben.

Susan hätte dieses Buch nicht ohne die großzügige Hilfe zahlreicher Freundinnen und Freunde schreiben können. Sie möchte an erster Stelle Ann Redpath für ihre unbeirrbare Freundschaft und ihren unschätzbaren redaktionellen Rat danken, ebenso Lynne Burke und Andrea Matthews für ihre Ermutigung und die langen Stunden, die sie darauf verwendeten, in der Bibliothek der medizinischen Fakultät der Universität Minnesota Forschungsmaterial aufzuspüren. Schließlich möchte Susan noch Clare Rosen, Carol Harrison, Joe Alper, Ann Waters, Kim Olson, Jerry Bono und Jim Young für ihre unerschütterliche Unterstützung und Ermutigung danken.

Kates Dank gilt Lynne Randall, Lynn Thogerson und Janet Callum vom Feminist Women's Health Center in Atlanta, Georgia, die ihr 1980 den Weg zur feministischen Medizin wiesen. Sie dankt auch George C. Lewis und Lorna Rodriguez-Rodriguez, die sie als Freunde und Kollegen auf diesem Weg begleiteten. Dank auch an Susan Perry für ihren Mut, ihre Klugheit und ihren klaren Verstand.

Schließlich und endlich möchten wir beide unserer Agentin Heide Lange dafür danken, daß sie wieder einmal ein Wunder zuwege gebracht hat, sowie unserer Lektorin Nancy Miller für das redaktionelle Geleit und ihr Engagement an unserer Arbeit.

Sachregister